OPD-KJ-2

OPD-KJ-2

Arbeitskreis OPD-KJ-2 (Hrsg.)

Programmbereich Psychiatrie

Arbeitskreis OPD-KJ-2
(Hrsg.)

OPD-KJ-2

Operationalisierte Psychodynamische Diagnostik im Kindes- und Jugendalter

Grundlagen und Manual

3., unveränderte Auflage

herausgegeben von
Franz Resch
Georg Romer
Klaus Schmeck
Inge Seiffge-Krenke

hogrefe

Bibliografische Information der Deutschen Nationalbibliothek
Die Deutsche Nationalbibliothek verzeichnet diese Publikation in der Deutschen Nationalbibliografie; detaillierte bibliografische Daten sind im Internet über http://www.dnb.de abrufbar.

Verantwortliche Person in der EU: Hogrefe Verlag GmbH & Co. KG, Merkelstraße 3, 37085 Göttingen, info@hogrefe.de

Anregungen und Zuschriften bitte an den Hersteller:
Hogrefe AG
Lektorat Medizin/Psychiatrie
Länggass-Strasse 76
3012 Bern
Schweiz
Tel. + 41 31 300 45 00
info@hogrefe.ch
www.hogrefe.ch

Lektorat: Susanne Ristea
Bearbeitung: Ulrike Boos, Freiburg
Herstellung: Daniel Berger
Umschlag: Claude Borer, Riehen
Satz: Claudia Wild, Konstanz
Druck und buchbinderische Verarbeitung: Hubert & Co., Göttingen
Printed in Germany

1. Nachdruck 2025, der 3., unveränderten Auflage 2020

(E-Book-ISBN_PDF 978-3-456-96073-9)
(E-Book-ISBN_EPUB 978-3-456-76073-5)
ISBN 978-3-456-86073-2
https://doi.org/10.1024/86073-000

Inhalt

Der Arbeitskreis OPD-KJ-2

Koordinationsausschuss des Arbeitskreises OPD-KJ-2

Franz Resch, Georg Romer, Klaus Schmeck

Liste der Autoren der OPD-KJ 2

Dipl.-Päd. Petra Adler-Corman (Düsseldorf)[18]
Prof. Dr. phil. Dipl.-Psych. Cord Benecke (Kassel)[1]
Dr. med. Oliver Bilke-Hentsch (Winterthur)[2]
Dipl.-Psych. Carola Cropp (Rosdorf bei Göttingen)[3]
Dr. med. Veronika Diederichs-Paeschke (Berlin)[4]
Dr. med. Heiko Dietrich (Köln)[18]
Prof. Dr. med. Reinmar du Bois (Stuttgart)[5]
Dr. med. Rainer Fliedl (Hinterbrühl)[6]
Dipl.-Päd. Christine Forkel (Berlin)[18]
Dipl.-Psych. Tanja Göttken (Leipzig)[7]
Dipl.-Päd. Ulrike Held (Potsdam)[18]
Dr. phil. Cordula Jaletzke (Berlin)[18]
Mag. Dr. Florian Juen (Innsbruck)[8]
Prof. Dr. med. Kai von Klitzing (Leipzig)[7]
Dr. med. Eginhard Koch (Heidelberg)[9]
Prof. Dr. med. Franz Resch (Heidelberg)[9]
Dipl.-Soz.päd. Christine Röpke (München)[18]
Prof. Dr. med. Georg Romer (Münster)[11]
Dr. med. Susanne Schlüter-Müller (Frankfurt)[18, 19]
Prof. Dr. med. Dipl.-Psych. Klaus Schmeck (Basel)[12]
Dr. rer. nat. Dipl.-Psych. Brigitte Seifert (St. Gallen)[18]
Prof. Dr. phil. Dipl.-Psych. Inge Seiffge-Krenke (Mainz)[10]
Dipl.-Psych. Bruno Stafski (Berlin)[18]

Prof. Dr. med. Annette Streeck-Fischer (Berlin)[13]
Dr. phil. Dipl.-Soz.päd. Helene Timmermann (Hamburg)[18]
Dr. med. Matthias Weber (Basel)[18]
Dr. med. Ruth Weissensteiner (Hinterbrühl)[6]
Dr. phil. Dipl.-Psych. Katharina Weitkamp (Hamburg)[14]
lic. phil. Dipl.-Psych. Kerstin Westhoff (Basel)[15]
Prof. Dr. rer. nat. Silke Wiegand-Grefe (Hamburg)[14]
Dr. med. Klaus Winkelmann (Heidelberg)[16]
Dr. med. Sibylle Winter (Berlin)[17]

---

1 Universität Kassel, Institut für Psychologie
2 Modellstation SOMOSA, Winterthur
3 Asklepios Fachklinikum Tiefenbrunn, Abteilung für Psychiatrie und Psychotherapie des Kindes- und Jugendalters
4 Psychoanalytisches Institut Berlin / Institut für Psychotherapie e.V
5 Olgahospital Stuttgart, Klinik für Kinder- und Jugendpsychiatrie und Psychotherapie
6 Landesklinikum Baden-Mödling, Abteilung für Kinder- und Jugendpsychiatrie und Psychotherapie
7 Universitätsklinikum Leipzig, Klinik und Poliklinik für Psychiatrie, Psychotherapie und Psychosomatik des Kindes- und Jugendalters
8 Universität Innsbruck, Institut für Psychologie
9 Universitätsklinikum Heidelberg, Klinik für Kinder- und Jugendpsychiatrie
10 Johannes Gutenberg-Universität Mainz, Abteilung für Entwicklungs- und Pädagogische Psychologie, Psychologisches Institut
11 Universitätsklinikum Münster, Klinik für Kinder- und Jugendpsychiatrie, -psychosomatik und –psychotherapie
12 Universitäre Psychiatrische Kliniken (UPK) Basel, Kinder- und Jugendpsychiatrische Klinik
13 International Psychoanalytic University Berlin
14 Universitätsklinikum Hamburg-Eppendorf, Klinik für Kinder- und Jugendpsychiatrie, -psychotherapie und –psychosomatik
15 Universitäts-Kinderspital beider Basel
16 Heidelberger Institut für Analytische Kinder- und Jugendlichen-Psychotherapie e.V.
17 Charité-Universitätsmedizin Berlin, Klinik für Psychiatrie, Psychosomatik und Psychotherapie des Kindes- und Jugendalters
18 in eigener niedergelassener Praxis tätig
19 Fachhochschule Nordwest-Schweiz (FHNW), Basel

Redaktionskomitee

Oliver Bilke-Hentsch, Eginhard Koch, Franz Resch, Georg Romer, Susanne Schlüter-Müller, Klaus Schmeck, Inge Seiffge-Krenke, Annette Streeck-Fischer, Matthias Weber, Katharina Weitkamp, Sibylle Winter

Arbeitsgruppen zu den einzelnen Achsen

Achse Beziehung

Sprecher: Matthias Weber
Rainer Fliedl, Tanja Göttken, Kai von Klitzing, Brigitte Seifert, Matthias Weber, Ruth Weissensteiner

Achse Struktur

Sprecher: Eginhard Koch
Cord Benecke, Carola Cropp, Reinmar du Bois, Florian Juen, Eginhard Koch, Franz Resch, Susanne Schlüter-Müller, Klaus Schmeck, Annette Streeck-Fischer, Klaus Winkelmann

Achse Konflikt

Sprecherin: Inge Seiffge-Krenke
Petra Adler-Corman, Heiko Dietrich, Christine Röpke, Inge Seiffge-Krenke, Helene Timmermann, Sibylle Winter

Achse Behandlungsvoraussetzungen

Sprecher: Oliver Bilke-Hentsch
Oliver Bilke-Hentsch, Georg Romer, Katharina Weitkamp, Kerstin Westhoff, Silke Wiegand-Grefe

Wissenschaftliche Redakteurin: Katharina Weitkamp

Mitglieder des ursprünglichen Arbeitskreises OPD-KJ (1996–2007), die gleichzeitig Ko-Autoren des ersten Manuals (2003) und seiner revidierten 2. Auflage (2007) sind:

Birgit Atzwanger, Walter Bauers, Alfred Behnisch, Oliver Bilke, Gertrude Bogyi, Karl Heinz Brisch, Dieter Bürgin, Manfred Cierpka, Barbara Diepold (†), Heiko Dietrich, Reinmar du Bois, Michael Karle, Kai von Klitzing, Ulrich Knölker, Eginhard Koch, Franz Resch, Rainer Richter, Georg Romer, Gerd Rudolf, Susanne Schlüter-Müller, Klaus Schmeck, Michael Schulte-Markwort, Gerhard Schüßler, Inge Seiffge-Krenke, Rainer Georg Siefen, Georg Spiel, Anette Streeck-Fischer, Margot Völger, Matthias Weber, Klaus Winkelmann, Gisela Zeller-Steinbrich, Renate Zimmermann.

Geleitwort

Der Arbeitskreis OPD freut sich, dass mit diesem Manual jetzt die zweite Version der Operationalisierten Psychodynamischen Diagnostik für das Kindes- und Jugendalter (OPD-KJ) vorliegt. Der OPD-KJ-Gruppe ist ein großer Wurf gelungen und wir gratulieren zu dieser enormen Leistung!

Die zweite Version der OPD-KJ ist nicht nur überarbeitet, sie wurde in vielen Bereichen neu konzipiert. Die Erfahrungen aus den Trainingsseminaren der letzten Jahre haben offenbar ganz wesentlich mit dazu beigetragen, dass die OPD-KJ-2 theoretisch kohärenter und deutlich anwendungsfreundlicher wurde.

Mit dieser Version liegt nun ein diagnostisches System für das Kindes- und Jugendalter vor, welches z. B. erlauben wird, Therapieziele für Kind und Eltern zu bestimmen. Mit der jetzt vorliegenden OPD-KJ-2 sind Fokus-Formulierungen möglich und Therapiepläne können aufgestellt werden, die dann auch im Hinblick auf Veränderung evaluiert werden können.

Für ein Kind, das therapeutische Hilfe sucht und benötigt, können psychodynamische Formulierungen erarbeitet werden, die die Symptomatik nicht nur feststellen, sondern auch erklären. Diese psychodynamischen Formulierungen sind die Kernstücke eines Fallberichts. Eine solche «Fallbeschreibung» muss die aktuell dynamisch wirksam werdenden psychologischen Dimensionen erfassen und beschreiben können. Die OPD kann genau das durch die Evaluation der Kategorien auf den 4 Achsen leisten; sie kann darüber hinaus aber auch Erklärungsansätze bieten, warum ein Patient zu einem bestimmtem Zeitpunkt ein spezifisches Problem entwickelte und es aufrechterhält. Dies ist klinisch sehr bedeutsam, weil diejenigen seelischen Faktoren, die beim Aufkommen dieses Problems oder bei der Auslösesituation einer Symptomatik beteiligt waren, häufig auch diejenigen Faktoren sind, an denen die Konzepte der Veränderungen ansetzen können.

Die in der Familie und in anderen Entwicklungskontexten erworbenen Bindungs- und Beziehungsrepräsentanzen eines Kindes, seine inneren Konflikte und seine psychische Struktur lassen sich im Hier und Jetzt mit der OPD erfassen und als psychodynamische Fall-Formulierungen beschreiben. Diese sind nicht nur gegenwartsbezogen, sie umfassen auch die Perspektiven der Vergangenheit und der Zukunft. Auf dem Hintergrund der biografischen Informationen werden die zentralen psychodynamischen Schlüsselkonzepte verständlich, die das aktuelle Beziehungsgeschehen bestimmen und die Wünsche und die Sehnsüchte, die auf die Zukunft gerichtet sind, können erklärt werden. Die mit Hilfe des vorliegenden Manuals erarbeitete Formulierung selbst gewinnt ihre klinische Validität u. a. dadurch, dass sie Voraussagen über das seelische Funktionieren des Einzelnen für zukünftige Situationen erlaubt. Dies ermöglicht das Aufstellen von Hypothesen, wie ein Kind bzw. ein Jugendlicher in bestimmten Situationen wohl reagieren wird und welche therapeutischen Ansätze wirksam sein werden.

Dieses neue Manual wird zukünftig in den Trainingsseminaren der OPD-KJ als Grundlage dienen. Es wird in vielen Forschungsprojekten eingesetzt werden. Es ist zu hoffen, dass viele Wissenschaftler im Bereich der Kinder- und Jugendpsychiatrie und Psychotherapie das Manual aufgreifen werden. Man darf jetzt schon auf die Ergebnisse gespannt sein. Ich wünsche der OPD-KJ-2, im Namen der gesamten OPD-Gruppe, eine erfolgreiche Verbreitung in der psychotherapeutischen Praxis, der Fort- und Weiterbildung und in der Forschung.

Manfred Cierpka, Sprecher der OPD

Vorwort

Als sich der Arbeitskreis OPD-KJ 1996 aus einer Gruppe interessierter Kinder- und Jugendpsychiater, analytischer Kinder- und Jugendpsychotherapeuten, Psychoanalytiker, psychodynamisch ausgerichteter klinischer Psychologen und Entwicklungspsychologen gründete, war unser zentrales gemeinsames Anliegen, ein Instrument zu schaffen, das die Reliabilität und Validität psychodynamischer Diagnostik für das Kindes- und Jugendalter durch eine überprüfbare Operationalisierbarkeit ihrer zugrundeliegenden Konstrukte deutlich verbessert. Als Vorlage diente das zuvor vom Arbeitskreis OPD (1996) für das Erwachsenenalter entwickelte erste OPD-Manual. Im Prozess der Entwicklung des ersten OPD-KJ-Manuals (Arbeitskreis OPD-KJ, 2003) bestand ein reger Austausch mit dem Arbeitskreis für die OPD des Erwachsenenalters, im Folgenden der Einfachheit halber OPD-(E) genannt. So arbeiteten die Sprecher der Achsen der OPD-(E) für Beziehung, Konflikt und Struktur regelmäßig beratend in den entsprechenden Arbeitsgruppen der OPD-KJ mit. Die bewährte Grundkonzeption der Achsen der OPD-(E) wurde für die OPD-KJ weitgehend übernommen. Gleichwohl war bereits das erste Manual der OPD-KJ mehr nur als eine Adaptation der OPD-(E) für das Kindes- und Jugendalter. Insbesondere die Einbeziehung der elterlichen Bezugspersonen eines Kindes sowie die Integration einer konsequent entwicklungspsychologischen Denkweise, die das Kind und seine psychosozialen Kompetenzen jeweils vom altersgerechten Stand der Entwicklung her betrachtet, machte von Anfang an eine eigenständige Konzeptualisierung notwendig. Dieser Prozess wurde vom Arbeitskreis OPD-(E) mit Anerkennung und Wertschätzung begleitet.

Seit dem Erscheinen des ersten Manuals der OPD-KJ im Jahre 2003 hat sich dieses Instrument im deutschsprachigen Raum in der klinischen Praxis fest etabliert. Die erste Auflage war bald vergriffen. Eine zweite, auf der Basis unserer Schulungserfahrungen der ersten Jahre etwas gestraffte Auflage erschien 2007. An vielen Psychotherapie-Instituten ist die OPD-KJ fester Bestandteil der Weiterbildungscurricula geworden, und in der Qualitätssicherung für Kassenanträge zur Richtlinienpsychotherapie ist sie nicht mehr wegzudenken.

Der bisherige Erfolg der OPD-KJ in der klinischen Praxis beruht nach unserer Überzeugung im Wesentlichen auf der subjektiven Evidenz, die sich bei Teilnehmern unserer Schulungen mit dem Manual regelhaft einstellt. In psychodynamischer Psychotherapie mit Kindern und Jugendlichen vorerfahrene Kliniker bestätigen den Mehrwert, den die OPD-KJ für die klinische Praxis bietet. Die Beschäftigung mit operationalisierten Kriterien für diagnostische Einschätzungen führt zu einem merklichen Zugewinn an Genauigkeit und Differenziertheit unserer beziehungsdynamischen, konfliktdynamischen und strukturdiagnostischen Befunde. Dieser Zugewinn entsteht u. a. dadurch, dass der Untersucher sich selbst anhand dieser operationalisierbaren Kriterien strukturiert und nachvollziehbar Rechenschaft darüber ablegt, auf welche klinischen Beobachtungen sich seine diagnostische Einschätzung stützt. Dies verbindet sich mit der Erfahrung, dass es anhand dieser Operationalisierung gelingt, im Austausch mit Fachkollegen Übereinstimmung zu erzielen und dabei die Komplexität und Differenziertheit einer konzeptuell gut verankerten psychodynamischen Betrachtungsweise zu verfeinern.

Diese gute Akzeptanz der OPD-KJ im Praxisfeld war über die Jahre treibender Ansporn für die Mitglieder des Arbeitskreises OPD-KJ 2, das erfolgreiche Projekt OPD-KJ fortzuführen und weiter zu entwickeln. Auch hier ging der Arbeitskreis OPD-(E) mit dem 2006 erschienenen Manual der OPD-2 voran. Langjährige Erfahrungen in Anwendungen und Schulung sowie die Ergebnisse zahlreicher empirischer Studien sind in diese umfassende Neukonzeption der OPD-(E) eingeflossen, an denen wir uns wiederum orientieren und durch die wir uns inspirieren lassen konnten. Aber auch bei der Entwicklung der OPD-KJ 2 war es uns wichtig, eine für das Kindes- und Jugendalter eigenständige Konzeption vorzulegen. Das bislang bewährte Gerüst der vier Achsen Beziehung, Konflikt, Struktur und Behandlungsvoraussetzungen wurde beibehalten. Innerhalb der einzelnen Achsen wurden jedoch Neukonzeptionen vorgenommen, die die Weiterentwicklung des Diskurses zur psychodynamischen Diagnostik, insbesondere bei der Strukturachse, abbildet. Zudem wurden einige in Reliabilitätsstudien sowie in Schulungen mit dem Manual zutage getretene Schwachstellen in der neuen Konzeption und Operationalisierung der einzelnen Achsen verbessert.

In den vergangenen Jahren ist es zu einem Generationenwechsel innerhalb des Arbeitskreises OPD-KJ gekommen. Einige Kolleginnen und Kollegen der ersten Stunde, die über mehrere Jahre durch ihre wertvolle Mitarbeit die Entwicklung des ersten Manuals entscheidend mitgeprägt hatten, haben sich am Prozess dieser Weiterentwicklung aus den verschiedensten Gründen nicht mehr beteiligt. Ihnen sei an dieser Stelle für ihren Anteil an dem geistigen Eigentum, das wir weiterentwickeln durften, gedankt. Als Zeichen der Lebendigkeit des Arbeitskreises OPD-KJ ist zu werten, dass immer wieder neue Kolleginnen und Kollegen dazu gestoßen sind, die wertvolle Beiträge zu der aktuellen Entwicklung hinzu gesteuert haben. Zum Zeitpunkt des Erscheinens dieses Buches blicken wir wieder auf mehrere Jahre der fruchtbaren Zusammenarbeit in einem überregionalen Team zurück. Die Verbundenheit im Ringen um die Weiterentwicklung dieses wertvollen Instruments hat in Verbindung mit einer konstruktiven und lebendigen Diskussionskultur diese Arbeit über viele Arbeitssitzungen getragen. Allen Kollegen und Kolleginnen, die in dieses Projekt über mehrere Jahre ohne finanzielle Unterstützung viel Herzblut, Zeit und Energie investiert haben, sei an dieser Stelle herzlich gedankt. Unser Dank gilt ebenfalls den vielen Teilnehmern unserer Schulungskurse, die uns in den vergangenen 15 Jahren durch ihr positives Feedback in der Weiterführung des Projekts OPD-KJ bestärkt haben und uns durch ihre kritischen Rückmeldungen auf die Schwachstellen des bisherigen Manuals aufmerksam gemacht haben. Frau Dr. Katharina Weitkamp hat durch ihre sorgfältige, wissenschaftliche Redaktion die Endfassung des Manuskripts entscheidend vorangebracht. Herr Dr. Reinhardt vom Verlag Hans Huber hat das Projekt konstruktiv begleitet und ist unseren Gestaltungswünschen entgegengekommen. Für diese Unterstützung möchten wir uns bei beiden bedanken.

Das vorliegende Manual bildet den aktuellen Stand unseres Diskurses ab. Insofern erhebt es nicht den Anspruch auf Endgültigkeit. Gleichwohl sind wir zuversichtlich, dass es gelungen ist, einen wichtigen Meilenstein auf den Weg zu einer konzeptuell gut verankerten und empirisch überprüfbaren psychodynamischen Diagnostik für das Kindes- und Jugendalter vorlegen zu können.

Heidelberg, Hamburg und Basel im Juli 2013,

Franz Resch
Georg Romer
Klaus Schmeck

Teil 1: Die OPD-KJ-2

1. Einleitung

Mit der *Operationalisierten Psychodynamischen Diagnostik* (OPD) wurde seit 1992 im deutschsprachigen Raum ein System zur Ergänzung und Erweiterung der nosologischen Klassifikation (DSM-IV in den USA, American Psychiatric Association, 1994; ICD-10 in Europa, Dilling, Mombour & Schmidt, 1991) durch psychodynamisch orientierte diagnostische Achsen entwickelt (Arbeitskreis OPD, 1996) und überarbeitet (Arbeitskreis OPD, 2006).

Es wurde damit ein Instrument geschaffen, das einerseits der psychodynamischen Theoriebildung Rechnung trägt und andererseits versucht, die Interrater-Reliabilität in der psychodynamischen Beurteilung seelischer Zustände zu steigern. Das Instrument sollte dazu beitragen, die Unschärfe psychoanalytischer Begriffe – die immer wieder von anderen Therapieschulen kritisiert wurde – durch definitorische Setzungen aufzuheben. Die Reduktion von Unschärfen und Vieldeutigkeiten trägt damit natürlich auch zu einer unvermeidlichen Verkürzung mancher theoretischer Modelle bei, die jedoch unter praktisch diagnostischen und therapeutischen Handlungsgesichtspunkten angemessen ist.

Von ihrem Grundgedanken her waren OPD und die *Operationalisierte Psychodynamische Diagnostik im Kindes- und Jugendalter* (OPD-KJ; Arbeitskreis OPD-KJ, 2007) darauf ausgerichtet, der kategorialen Sichtweise (im Sinne von Diagnosen) eine dimensionale Betrachtung psychischer Störungen im Sinne von Schweregradeinstufungen auf unterschiedlichen Achsen (oder Dimensionen) zur Seite zu stellen. Diese Herangehensweise an die Klassifikation psychischer Störungen hat sich als vorausschauend und wegweisend erwiesen, wie die aktuellen Entwicklungen im neuen amerikanischen Klassifikationssystem DSM-5 zeigen, bei dem dimensionale Sichtweisen und Schweregradeinschätzungen in das Kategoriensystem der psychiatrischen Diagnosen integriert werden.

Bei Kindern und Jugendlichen wurde schon früh in Weiterentwicklung der ICD-8 und ICD-9 ein multiaxiales nosologisches Schema erarbeitet (Remschmidt & Mattejat, 1994; Rutter, Shaffer & Sturge, 1975; Remschmidt, Schmidt & Poustka, 2008). Dieses erlaubte eine Diagnostik auf mehreren Ebenen: Auf der ersten Achse wird das klinisch-psychiatrische Syndrom beschrieben, die zweite erlaubt die Kodierung von Entwicklungsstörungen, auf der dritten wird die Intelligenz festgehalten und auf der vierten werden körperliche Krankheiten sowie Behinderungen diagnostisch eingeordnet. Die fünfte Achse erfasst assoziierte abnorme psychosoziale Umstände, und auf einer sechsten Achse wird das psychosoziale Funktionsniveau festgestellt. Um auch im Kindes- und Jugendalter über diese multiaxiale Klassifikation hinausgehende psychodynamische Aspekte ähnlich wie im Erwachsenenalter für eine angemessene Therapieplanung erfassen zu können, erfolgte 1996 die Gründung einer Arbeitsgruppe, die sich mit der Entwicklung eines Instrumentes zur operationalisierten psychodynamischen Diagnostik bei Kindern und Jugendlichen beschäftigte (Arbeitskreis OPD-KJ, 2003, 2007).

Ausgehend vom Instrument der OPD für Erwachsene mussten weitreichende Modifikationen für das Kindes- und Jugendalter vorgenommen werden. Die zentrale Frage galt dem Einfluss von Entwicklungsprozessen auf die Psychodynamik. Die OPD-KJ verbindet psychodynamische, entwicklungspsychologische und klinisch-psychiatrische Perspektiven (Resch & Koch, 2012; Resch, Schulte-Markwort & Bürgin, 1998; Windaus, 2012). Multidimensionale Modelle der Entstehung psychischer Störungen werden dabei vertreten (Herpertz-Dahlmann, Resch, Schulte-Markwort & Warnke, 2008) und in ein biopsychosoziales Gesamtmodell integriert, das sich gegenüber psychodynamischen Perspektiven offen erweist (siehe Kapitel 2 *Entwicklungskonzepte und Altersstufen*). OPD-KJ-2 soll dabei folgenden therapeutischen Besonderheiten Rechnung tragen: Es soll eine gute differenzielle Indikation für die Therapieplanung aufgrund psychodynamischer Überlegungen ermöglichen, auch für die Elternarbeit eine beziehungsorientierte Grundlage bilden und für praktische Belange trotz hoher Komplexität einen ausreichend hohen Grad an Differenziertheit und Verständlichkeit bewahren.

Der psychodynamische Zugang zum Kind erfordert eben eine entsprechend komplexe, mehrdimensionale und entwicklungsorientierte Diagnostik und kann nicht bei einer nosologischen Einschätzung stehen bleiben.

Die Erfassung spezifischer psychiatrischer Störungen durch Fragebögen und Interviews hat eine lange klinische Tradition, wobei in den letzten Jahren zunehmend auch Entwicklungsaspekte und Ressourcen des Kindes- und Jugendalters Berücksichtigung finden. Der in der OPD-KJ vertretene diagnostische Ansatz geht allerdings über eine Integration von Entwicklungsdiagnostik einerseits und psychiatrischer Klassifikation andererseits hinaus, denn die OPD-KJ strebt eine komplexe Erfassung psychodynamischer Prozesse an, die der Subjekthaftigkeit des Kindes oder Jugendlichen Rechnung trägt, und versucht, die Symptome in einem Entwicklungskontext auch hermeneutisch zugänglich und verständlich zu machen. Der Entwicklungsgedanke ist dabei zentral und betrifft alle Aspekte des diagnostischen Prozesses von der Art der Befunderhebung über die Auswahl relevanter diagnostischer Kategorien bis hin zum Prozess der Einschätzung auf verschiedenen inhaltlichen Dimensionen – wobei schließlich eine Behandlungsempfehlung die psychiatrische Symptomatik, den Entwicklungsstand und psychodynamische Aspekte integrieren soll.

Auch in der OPD-KJ 2 werden wir als Orientierungshilfe bestimmte Altersstufen vorgeben, in denen entwicklungsbezogene Adaption bzw. Maladaption sowie strukturelle Ressourcen sichtbar werden. Obwohl im Vergleich mit Erwachsenen Kinder noch eine unvollständige Struktur zu besitzen scheinen, da sie in manchen Lebensaltern die kausalen Zusammenhänge der Welt noch nicht vollständig durchschauen können, manche Einsichten und Hintergründe ihnen verborgen bleiben und ihre Affektregulation auf wichtige Bezugspersonen angewiesen ist, besitzt jedes Kind in jedem Lebensalter eine optimale Struktur. In jedem Lebensalter steht dem Menschen ein Repertoire an Erlebnis- und Handlungsbereitschaften zur Verfügung, das auch innere Konflikte kennt und Beziehungen aktiv ausgestalten lässt. Es ist nicht angemessen, Kinder nach einem «Erwachsenen-Ideal» als grundsätzlich nicht optimal umweltangepasst oder «unreif» zu betrachten. Dysfunktionale Verhaltensweisen und Phantasien müssen daher immer mit altersgerechten Anforderungen verglichen werden. Das Kind ist kein unvollständiger Erwachsener. Um Störungen in der Psychodynamik von Kindern in unterschiedlichen Lebensaltern zu erfassen, müssen psychisch auffällige Kinder mit gesunden gleichaltrigen Kindern verglichen werden (Resch & Koch, 2012).

Konsequent durchzieht der Entwicklungsgedanke alle Ebenen des diagnostischen Prozesses: Bereits die Erhebung diagnostisch relevanter Informationen, d.h. die Frage des Settings der zu befragenden Personen sowie die verschiedenen Ebenen, auf denen Informationen erhoben werden (Spiel, Beobachtung, Gespräch, szenisches Verstehen), wurde an die Entwicklung der einzelnen Lebensphasen angepasst. Die Erhebung relevanter psychodynamischer Informationen in den Achsen *Beziehung, Konflikt, Struktur* und *Behandlungsvoraussetzungen* wird entwicklungsbezogen differenziert. Da Entwicklung immer kontextbezogen betrachtet werden muss, schließt dies den Einbezug entwicklungsrelevanter Bereiche wie Familie, Spiel, Schule, Freundesgruppe etc. mit ein.

In der Weiterentwicklung von OPD-KJ zu OPD-KJ-2 sind zahlreiche Erfahrungen aus den Trainings und den empirischen Studien mit dem Instrument eingeflossen. Items und Definitionen, die sich als nicht hinreichend klar und trennscharf erwiesen hatten, wurden überarbeitet oder zum Teil weggelassen. Bei der gründlichen Überarbeitung der Achsen und ihrer Dimensionen flossen zudem faktorenanalytische Befunde ein, so dass im Vergleich zum ursprünglichen OPD-KJ-Manual eine deutlich verbesserte Reliabilität und Konstruktvalidität erwartet werden kann. Die teils neuen Bezeichnungen der Konflikte sollen die Verständlichkeit im Hinblick auf die zentralen Konfliktthemen erhöhen. Die Strukturachse zeigt nun Ähnlichkeiten mit der kommenden DSM-5-Klassifikation von Persönlichkeitsstörungen, bei der eine Skala zum Funktionsniveau von Persönlichkeit integriert wurde, deren vier Dimensionen *Identität*, *Selbstlenkungsfähigkeit*, *Empathie* und *Intimität* deutliche Parallelen zu den vier Dimensionen *Steuerung, Identität*, *Interpersonalität* und *Bindung* der Achse *Struktur* der OPD-KJ-2 aufweisen.

Das grundsätzliche Anliegen der OPD, die Unschärfe und Vieldeutigkeit mancher psychoanalytischer Begriffe und Konstrukte durch Operationalisierung zu reduzieren, ist auch für die Arbeitsgruppe der OPD-KJ-2 ein zentrales Anliegen. Der Versuch der Operationalisierung theoretischer Konstrukte muss auf der Basis der Praxisnähe durchgeführt werden. Die Reduktion von Unschärfen und Vieldeutigkeiten im Rahmen der OPD-KJ sind daher an der praktischen diagnostischen und psychotherapeutischen Tätigkeit zu messen. Auch die OPD-KJ-2 unternimmt keinen Versuch einer Neuformulierung psychodynamischer Konstrukte, sondern bezieht sich weitestgehend auf Konzepte, die im psychodynamischen Diskurs als weithin anerkannte klinische Theorie gelten. Für den sich einer bestimmten psychoanalytischen Denkschule zugehörig fühlenden Anwender mag dies den Eindruck einer allzu pragmatisch motivierten theoretischen Unschärfe erwecken. Es war jedoch gerade der Anspruch der OPD-KJ, innerhalb des psychodynamischen Diskurses schulenunabhängig und schulenübergreifend anwendbar zu sein, unter der maßgeblichen Voraussetzung, dass das grundsätzliche Anliegen einer empirisch überprüfbaren Operationalisierung psychodynamischer Konstrukte geteilt wird.

Auch wenn die Gesamtgestalt einer psychischen Störung in ihrer individuellen Ausgestaltung und vor dem Hintergrund einer persönlichen Lebensgeschichte durch eine stärker operationalisierte Diagnostik nicht in der Fülle ihrer unterschiedlichen Facetten erfasst werden kann, gehen wir davon aus, dass die Operationalisierung psychodynamischer Diagnostik eine Verbesserung der Kommunikation zwischen unterschiedlichen Therapeuten ermöglicht und insbesondere auch einer Optimierung der Kontakte psychodynamischer Sichtweisen zu anderen Therapieschulen Rechnung trägt. Die Verständlichkeit und Transparenz diagnostischer und psychotherapeutischer Prozesse soll erhöht und für klinische und wissenschaftliche Belange fruchtbar gemacht werden. Nur jene Therapeuten, die der Meinung sind, dass psychodynamische Prozesse als dyadisch-dialogische Phänomene grundsätzlich empirischen Zugängen oder Methoden der Überprüfung sowie der Übereinstimmung zwischen unterschiedlichen Therapeuten nicht zugänglich seien, müssen die OPD-KJ enttäuscht zur Seite legen. Wer jedoch die eigene Position in Bezug auf empirische Zugänge zum eigenen Denken und Handeln überprüft sowie Operationalisierungs- und Manualisierungsversuche im Sinne einer besseren Transparenz auch gegenüber den Patienten befürwortet, wird in der OPD-KJ-2 eine Weiterentwicklung unseres Anliegens begrüßen.

Die psychiatrische und psychologische Untersuchung von Kindern und Jugendlichen bezieht in der Regel die wichtigsten Bezugspersonen mit ein. Denn neben der individuellen Diagnose ist die diagnostische Beurteilung der Beziehungsdynamik zwischen Eltern und Kindern klinisch relevant. Je jünger der Patient ist, umso verwobener sind die intrapsychischen und die interpersonellen Ebenen. Aus diesem Grund beinhaltet die OPD-KJ-2 auch eine *Beziehungsachse*, mit deren Hilfe die Beziehungen des Kindes und Jugendlichen zum Untersucher[1] und zu relevanten familialen Bezugspersonen sowie die Familiendynamik eingeschätzt werden können.

Das Konstrukt der *psychischen Struktur* stellt zwei Aspekte besonders heraus: Einerseits das Festhalten gelebter Funktionen in Erfahrungsschemata und andererseits das Zur-Verfügung-Stellen dieser Erfahrung durch Aktualisierung, die diese in neue, sinnvolle Funktionen überführen lässt. Die *psychische Struktur* ist damit eine individuell typische Disposition des Erlebens und Verhaltens, die dem Individuum als Handlungsbereitschaft potenzielle Interaktionsmöglichkeiten unter Gesichtspunkten der Wahl zur Verfügung stellt. Die OPD-KJ-2 wird vier Dimensionen der Struktur beschreiben, wobei neben der Achse *Steuerung* auch die reflexiven (Selbst-)Funktionen auf der Achse *Identität*, die Kommunikationsqualitäten auf der Achse *Interpersonalität* und die internalisierten Bindungserfahrungen auf der Achse *Bindung* von besonderer Bedeutung sind (Goth et al., 2012; Resch & Koch, 2012).

Mit der Auswahl des Konstruktes *Konflikt* wurde der Überlegung gefolgt, dass neben den interaktionellen Aspekten und der individuellen Erfahrung auch wesentliche Aspekte des Unbewussten in der Auseinandersetzung mit der Umwelt abgebildet werden sollten. Speziell für die

---

1 Im Folgenden wird das generische Maskulinum verwendet. Stets sollen sowohl Untersucherinnen und Untersucher sowie Jungen und Mädchen gleichermaßen gemeint sein.

Arbeit mit Kindern und Jugendlichen ist die Kombination von inneren und äußeren psychischen Bedingungsfaktoren (also von Konflikt und Interaktion) von besonderer Bedeutung (Seiffge-Krenke, 2012a).

Die Achse *Behandlungsvoraussetzungen* schließlich bildet Bereiche ab, die zusätzlich zu psychodynamischen Konstrukten für die Behandlungsplanung von großer Bedeutung sind. Dazu gehören subjektive Dimensionen der Kinder und Jugendlichen und ihre Ressourcen. Es war ein besonderes Anliegen, auch diese Punkte mit einzubringen, weil sich der diagnostische Blick nur allzu schnell auf das Pathologische im Sinne einer Defizitorientierung richtet.

Die OPD-KJ-2 erhebt mit Sicherheit bezüglich der dynamischen Konstrukte keinen Anspruch auf Vollständigkeit. Die Reliabilität der einzelnen Items wurde anhand der Praxis sowie in empirischen Studien geprüft, die entsprechenden Veränderungen von Definitionen und Ankerbeispielen resultieren aus den Erfahrungen der letzten Jahre. Die psychometrische Qualität des Instrumentes OPD-KJ zeigte sich insgesamt empirisch befriedigend, einzelne Schwachstellen wurden durch gezielte Veränderungen in der OPD-KJ-2 optimiert. Die OPD-KJ konnte sich somit auch in der Forschungslandschaft behaupten, konzentriert sich aber primär auf die klinische Anwendung.

Die Operationalisierte Psychodynamische Diagnostik bei Kindern und Jugendlichen hat sich über die Jahre hinweg als ein sehr erfolgreiches Konzept etabliert, was sich an dem großen Interesse sowohl am Manual als auch an den Fortbildungen zeigt. Wir hoffen, dass das weiter entwickelte Instrument OPD-KJ-2 viele neue Interessenten findet und dass es für diejenigen, die sich bereits mit der ersten Fassung der OPD-KJ auseinandergesetzt haben, eine spannende Erweiterung ihrer diagnostischen Möglichkeiten bietet. Wir würden uns freuen, wenn sich dieses neue Instrument auch in Ihrem diagnostischen und therapeutischen Alltag bewährt.

2. Entwicklungskonzepte und Altersstufen

Auf welches Entwicklungskonzept stützt sich OPD-KJ-2 beim Versuch, eine psychodynamische Theoriebildung und ontologische Entwicklungsphänomene miteinander in Einklang zu bringen?

Es kann sich dabei nur um eine Arbeitsdefinition handeln, die den Gegenstandsbereich präzisiert, aber genügend Offenheit gegenüber den Spielarten des Erlebens und Verhaltens beim Kind aufweist. Nach Montada (1987) ist der Zeitaspekt von Entwicklung besonders hervorzuheben. Alle Veränderungen, die sinnvollerweise auf die Zeitdimension der unterschiedlichen Lebensalter bezogen werden können, sind dabei Gegenstand von Entwicklung. Während noch zu Beginn des 20. Jahrhunderts Entwicklung vorwiegend als Reifungsgeschehen betrachtet wurde – so formulierte noch Karl Bühler (1918), dass zum Begriff der Entwicklung sowohl die Anlage im Ausgangszustand als auch ein Plan, eine Zielrichtung des Werdens gehören – sind heute folgende Merkmale des Entwicklungsgeschehens vorherrschend: Es werden die Aspekte der Differenzierung, d. h. das subtile Ausformen und Verfeinern, und die Herausbildung von immer mehr Freiheitsgraden der Entscheidung betont. Auch die Integration, die im Zeitverlauf immer mehr Details zu einem neuen Ganzen zusammenfassen lässt, bildet eine entscheidende Facette von Entwicklung. Das Reizangebot der Umwelt wird immer selektiver wahrgenommen, und die Wechselwirkung zwischen raschen ganzheitlichen Reaktionen und detailgenauen Suchreaktionen wird immer komplexer. Im Zuge der Entwicklung stehen Funktion und Struktur in einem engen Wechselspiel, wobei die strukturelle Verfestigung von Erfahrungsinhalten ein wesentliches Entwicklungsmerkmal darstellt.

2.1 Theoretische Grundlagen der Entwicklungskonzeption in der OPD-KJ-2

Die Konzeption von Entwicklung, die der OPD-KJ-2 zugrunde liegt, geht von einem interaktionistischen Entwicklungsmodell (Oerter, 1995) aus. Sie orientiert sich auch an den Stadien der kognitiven Entwicklung nach Piaget (1973) und integriert das Konzept der Entwicklungslinien aus der psychoanalytischen Theorie (A. Freud, 1965) und der Entwicklungsaufgaben aus der empirischen Entwicklungspsychologie (Havighurst, 1972), wobei neuere Weiterentwicklungen aufgenommen wurden. Da die OPD-KJ-2 für die klinische Anwendung gedacht ist, ist des Weiteren eine entwicklungspsychopathologische Sichtweise dringend erforderlich. Im Folgenden werden diese Theoriebausteine, die unserer Sicht von Entwicklung zugrunde liegen, im Detail vorgestellt.

Das interaktionistische Entwicklungsmodell

In frühen Entwicklungskonzeptionen waren Stadienmodelle vorherrschend, was heute als weitgehend überholt gilt. Die psychodynamische Entwicklungsvorstellung von OPD-KJ-2 basiert auf einem interaktionistischen Entwicklungsmodell (Oerter, 1995). Dieses Modell verbindet ein aktives selbstmotiviertes und damit die eigene Entwicklung auch selbst vorantreibendes Subjekt mit einer ebenso aktiven fordernden und Einfluss nehmenden Objektwelt. Kulturtechniken, Normen, die Erwartungen von Bezugspersonen und materielle Umgebungsbedingungen wirken als Entwicklungsanreize bzw. Herausforderungen, die vom Individuum in einem Anpassungsprozess bewältigt werden müssen. Die interaktionistische Theorie räumt dem Individuum also eine aktive Rolle bei der Gestaltung seiner Umwelt ein – das Individuum sucht und formt gleichsam die Umweltbedingungen nach seinem Gutdünken – in gleichem Maße, wie es auch von diesen Umweltbedingungen selbst geformt wird (Resch, 1999a).

Das Konzept der Entwicklungslinien und seine Weiterentwicklung

Anna Freud arbeitete die Interaktion zwischen «Ich» und «Es» auf verschiedenen Entwicklungsniveaus heraus (A. Freud, 1936). Eine prototypische Entwicklungslinie lässt sich von der vollständigen emotionalen Abhängigkeit des Säuglings über Teilobjektbeziehungen hin zu reifen Objektbeziehungen ziehen. Eine weitere Entwicklungslinie verläuft von dem mit der Mutter geteilten Körper des Babys zur körperlichen Selbstbestimmung im Jugendalter. Andere Entwicklungslinien wie diejenige von der egozentrischen Weltsicht des kleinen Kindes hin zu Empathie, Reziprozität und Kameradschaft wurden in OPD-KJ-2 durch moderne Konzeptionen der Mentalisierung (Fonagy, Gergely, Jurist & Target, 2006) ersetzt. Sie zeigen, dass das Kind von Beginn an in einer dialektischen Spannung zwischen Egozentrik und Reziprozität existiert (s. Übersicht bei Dornes, 2006). Auch die Entwicklungslinie vom erotischen Spiel am eigenen Körper oder dem Körper der Mutter über die Übergangsobjekte hin zu Spielsachen, Hobbys und schließlich zur Arbeit wurde von modernen tätigkeitstheoretischen Überlegungen abgelöst, die eine zunehmende Integration von Lustbetontheit und Verantwortungsübernahme der menschlichen Handlungen aufzeigen (Resch, 2012). Grundlegend für das Konzept der psychodynamischen Entwicklungslinien ist die Integration kognitiver, sozialer und emotionaler Lernprozesse, die im Sinne einer angemessenen Sequenzierung zur Ausdifferenzierung führen.

Das Konzept der Entwicklungsaufgaben

Das Konzept der Entwicklungsaufgaben von Havighurst (1972) teilt mit Anna Freuds Konzept die Ideen einer normativen Entwicklung, einer Kontinuität und Sequenzierung. Hervorzuheben ist jedoch die Betonung der aktiven Leistung des Individuums bei der Entwicklung. Durch die Lösung von altersspezifischen Entwicklungsaufgaben kann die eigene Entwicklung vorangetrieben werden. Der Fokus liegt also auf der individuellen Aktivität. Die Bewältigung von Anpassungsnotwendigkeiten wird in unterschiedlichen Verlaufsformen deutlich, nämlich einerseits in einer erfolgreichen Weiterentwicklung oder andererseits in einem Entwicklungsstillstand bzw. -rückstand. Zur Lösung altersspezifischer Entwicklungsaufgaben müssen Anforderungen aus drei Bereichen (körperliche Verfassung, gesellschaftliche Normen und individuelle Fähigkeiten) integriert werden. Havighurst orientiert sich an einer Gliederung des menschlichen Lebenslaufs in sechs Abschnitte:

- *Early Childhood* von Geburt bis 5/6 Jahren
- *Middle Childhood* von 5/6 bis 12/13 Jahren
- *Adoleszenz* von 12/13 bis 18 Jahren
- *Early Adulthood* von 18 bis 35 Jahren
- *Middle Adulthood* von 35 bis 60 Jahren
- *Late Maturity* 60 Jahre und älter

Für jede dieser sechs Entwicklungsphasen hat er mehrere altersspezifische Entwicklungsaufgaben definiert, die über die Lebensspanne miteinander vernetzt sind. Die acht Entwicklungsaufgaben des Jugendalters (u. a. die Neukonzeptualisierung des Selbst, die Entwicklung eines reifen Körperkonzeptes, die Ablösung von den Eltern und die Entwicklung reifer Beziehungen zu engen Freunden sowie der Beginn heterosexueller Beziehungen) basieren auf den gelungenen Entwicklungsaufgaben der späten Kindheit (z. B. Erlernen körperlicher Geschicklichkeit, Aufbau einer positiven Einstellung zu sich als einem wachsenden Organismus, Lernen einer angemessenen männlichen oder weiblichen Rolle, Erreichen persönlicher Unabhängigkeit). Die Realisierung einer Bewältigung der Entwicklungsaufgaben stellt wiederum die Voraussetzung für die Inangriffnahme der phasenspezifischen Entwicklungsaufgaben der nächsten Altersstufe dar.

Sehr viel deutlicher als bei Anna Freud wird in Havighursts Konzeption der normative Anspruch der Gesellschaft an die Entwicklung hervorgehoben: Viele Entwicklungsaufgaben enthalten normative Erwartungen wie Schuleintritt, Übergang in eine weiterführende Schule, Schulabschluss etc. Explizit operationalisiert ist auch die Sequenzierung der Entwicklungsaufgaben. Im Vergleich zu den Entwicklungslinien sind die Entwicklungsaufgaben insbesondere in der Kindheit und im Jugendalter gut untersucht (Seiffge-Krenke, 1998). Anna Freuds Betrachtung des Entwicklungsverlaufs ist wiederum komplexer, schwerer zu operationalisieren, aber damit der Komplexität psychodynamischer Zusammenhänge eher angemessen.

Die entwicklungspsychopathologische Sichtweise

Ein weiterer Konzeptbaustein der OPD-KJ-2 ist die entwicklungspsychopathologische Sichtweise, die die Ätiopathogenese psychischer Störungen aufgrund von Entwicklungsgesichtspunkten neu zu formulieren versucht. Der Entwicklungsgedanke soll dabei nicht nur den Blick auf Genese, Epidemiologie, Art und Ausprägung psychischer Störungen verändern, sondern auch Diagnostik, Therapie, Rehabilitation und Prävention flexibel und dynamisch konzeptualisieren. Der Grundgedanke dabei ist, Einflüsse der normalen Entwicklung auf die Ätiopathogenese psychopathologischer Symptome in unterschiedlichen Lebensaltern ebenso in den Fokus zu nehmen wie den Einfluss psychopathologischer Anpassungsmechanismen auf den normalen Entwicklungsverlauf im Lebenszyklus. Kinder besitzen aufgrund ihrer somatischen, kognitiven und emotionalen Bedingtheiten in unterschiedlichen Lebensphasen unterschiedliche Ressourcen, auf seelische Irritationen zu antworten. Das kann sich in unterschiedlichen alterstypischen Ängsten – beispielsweise Trennungs- und Dunkelängsten in frühen Lebensaltern, Sozialängsten und Existenzängsten im späteren Kindesalter – äußern. Wenn umgekehrt psychische Probleme entwicklungsmodulierende Auswirkungen haben, gilt es herauszufinden, inwiefern psychopathologische Symptome bei Kindern und Jugendlichen einen Risikofaktor für die normale Weiterentwicklung darstellen (Resch, 2012). Fünf Punkte sind dabei besonders hervorzuheben:

1) Im Bereich psychopathologischer Phänomene finden sich subklinische Formen und Verdünnungsstufen 10 bis 20 Mal häufiger als die klinischen Vollbilder, und nicht alle psychopathologischen Symptome stellen Vorstadien von schweren Erkrankungen dar. Es gibt flüchtige, reaktive und subklinische Reaktionsphänomene.
2) Psychopathologische Reaktionsmuster sind unter dem Gesichtspunkt der Funktionalität zu betrachten. Psychopathologische Symptome sind nicht schlechthin Ausdruck krankhafter Störungen, sondern signalisieren eher einen forcierten Anpassungsprozess. Die

meisten intrapsychischen Symptome tragen im kontextuellen Zusammenhang einen Sinn, der sich durch hermeneutische Aktivität erschließen lässt.

3) Der Übergang von Normalität zu Pathologie ist fließend.
4) Pathologie definiert sich nicht aus dem Symptom allein, sondern aus einem Wechselverhältnis zwischen Anpassungsnotwendigkeit (Problemlage) und möglichen Ressourcen. Alle Formen und Spielarten der Psychopathologie sind daher nur in Relation zu den Lebensbedingungen sinnvoll zu erklären.
5) Der Weg von der Normalität zur Pathologie ist nicht im einfachen Sinne umkehrbar. Alle Formen von Besserungen und Heilungen führen schließlich zu einer neuen Integration im Rahmen des Entwicklungsweges.

Als Risikofaktoren werden Ereignisse und Erfahrungen bezeichnet, die das Auftreten psychischer Störungen mit höherer Wahrscheinlichkeit vorhersagen lassen. Es gibt sowohl externale (familiäre und soziokulturelle) sowie internale (psychologische und dispositionelle) Risikofaktoren (vgl. Herpertz-Dahlmann et al., 2008). Protektive Faktoren sind in der Lage, das Kind unter Risikobedingungen vor einer negativen Entwicklung zu schützen. Solche Faktoren können nicht nur Erkrankungen verhindern, sondern sie auch zeitlich verzögern, abmildern oder autoregulatorische Prozesse und Heilungstendenzen beschleunigen. Solche protektiven Faktoren können sowohl internal-konstitutionell oder familiär-sozial als auch außerfamiliär-gesellschaftlich wirksam werden (Fegert & Resch, 2012). Risikofaktoren und protektive Faktoren beeinflussen im Wechselspiel den Entwicklungsprozess des Kindes.

Als Vulnerabilität wird die individuelle Bereitschaft definiert, unter Risikobedingungen einen negativen Entwicklungsverlauf zu nehmen. Im Gegensatz dazu spricht man von Resilienz, wenn eine erfolgreiche Lebensbewältigung auch unter widrigen Entwicklungsbedingungen gelingt (Resch, Mattejat & Remschmidt, 2006).

Die Entwicklung psychischer Strukturen ist wiederum ohne die Entwicklung des Gedächtnisses nicht denkbar. Alle Erfahrungen, die im Bereich der repräsentativen Bestände eines Subjektes festgehalten werden und somit zur Weiterentwicklung der psychischen Struktur beitragen, sind eng an ein funktionierendes Gedächtnis gebunden. Nach Squire (1982) werden zwei Gruppen von Gedächtnisformen unterschieden: ein deklaratives und ein non-deklaratives Gedächtnis. Während das deklarative Gedächtnis Erfahrungen speichert, die explizit über das Arbeitsgedächtnis aufgenommen und gelernt werden und schließlich bewusst wiedergegeben werden können, enthält das non-deklarative Gedächtnis Erfahrungen, die implizit – d. h. unterhalb der Bewusstseinsschwelle – unser Verhalten steuern. Das non-deklarative Gedächtnis steht den Menschen von Geburt an zur Verfügung und ist durch verschiedene Primingeffekte, Konditionierungsprozesse, Habituierungs- und Sensitivierungsreaktionen sowie unterschiedliche Routinen von Handlungen, Denken und Wahrnehmungen gekennzeichnet. Solche impliziten Erfahrungen (auch non-deklarative Erfahrungen genannt) beeinflussen das menschliche Erleben und Verhalten nachhaltig, obwohl sie sich einer selbstreflexiven Erkenntnis und Bewusstmachung unmittelbar entziehen. Die strukturellen Handlungsbereitschaften im zwischenmenschlichen Bereich basieren auf impliziten und expliziten Gedächtnismechanismen und sind daher ebenso durch unbewusste prozedurale Handlungsbereitschaften gekennzeichnet wie durch bewusste deklarative Repräsentationen (Übersicht bei Resch, 2009). Das deklarative Gedächtnis kann in ein episodisches und in ein semantisches gegliedert werden. Im episodischen Gedächtnis (auch Erlebnisgedächtnis genannt) werden persönliche Ereignisse und Erfahrungen in einem raumzeitlichen Bezugssystem mit affektiven, kognitiven und Selbst-Aspekten abgespeichert. Demgegenüber enthält das semantische Gedächtnis das alte und neu erlernte Faktenwissen sowie allgemeine Kenntnisse im Sinne eines verbalisierbaren Weltwissens, das in Erzählungen abrufbar und gut verbal kommunizierbar ist. Das deklarative Gedächtnis ist der Selbstreflexion prinzipiell zugänglich, es entwickelt sich erst im Laufe des ersten Lebensjahres und erreicht mit der Sprachentwicklung eine neue Stufe der Komplexität.

Konzeptionen des Unbewussten als prozedurale Gedächtnisstrukturen – unbewusste Erfahrungen sind nicht explizit durch Nachdenkprozesse erschließbar, beeinflussen aber das Erleben und Verhalten des Kindes – machen auch verständlich, warum die Erfahrungen der frühen Kindheit erst ab etwa dem 3. Lebensjahr einem expliziten Zugriff durch Gedächtnisfunktionen anheim gestellt werden, während frühe Lebenserfahrungen prozedural verankert und nicht unmittelbar dem Bewusstsein zugänglich sind, gleichwohl jedoch Erlebnis- und Verhaltensbereitschaften steuern können (s. Dornes, 2006). Während in frühen Stufen der Gedächtnisentwicklung eben eine explizite Speicherung und bewusste Abrufung von Gedächtnisinhalten noch nicht nachhaltig möglich sind, gibt es jedoch eine prozedurale Speicherung von Handlungstendenzen und Wahrnehmungsstilen. Diese impliziten Erfahrungen können in späteren Lebensaltern wiederholt narrativ überformt werden und in expliziten Bildern und Geschichten nachträglich der Frühzeit zugeordnet werden.

Die empirisch gestützte Annahme, dass unter seelischen Verletzungen (Traumata) eine Entkoppelung von prozeduraler und expliziter Gedächtnisspeicherung erfolgt, könnte erklären, warum sich unter solchen psychischen Extrembedingungen unbewusste Verhaltenstendenzen, Ahnungen und Bahnungen ohne bildhafte Zuordnung zu bestimmten Ereignissen entwickeln. Auch die Entstehung unbewusster Konflikte ist ohne Zuordnung zu Gedächtnisprozessen nicht vorstellbar. Die psychodynamische Forschung kann insbesondere bei diesen Themen vom intensiven Dialog mit den kognitiven Neurowissenschaften profitieren.

Das *Konzept der Mentalisierung* stellt derzeit die laborierteste Modellvorstellung dar, wie Personen ihre zwischenmenschlichen Erfahrungen psychisch verarbeiten und repräsentieren. Peter Fonagy und seine Arbeitsgruppe haben dieses Konzept entwickelt, indem sie psychoanalytische Theoriebausteine mit bindungstheoretischen Überlegungen und empirischen Ergebnissen der «Theory of Mind»-Forschung zusammenführten und integrierten (Fonagy et al., 2006). Der Begriff der Mentalisierung ist eng an die reflexiven Selbstfunktionen gebunden und kennzeichnet die Fähigkeit, andere Menschen und die eigene Person als Individuum mit geistig-seelischen Zuständen zu betrachten, wobei sich im Laufe der ontologischen Entwicklung ein innerer psychischer Raum herausbildet, der der Subjekthaftigkeit des menschlichen Wesens Rechnung trägt. Mentalisierungsprozesse ermöglichen Intersubjektivität, sie erlauben eine Perspektivenübernahme der Sichtweisen des anderen und gipfeln schließlich in einer selbstreflexiven Erkenntnis (Übersicht bei Resch, 2009).

In dem reflexiven Raum, der durch Mentalisierung entsteht, können sich Konflikte etablieren, die zwischen unterschiedlichen Werthaltungen, Bedürfnissen, Handlungstendenzen und Vorlieben auftreten. Störungen von Mentalisierungsprozessen führen zu strukturellen Schwierigkeiten und einer Nichtverfügbarkeit des mentalen Raumes, so dass Personen mit strukturellen Störungen ihre Konflikte weniger in sich selbst austragen als sie im zwischenmenschlichen Feld unmittelbar ausagieren.

Ein weiterer Baustein der Entwicklungskonzeption von OPD-KJ-2 ist die *Bindungstheorie*, die seit den außerordentlichen Arbeiten von Bowlby (1988) und Ainsworth und Kollegen (1978) wichtige Beiträge zur Diagnostik von Beziehungen geliefert hat und eine Fülle von Einsichten in das Eltern-Kind-Verhältnis ermöglichen kann. Bindung ist durch das basale Vertrauen in eine Bezugsperson gekennzeichnet. Alle drei Aspekte spielen dabei eine besondere Rolle: Das Suchen und Bewahren von Nähe, die Schaffung eines menschlichen Zufluchtsortes, der Trost, Unterstützung und Sicherheit geben kann, sowie schließlich die Bildung einer sicheren Basis für das explorative Verhalten des Kindes. Bindung kennzeichnet also nicht eine Eigenschaft des Erwachsenen oder des Kindes selbst, sondern kennzeichnet primär eine zwischenmenschliche Beziehungsqualität. Aus den Bindungserfahrungen entwickelt das Kind schließlich innere Repräsentanzen für wichtige emotional aufgeladene Beziehungen, die auch als «Inner Working Model» bezeichnet werden. Solche inneren Beziehungsmodelle sind Teil der psychischen Struktur.

Die Entwicklung des Kindes zeigt sich als Prozess bidirektionaler Wechselwirkungen zwischen eigenen Erlebnisbereitschaften einerseits und den Herausforderungen der (sozialen) Umwelt. Die Entwicklung des Selbst und der emotionalen Regulation im intersubjektiven Raum ist ausführlich bei Resch und Koch (2012) dargestellt.

Die Entwicklung des Selbst kann unter Bezugnahme auf Stern (1985) als ein Weg vom Auftauchen der Selbstempfindung über das Kernselbstempfinden zum autobiographischen Selbst nach Erreichen der Symbolisierungsfähigkeit dargestellt werden. Eine Übersicht über die Literatur gibt Dornes (2006). Wir gehen davon aus, dass das Kind ab dem 3. Lebensjahr mit der Entwicklung eines verbalen Selbstempfindens ein immer deutlicheres Vorstellungsbild von sich und anderen entfaltet. Dieses innere Bild von sich kann das Kind schließlich auch benennen. Aus perzeptuell affektiven Handlungsschablonen entwickelt sich über absichtsvolle Selbstaspekte die Erkenntnis der Abgegrenztheit von Bezugspersonen, mit denen man Gefühle teilen kann. Es entsteht also ein erstes narratives Selbstkonzept, das die Selbsterfahrung explizit machen lässt. Ab diesem Stadium hat die psychische Struktur eine selbstreflexive Qualität, die in die Interaktion und Kommunikation eingebracht werden kann.

2.2 Die Altersstufen

Alle oben genannten Entwicklungskonzeptionen bilden die Grundlage für eine Einteilung in Altersstufen der OPD-KJ-2. Die Basis bilden dabei die Piaget'schen Stufen der kognitiven Entwicklung (Piaget, 1973). Die wesentlichen Annahmen Piagets, die der phasenspezifischen Entwicklung, der Orientierung an wesentlichen altersspezifischen Ankern (z. B. Einschulung, Pubertät) sowie der Universalität von Phasenverläufen, wurden übernommen, auch im Bewusstsein, dass es sich um eine verkürzte und vereinfachende Sicht von Entwicklungsverläufen handelt, denn tatsächlich besteht eine enorme Varianz innerhalb der einzelnen Entwicklungsstufen. Dennoch erscheint die Piaget'sche Konzeption als Rahmenkonzept sinnvoll, das jedoch unter den Aspekten von Mentalisierung und Selbstentwicklung dahingehend verändert wird, dass die kindlichen Beurteilungsstufen erst mit dem 3. Lebensjahr beginnen. Ab diesem Zeitpunkt kann das Kind – wenn auch nur mit Einschränkung – in der Interaktion mit anderen Auskunft über sich und seine Gefühlszustände geben. Altersstufe 1 reicht in Abweichung zu vorhergehenden Auflagen der OPD-KJ demnach nicht mehr von 1,5 bis 5 sondern von 3 bis 5 Jahren. Altersstufe 2 reicht von 6 bis 12 Jahren und Altersstufe 3 umfasst den Zeitraum der Adoleszenz ab 13 Jahren. Diese Stufen haben einen mittleren Differenzierungsgrad und lassen sich auch an wichtigen normativen Einschnitten festmachen wie z. B. Vorschulzeit, Schulzeit und Beginn der adoleszenten Veränderungen. Diese Stufen kovariieren auch mit wichtigen Veränderungen in der sozioemotionalen Entwicklung wie Empathieentwicklung, Perspektivenübernahme und Beziehungsentwicklung in Familien. Ebenso sind diese Entwicklungsschritte in der Krankheitswahrnehmung und Stressbewältigung von Gültigkeit. Eine Orientierung an der kognitiven Stufenfolge, die, wie im Folgenden angedeutet, auch eine Orientierung an affektiven und sozialen Entwicklungsprozessen einschließt, erscheint daher auch in OPD-KJ-2 sinnvoll.

Altersstufe 0 (0 bis 2 Jahre)

Der Zeitraum von 0 bis 2 Jahren soll in OPD-KJ-2 nicht zur Grundlage einer Gesamtbeurteilung im Rahmen der Achsen gemacht werden. In dieser Altersstufe spielen neben den individuellen Faktoren des Kindes vor allem Beziehungsaspekte mit Elternfiguren und anderen verlässlichen Personen eine fundamentale Rolle. Diese Lebensphase ist durch rasante Veränderungen des Selbst und der Beziehungen geprägt: (Vor-)Stufen der Objektbeziehung, Auftauchen des Selbsterlebens, Differenzierungen des affektiven Erlebens und der Beziehungsgestaltung sowie Entwicklung der Symbolisierungsfunktion und beginnende Autonomieentwicklung mit zunehmender Mobilität. Wir gehen davon aus, dass sich im Rahmen dieser Entwicklungsphase eine immer differenziertere subjektive Innenwelt des Kindes mit frühen Formen von Repräsentationen und Phantasien heranbildet. Jedoch ist der unmittelbare Zugang zu dieser Innenwelt durch Sprache, Spiel und zeichnerische Gestaltung nur partiell eröffnet, so dass sich das subjektive Erleben des Kindes immer wieder nur indirekt erschließen lässt. Auch in klinischen Kontexten wird das Alter 0 bis 3 immer wieder besonders hervorgehoben und für die Altersgruppe «zero to three» wurden eigene psychopathologische Ausdrucksformen formuliert. Während in dieser Altersstufe Beziehungsanalysen sinnvoll durchgeführt werden können, erscheinen strukturelle Einschätzungen mit dem vorliegenden Manual nicht angezeigt. In der Altersgruppe vom 1. bis zum 3. Lebensjahr finden wir Vorformen von Konflikten, auch die Behandlungsvoraussetzungen können im Gespräch mit den Familien evaluiert werden. Es ist geplant, ein eigenes Instrument der psychodynamischen Einschätzung dieser Altersstufe in einer gesonderten Arbeitsgruppe zu erarbeiten.

Altersstufe 1 (3 bis 5 Jahre)

Diese Periode entspricht im Wesentlichen der späten präoperationalen Entwicklungsperiode des Kindergarten- und Vorschulkindes am Übergang zu den konkreten Operationen. Die Selbst-Objekt-Differenzierung ist erfolgt, Intentionalität und Sprache können vorausgesetzt werden, Rollenwechsel und Rollenspiel sind möglich. Auch wenn das Kind viele verschiedene Emotionen benennen und erkennen kann, ist die Fähigkeit zur Emotionsregulation noch wesentlich an die Interaktion mit wichtigen Bezugspersonen gebunden. Beziehungen zu anderen, besonders zu Freunden, werden auf der Ebene der größtmöglichen Ähnlichkeit und des persönlichen Nutzens gesehen. Auf kognitivem Gebiet sind sowohl empirische Denkfähigkeiten wie Kausalität und Logik als auch magisches Denken mit Finalismus, Animismus und kognitivem Egozentrismus zu beobachten. Vor allem unter verstärktem affektivem Druck können empirisch-logische Denkleistungen durch magisches Denken ersetzt werden. Dies kann u. a. bei der Zuschreibung der Ursachen für Krankheit zu einer persönlichen Wahrnehmung von Krankheit als Strafe führen.

Altersstufe 2 (6 bis 12 Jahre)

Diese grob der konkret operationalen Stufe entsprechende Zeitperiode ist durch die soziale Perspektivenübernahme gekennzeichnet. Das Kind ist in der Lage, Erfahrungen und Beziehungen von unterschiedlichen Standpunkten aus zu betrachten. Private und allgemein verbindliche Erlebniswelten differenzieren sich. Gefühle werden als etwas begriffen, das von externen und/oder internen Ereignissen ausgelöst werden kann, und sie sind zunehmend vom Kind kontrollierbar; diese Fähigkeit zur Emotionsregulierung und damit auch zum Verbergen von Emotionen etwa ab dem Alter von 10 Jahren kann als Reifezeichen angesehen werden. Auf der Ebene der Beziehungen zu Freunden ist der Austausch von materiellen Gütern wichtig, das Kind stabilisiert seine Identität und seinen Selbstwert sowohl in Familie als auch Gleichaltrigengruppe durch Vergleich unterschiedlicher Eigenschaften und Leistungen. Auf der kognitiven Ebene entwickeln sich klassifikatorische Fähigkeiten, Größenrelationen und die Beherrschung des Zahlenraums. Als Ursache für Krankheiten können externe und interne Ursachen angenommen werden.

Altersstufe 3 (13 bis 18 Jahre)

Das Kind oder der Jugendliche hat selbstreflexive Fähigkeiten und metakognitive Prozesse höherer Ordnung erworben, Fähigkeiten, die zu einer besonderen Beschäftigung mit sich selbst führen können. Aus der Sicht anderer werden diese Zeiten der Selbstbeschäftigung manchmal als Rückzug missdeutet. Die Einsicht in Gefühle und psychologische Prozesse bei anderen – verbunden mit der zunehmenden Ablösung von den Eltern oder anderen Erwachsenen – kann zu einer starken Kontrolle von Informationen und zum Kontrollbedürfnis auch von Gefühlen führen. Generell werden in dieser Entwicklungsstufe psychische Perspektiven auf mehreren Komplexitätsebenen entwickelt. Das betrifft auch die Nähe-/Distanz-Regulation. Beziehungen werden neu geordnet, auch Prozesse der Krankheitsentstehung werden immer komplexer formuliert. Bei Freundschaftsbeziehungen hat der intime reziproke Austausch besondere Bedeutung. Auf dem kognitiven Sektor sind die Fähigkeiten zur Abstraktion, zum Denken in Möglichkeiten und Hypothesen hervorzuheben. Auch eine Verfeinerung des Zeitgefühls ist zu beobachten, die die Grundlage zu längerfristigen Planungen bildet. Bewältigungsfertigkeiten sind zunehmend durch eine Vielzahl differenzierter Strategien und deren flexiblen Einsatz gekennzeichnet.

3. Die Bedeutung des Entwicklungskontexts

Die OPD-KJ-2 ist ein ressourcenorientiertes Diagnoseinstrument. Vor diesem Hintergrund ist der Vergleich der normalen mit der abweichenden Entwicklung von Kindern und Jugendlichen immer abhängig vom Alter und den zugehörigen Entwicklungsaufgaben des Patienten (realisiert durch die Altersstufen) sowie den verschiedenen Entwicklungskontexten. Unterschiedliche Entwicklungskontexte können in der Entwicklung eines Kindes oder Jugendlichen Defizite wie auch Stärken und Ressourcen aufzeigen. Eine geglückte Entwicklung in bestimmten Kontexten kann dysfunktionale Entwicklungen in anderen Kontexten ausgleichen bzw. sich sogar als Resilienz herausstellen. Umgekehrt können Entwicklungsprobleme in nur einem bestimmten Lebensbereich einen solchen Leidensdruck hervorbringen, dass eine psychotherapeutische Behandlung zwingend erforderlich wird. Hierdurch wird ersichtlich, dass eine dem Individuum gerechte Diagnostik nur unter Berücksichtigung mehrerer Entwicklungskontexte möglich ist.

3.1 Familie

In der Regel sind in der frühen Kindheit die Eltern die ersten Liebesobjekte, die die Entwicklung ihres Kindes maßgeblich beeinflussen. Hinzu kommen Geschwister, die, ebenfalls in der Familie lebend, einen frühen Entwicklungseinfluss ausüben. Alle späteren Beziehungen bauen auf diesen primären Beziehungs- bzw. Bindungserfahrungen und -einstellungen auf, daher ist es wichtig, dass sie eine positive emotionale Beziehungsgrundlage bieten. Bindung ist existenziell bedeutsam, sie vermittelt dem Kind eine Sicherheit (secure base), aus der heraus es zu explorieren vermag. Exploration wiederum ist eine Grundvoraussetzung des Lernens bzw. der kognitiven Entwicklung. Dies zeigen auch Untersuchungen von vernachlässigten Kindern, die oft erhebliche kognitive Defizite aufweisen (Seiffge-Krenke, 2009). In klinischen Stichproben finden sich gehäuft unsichere Bindungsrepräsentationen (Bakermans-Kranenburg & van IJzendoorn, 2009).

Eine angemessene elterliche Unterstützung der Emotionsregulation beim Kind erhöht die Resilienz gegenüber entwicklungsbedingten und anderen psychosozialen Risikofaktoren. Als entwicklungsförderlichster Erziehungsstil stellte sich der autoritative, also akzeptierende und klar strukturierte Erziehungsstil heraus, der dem Kind zu emotionaler und sozialer Kompetenz und Eigenständigkeit verhilft (Baumrind, 1991).

Wie bedeutend der familiäre Kontext für die Entwicklung von Kindern und Jugendlichen ist, zeigt auch der extreme Gegensatz zu Unterstützung: Vernachlässigung und Missbrauch sowie Elternverlust können sich massiv auf die psychosoziale Entwicklung auswirken. So finden sich bei Vernachlässigung und Misshandlung im frühen Kindesalter psychische Symptome wie Zerstörung des Urvertrauens in die Eltern und später in sich selbst. Unsichere Bindungsqualitäten wirken sich negativ auf spätere Beziehungen und das Verhalten gegenüber den eigenen Kindern aus (Nowotny, 2006). Ein erhöhtes Entwicklungsrisiko für Kinder und Jugendliche kann ebenfalls die Erkrankung der Eltern bzw. eines Elternteils darstellen (Barkmann, Romer, Watson & Schulte-Markwort, 2007). Ebenso schwerwiegend kann sich die psychische Erkrankung der Eltern auf Kinder und Jugendliche auswirken (Linderkamp, 2006). Der Verlust eines Elternteils oder beider Eltern reduziert die verfügbaren Ressourcen dramatisch.

Im familiären Kontext ist im Übrigen zu beachten, dass nicht nur Eltern ihre Kinder, sondern auch Kinder ihre Eltern und ebenso ihre Geschwister in ihrer Entwicklung beeinflussen (Seiffge-Krenke & Pakalniskiene, 2011). Die Geburt eines Geschwisters kann ein kritisches Ereignis für das ältere Kind sein und zu einem regressiven Verlauf führen: Das ältere Kind ist in Angst um die elterliche Liebe und Aufmerksamkeit, die es nun mit seinem Geschwister teilen muss (Burchartz, 2012).

Neben der Bindung zu einer Bezugsperson, der allmählich beginnenden Individuation und dem Aufbau eines sozialen Netzwerkes ist letztlich auch der Ablösungsprozess von der Herkunftsfamilie eine bedeutende Entwicklungsaufgabe. Diese Ablösung manifestiert sich u. a. durch die Zunahme von Konflikten innerhalb der Familie.

3.2 Kindergarten, Schule

Die Kindertagesstätte bzw. der Kindergarten kann dazu beitragen, dass sich im Kindesalter Resilienzfaktoren wie eine realistische Selbstwahrnehmung, die Fähigkeit zur Selbstregulation und aktive Bewältigungsstrategien entwickeln und festigen können, indem die erfolgreiche Lösung von Entwicklungsaufgaben durch die Erzieher unterstützt wird (Bengel, Meinders-Lücking & Rottmann, 2009).

Zusätzlich zur Wissensvermehrung und der kognitiven Entwicklung fördert die Schule strukturelle Kompetenzen wie Kooperation, Selbstwahrnehmung, Selbstkontrolle, Einfühlungsvermögen und Hilfsbereitschaft, angemessene Selbstbehauptung und die Fähigkeit zum Sozialkontakt. Können diese Funktionen nicht ausreichend erworben werden, kann es zu vielfältigen emotionalen und Verhaltensproblemen kommen (Schreyer-Mehlhop, Petermann, Siener & Petermann, 2011). Ein besonders kritisches Ereignis scheint der Schulwechsel von der Grundschule zur weiterführenden Schule zu sein, da hierdurch eine erhöhte Belastung im leistungsbezogenen und sozialen Bereich einhergeht (Ball, Lohaus & Miebach, 2006; Winkler Metzke & Steinhausen, 2002).

3.3 Spiel, Freizeit

Die bedeutendsten Funktionen des Spiels für die Entwicklung des Kindes sind Abreaktion, Erholung, Einübung wichtiger Leistungen und Rekapitulation (Oerter & Montada, 2008). Die Untersuchung von 13 bis 47 Monate alten Kindern identifizierte eine Entwicklung des Spiel- und somit auch des Sozialverhaltens von anfangs Parallelspielen über komplementäres und reziprokes Spiel bis hin zu komplexen, sozialen Fiktionsspielen. Kinder haben demnach mit ca. 3,5 Jahren die Fähigkeit erworben, soziale Rollen unter Einsatz von Metakommunikation zu spielen. Im Rahmen des Spiels findet im Übrigen ein soziales Lernen statt. Auch hat das Spiel eine Bewältigungsfunktion: Man kann Probleme, die typischerweise im Spiel verarbeitet werden, grob in Entwicklungsthematiken und Beziehungsthematiken aufteilen. Die Entwicklungsthematik beinhaltet Macht, Kontrolle, Wunsch nach Ablösung und Grenzsetzungen. Die Beziehungsthematik beinhaltet Probleme mit Bezugspersonen und Wunschvorstellungen zu Beziehungen mit diesen Bezugspersonen (Oerter & Montada, 2008).

In der mittleren Kindheit bis hin zur Adoleszenz sind das Aushandeln und das Überwinden von Konflikten innerhalb einer symmetrischen Beziehung ein bedeutender Entwicklungsschritt. Dieser kann u.a. über das gemeinsame Spielen erreicht werden. Haben Kinder und Jugendliche keine Möglichkeit, ihre Zeit mit Gleichaltrigen zu verbringen, können soziale Kompetenzen und Ich-Funktionen nicht angemessen entwickelt werden.

Der Entwicklungskontext «Freizeit» fördert vor allem die Autonomie, Selbstbestimmung, Motivation, Eigeninitiative, Zielsetzungsfähigkeit, Identität, soziales Engagement, das Entwickeln von moralischen Richtlinien, emotionale Regulation, soziale Fähigkeiten und den Aufbau sozialer Beziehungen (Caldwell & Witt, 2011). Bei Jugendlichen kommt es vermehrt zu einem Anstieg von riskantem Verhalten im Freizeitbereich, was jedoch mit dem Älterwerden wieder abnimmt (Raithel, 2004).

3.4 Peers, Freundschaften, romantische Partner

Die soziale Unterstützung durch Gleichaltrige und Freunde ist ein wichtiger Schutzfaktor für die psychische Gesundheit und kann auch im Jugendalter fehlende Unterstützung durch die Eltern partiell kompensieren (Schmitz & Wurm, 1999).

Gleichaltrige

Im Kindesalter sind Gleichaltrige wichtige Bezugspersonen, da diese eine symmetrische Kommunikation bzw. Interaktion ermöglichen, was zum Verständnis von Gleichheit und Gerechtigkeit führt und zum Selbstverständnis der Kinder beiträgt. Dies ist bedeutsam für die Entwicklung der sozialen Identität. Da Gleichaltrige sich auf der kognitiven, moralischen und emotionalen Entwicklungsstufe sehr ähneln, gehen von ihnen auch besonders intensive Entwicklungsimpulse aus (Oerter & Montada, 2008).

Insgesamt ermöglicht die Gleichaltrigengruppe Kindern und Jugendlichen das Sammeln von außerfamiliären Erfahrungen und bringt neue bzw. festigt vorhandene soziale Kompetenzen. Ebenso fördert sie die Entwicklung wesentlicher Ich-Funktionen wie Wahrnehmung, Denken und Planen sowie die Steuerung der Triebe. Die soziale Kompetenz beinhaltet ihrerseits Entwicklungsziele wie die Fähigkeit zur Perspektivenübernahme, das Erkennen des Stellenwerts von Freundschaften, das Entwerfen angemessener Problemlösestrategien für soziale Interaktionen, die Entwicklung moralischer Wertvorstellungen, kommunikative Fähigkeiten (Eisenberg & Harris, 1984), aber auch die Emotionsregulation.

Gerade Jugendliche verbringen viel Zeit mit ihren Freunden und Cliquen. Dies erfüllt den Zweck, gemeinsame Interessen, Ziele und altersspezifische Probleme teilen und austauschen zu können. Auch ergibt sich die Möglichkeit, über emotionale und sexuelle Themen zu sprechen, die von den Jugendlichen aufgrund von Autonomiebestrebungen in der Familie oftmals nicht angesprochen werden.

Freundschaften

Wichtiger noch als die Zugehörigkeit zu einer Gleichaltrigengruppe sind Freundschaften. Sie können die Entwicklung noch stärker fördern und haben auch im Sinne eines maladaptiven Outcomes ein größeres Gewicht. Ablehnung durch Freunde oder deren Verlust haben nachhaltige Effekte, die auch noch zwei Jahre später zu einem Anstieg internalisierender Symptome führen können (Hoza, Molina, Bukowski & Sippola, 1995).

Kinderfreundschaften entwickeln sich in der Vorschulzeit durch körperliche Nähe und gemeinsame Spielaktionen. In der mittleren Kindheit gewinnen Entwicklungsthemen wie Zugehörigkeit und Akzeptanz an Bedeutung. In der Adoleszenz schließlich dienen Freundschaften vor allem der Identitätsentwicklung (Parker & Gottman, 1989). Nach Selman (1984) gibt es vier Stufen der Freundschaftsbeziehungen: Stufe 0 in der frühen Kindheit beinhaltet momentane physische Interaktionen. In der mittleren Kindheit, Stufe 1, handelt es sich eher um einseitige Hilfestellung. Die Stufe 2 der mittleren Kindheit umfasst Schönwetterkooperationen. Ein intimer Austausch findet im Jugendalter (Stufe 3) statt. Schließlich erreicht man im Erwachsenenalter (Stufe 4) eine Balance zwischen Autonomie und Interdependenz.

Für Mädchen ist die Intimität innerhalb der Freundschaften besonders wichtig, sie erreichen den Status der Intimität auch rund zwei Jahre früher als Jungen (Seiffge-Krenke & Seiffge, 2005). Für Jungen stehen gemeinsame Aktivitäten im Vordergrund. Freundschaftsbeziehungen im Jugendalter sind allgemein durch hohe Nähe und Intimität gekennzeichnet und dienen auch als Prototyp für spätere romantische Beziehungen (Conolly & Goldberg, 1999). Generell können Entwicklungsstörungen im Lebensbereich «Freunde und Gleichaltrige» zu schweren interaktionellen, aber auch interpersonellen Problemen führen.

Romantische Partner

Schließlich ist das Erlangen der emotionalen Unabhängigkeit von der Peergruppe und von Freunden genauso wichtig wie die emotionale Unabhängigkeit von den Eltern, und diese Unabhängigkeit gipfelt gewöhnlich in der Aufrechterhaltung einer festen Partnerschaft. Nach Seiffge-Krenke (2003) entwickelt sich die Fähigkeit, eine feste Partnerschaft einzugehen, über vier verschiedene Phasen der individuellen Haltung gegenüber romantischen Partnern. Die erste Phase im Alter von etwa 12 bis 14 Jahren, die Initiationsphase, fällt zusammen mit der Pubertätsentwicklung und somit auch der Entwicklung sexueller Wünsche. In der zweiten Phase, der Statusphase, rückt der Fokus weg vom Selbst hin auf die eigene Anbindung zu anderen. In der frühen und mittleren Adoleszenz spielen Peer-Netzwerke eine besondere Rolle, da diese als Kontext zum Kennenlernen von potenziellen Partnern dienen.

Es geht darum, durch die Anbindung an eine Peergruppe einen hohen Status zu erreichen. In der dritten Phase, der «affection phase», vertiefen die Jugendlichen ihre Beziehung zum romantischen Partner, die Beziehungen werden emotional und sexuell erfüllender und der Partner rückt in den Vordergrund. Die vierte Phase schließlich, die Bondingphase, erweitert die gewonnene Intimität zum Partner um pragmatische und persönliche Anliegen. Dies geschieht meist am Übergang von der Adoleszenz in das Erwachsenenalter. Die Möglichkeit einer Langzeitbeziehung und die Verpflichtungen zum Partner werden zum Gegenstand der inneren Reflexion. Auch wird die Beziehung nach pragmatischen und emotionalen Faktoren bewertet.

3.5 Körper, Körperkonzept, Krankheit und Geschlechtsrolle

Körper und Körperkonzept

Von Anfang an befindet sich der menschliche Körper in einem Entwicklungs- und Reifungsprozess, der im Jugendalter durch die Entwicklung der Geschlechtsreife einen dramatischen Höhepunkt erreicht. Aber auch schon Babys und Kleinkinder durchschreiten wichtige und folgenschwere Stadien der körperlichen Entwicklung. Sehr bedeutsam ist hierbei die psychosomatische Triangulierung. Das Kind eignet sich seinen Körper an und erlebt ihn als zu sich selber gehörend, wobei es die Phase des eigenen Körpers als Teil der Mutter überwindet. Dies führt dazu, dass der Körper des Kindes bis zur Adoleszenz, in der die Verantwortung für den eigenen Körper gänzlich übernommen wird, die Rolle des Dritten, der Triangulierung, zwischen Kind und Mutter übernimmt. Wenn dies nicht gelingt, kann es zu psychosomatischen Symptomen kommen (Grieser, 2010).

Im Falle einer geglückten psychosomatischen Triangulierung wird eine erste stabilere Vorstellung vom eigenen Körper in der späten Kindheit erlangt. Hierzu gehört auch das Gefühl der Geschlechtszugehörigkeit.

Das Körperbild von Jugendlichen ist nach bisherigen Befunden, die Körperzufriedenheit betreffend, geschlechtsabhängig: Mädchen haben ein negativeres Körperbild als Jungen, und ihre Körperzufriedenheit wirkt sich stärker auf ihren Selbstwert aus. Weibliche Jugendliche weisen eine höhere Körperaufmerksamkeit, eine stärkere Unzufriedenheit mit der Figur, eine wahrgenommene niedrigere sportliche Kompetenz und ein höheres Gefühl der Körperentfremdung auf (Roth, 2002).

Jugendliche lassen sich zur Unterstreichung ihrer Persönlichkeit/Identität, ihres ästhetischen Empfindens und ihrer Autonomie immer öfters Piercings stechen. Diese Körperinszenierung sollte nicht per se als pathologisch angesehen werden. Die pathologische Körperinszenierung tritt auf, wenn diese ständig wiederholt werden muss, um eine Ersatzidentität aufrechtzuerhalten.

Krankheit

Das kindliche Krankheitskonzept ist im Alter von etwa neun Jahren noch sehr von einer physikalischen und mechanischen Sichtweise geprägt. Schmerzen werden mit exogenen Faktoren verbunden. Erst im Alter von etwa zwölf Jahren werden endogene Faktoren des Schmerzes in das Krankheitskonzept integriert. Schmerzen können nun auch als Empfindungen des Körpers interpretiert werden, nicht allein als von außen verursachte Phänomene. Es bestehen bei Kindern zunächst auch Vorstellungen der Eigenverantwortlichkeit oder eigenen Verursachung von Krankheit, indem Krankheit als Strafe oder Ansteckung konzeptualisiert wird. Mit fortschreitender kognitiver Entwicklung werden auch allgemeingültige Ursachen sowie psychische Faktoren von Erkrankungen in das Konzept übernommen (Siegal & Peterson, 1999; Williams & Binnie, 2002).

Für Kinder mit chronischen körperlichen Erkrankungen liegt bei unzureichender Krankheitsbewältigung ein erhöhtes Risiko für Verhaltensstörungen und weitere psychische Störungen vor (Petermann & Walter, 2000).

Geschlechtsrolle

Bis etwa zum 6. Lebensjahr haben Kinder zum großen Teil den kulturellen Geschlechtsrollenstandard, was z. B. Spielzeug, Aktivitäten und Berufsrollen angeht, übernommen. Für Adoleszente ist im Rahmen der Identitätsentwicklung die Entwicklung der Geschlechtsidentität eine bedeutende Entwicklungsaufgabe (Erikson, 1988). Die feminine

Geschlechtsrollenidentifizierung zeigt einen systematischen Zusammenhang mit dem Copingstil Rumination (zwanghafte Besorgnis), und zwar für Jungen und Mädchen. Allein vom Merkmal Geschlecht kann nicht auf diesen Copingstil geschlossen werden (Broderick & Korteland, 2002).

3.6 Soziale Vernetzung, Kultur und Migration

Soziale Netzwerke

Das soziale Netzwerk und die soziale Unterstützung gelten als bedeutende Faktoren im Zusammenhang mit Krankheit und Gesundheit (Sarason, Sarason & Pierce, 1990). Mit fortschreitender Entwicklung wird das soziale Netzwerk für das Erreichen der verschiedenen Entwicklungsstufen immer bedeutsamer. So sind bereits gleichaltrige Spielpartner in der frühen Kindheit wichtige Entwicklungshelfer (vgl. Kapitel 3.3 *Spiel, Freizeit*). Je autonomer Kinder und Jugendliche werden, desto größer werden in der Regel auch ihre sozialen Netzwerke (vgl. Kapitel 3.4 *Peers, Freundschaften, romantische Partner*). Die meisten Jugendlichen bewerten ihr soziales Netzwerk als effizient und ausreichend. Jugendliche mit höherer Schulausbildung haben größere soziale Netzwerke. Es gibt keinen Unterschied zwischen Jungen und Mädchen, was die Größe des sozialen Netzwerkes betrifft, obwohl sich die Art der sozialen Unterstützung bei Mädchen von der bei Jungen signifikant unterscheidet (Frey & Röthlisberger, 1996).

Kultur und Migration

Durch unsere Sozialisation sind wir mit unserer eigenen Kultur tief verwurzelt. Hierdurch wird nachvollziehbar, mit welchen gravierenden Veränderungen es Migranten zu tun bekommen, wenn sie ihr Heimatland verlassen und ihr Gastland eine andere bzw. fremde Kultur besitzt. Die migrationsspezifische psychische Gefährdung wurde aus verschiedenen Blickwinkeln diskutiert, so bestehe eine Gefährdung durch Uminterpretation der eigenen Identität (Alamdar-Niemann, 1992). Eine Migration kann im Falle einer vulnerablen prämigratorischen Persönlichkeitsstruktur zu gravierenden psychischen Störungen führen. Innere und äußere Schutzfaktoren, die die Adaptationsleistung von Kindern und Jugendlichen bei einem Wohnortswechsel erleichtern, sind eine hohe Selbstwirksamkeitserwartung, internale Kontrollüberzeugungen, aber auch attraktives Aussehen oder sportliche Fähigkeiten. Folglich erschwert das Fehlen dieser Schutzfaktoren die Adaptation, und dies variiert zudem mit dem Ausmaß der kulturellen Unähnlichkeit der neuen Umwelt (Vernberg & Field, 1990). Als besonders belastend kann der Wechsel in eine andere Kultur oder auch Ethnie erlebt werden, wenn diese nicht freiwillig, sondern aus politischen Gründen oder aus Armut erfolgt. Dies bedeutet für Kinder und Jugendliche vor allem den Verlust des sozialen Netzwerkes und somit emotionaler und instrumenteller Unterstützung sowie die Arbeitslosigkeit der Eltern (Perrez, 2004).

Nicht selten sind (auch) die Eltern von Migrations- bzw. Flüchtlingsfamilien traumatisiert und entwickeln psychische Störungen. Somit stellen sie keinen optimalen protektiven Faktor im Sinne einer Ressource für ihre Kinder in ihrer neuen Umwelt dar. In diesem Zusammenhang ist auch die transgenerationelle Traumaweitergabe bei Nachkommen von Migranten ein wichtiger Faktor innerhalb der Entwicklung. Es besteht das Phänomen der verminderten Grenzbildung zwischen traumatisierten Eltern und deren Kindern (Kogan, 2003). Vergangenheit und Gegenwart verwischen, Phantasie und Realität gehen ineinander über, und Selbst und Objekt sind in der Eltern-Kind-Beziehung nicht differenziert. Unter Umständen werden diese Kinder zum Garant der intrapsychischen Stabilität ihrer traumatisierten Eltern und übernehmen für diese Elternfunktion (von der Stein, 2006).

4. Bisherige Erfahrungen und empirische Befunde zur OPD-KJ

Seit der Veröffentlichung des OPD-KJ Manuals (Arbeitskreis OPD-KJ, 2003) wird das Manual zur Diagnostik und Therapieplanung von Kinder- und Jugendlichentherapeuten in allen Versorgungssettings genutzt. Verschiedene Studien haben die Interrater-Reliabilität sowie die empirische und klinische Validität des Instruments mit zufriedenstellenden Ergebnissen auf allen Achsen überprüft. In einer ersten Übersichtsarbeit von Weitkamp, Wiegand-Grefe und Romer (2012) wurde eine systematische Bestandsaufnahme zur Empirie der OPD-KJ zusammengestellt. Die zentralen Befunde hieraus werden im Folgenden dargestellt. Für jede der Achsen liegen demnach psychometrische Befunde vor, an einzelnen Stellen zeigte sich Überarbeitungsbedarf.

4.1 Achse Beziehung

Für die Achse *Beziehung* liegen psychometrische Befunde zur Konstruktvalidität und zur Reliabilität vor (Fliedl & Katzenschläger, unveröffentl.;Weber, v. Klitzing, Westhoff, Willemin & Bürgin, unveröffentl., zit. nach Weitkamp et al., 2012; Winter et al., 2011). In der Studie von Winter und Kollegen (2011) an (teil-)stationären Patienten führten geschulte Stationstherapeuten mithilfe eines Interviewleitfadens OPD-KJ-Interviews durch. Auf der Basis dieser 60 Fälle wurden für die Achse *Beziehung* Faktorenanalysen zur Prüfung der Konstruktvalidität durchgeführt. Die Faktorenanalyse des objektgerichteten Kreises ergab eine 2-Faktorenlösung. Faktor 1 umfasst die Items zu positivem Affekt, Faktor 2 die Items zu Kontrolle und negativem Affekt. Die Faktorenanalyse zum subjektgerichteten Kreis ergab eine 1-Faktorenlösung. Eine Replikation dieser Befunde an einer größeren Stichprobe steht noch aus. Die interne Konsistenz war in zwei der referierten Studien sowohl für die gebildeten Faktoren als auch für die in der OPD-KJ vorgesehenen Kreise zufriedenstellend bis gut (Cronbachs $\alpha = .70$ bis.87; vgl. Weitkamp et al., 2012). Die Interrater-Reliabilität wurde als Übereinstimmung von drei Klinikern geprüft, die 20 videografierte Interviews mit stationären Patienten unabhängig voneinander geratet haben (Weber et al., unveröffentl., zit. nach Weitkamp et al., 2012). Die Übereinstimmungen waren auf Itemebene moderat bis sehr gut, mit der Ausnahme des Items *freundlich anleitend*, das eine geringe Übereinstimmung aufwies. Bei der Einschätzung von mit aggressiven Affekten einhergehenden Interaktionsmustern zeigte sich im Durchschnitt eine höhere Übereinstimmung als bei affektiv neutralen und positiv getönten Interaktionsmustern, die offenbar untereinander schwerer zu differenzieren waren. So wurden bei drei von sechs aggressiv getönten Items (*vorwurfsvoll entwertend, aggressiv/feindselig* und *wütend im Kontakt*) die einzigen sehr guten Übereinstimmungen erzielt.

Zusammengefasst bedeutet dies, dass die Interrrater-Übereinstimmung der Beziehungsachse moderat bis gut und die interne Konsistenz zufriedenstellend war sowie sich hinsichtlich der Konstruktvalidität inhaltlich stimmige Faktorenlösungen zeigten.

4.2 Achse Konflikt

Für die Achse *Konflikt* liegen Befunde zur Kriteriumsvalidität, zur klinischen Validität und zur Interrater-Reliabilität vor. In mehreren Studien wurde die Konfliktachse systematisch für die Indikation und Therapieplanung bei stationären und ambulanten Patienten herangezogen (Benecke et al., 2011; Seiffge-Krenke, 2012a; Seiffge-Krenke, Mayer, Rathgeber & Sommer, 2013c; Seiffge-Krenke, Mayer & Winter, 2011; Winter et al., 2011). Die Konflikte *Abhängigkeit vs. Autonomie, Unterwerfung vs. Kontrolle, Versorgung vs. Autarkie, Selbstwert* wurden – sofern berichtet – am häufigsten vergeben. *Loyalitätskonflikt, ödipaler Konflikt* und *Identitätskonflikt* wurden hingegen nur selten als prominent angesehen. Deutliche Unterschiede zeigten sich zwischen den Studien im Hinblick auf die schwere Lebensbelastung, die in der Studie von Winter und Kollegen (2011) für 70,7 % der stationären Patienten vergeben wurde, in der Studie von Benecke und Kollegen (2011) hingegen für keinen der gesunden oder psychisch erkrankten Studienteilnehmer.

Die Kriteriumsvalidität der Achse *Konflikt* wurde anhand der Zusammenhänge der Bedeutsamkeit der einzelnen Konflikte mit interpersonellen Problemen (Inventar zur Erfassung interpersoneller Probleme, IIP) und Persönlichkeitsstilen (Persönlichkeitsstil und -störungsinventar, PSSI) der Patienten überprüft. Da in dieser Studie (Benecke et al., 2011) nur die Konflikte K1 bis K4 als bedeutsam eingestuft wurden, wurden die Konflikte K5 bis K7 aus den Berechnungen ausgeschlossen. Es ergaben sich z. T. mittlere Korrelationen mit den Skalen des PSSI und des IIP. Die Autoren heben hervor, wie wichtig die Einschätzung des vorherrschenden Verarbeitungsmodus (aktiv/passiv) für jedes als vorhanden eingestufte Konfliktthema ist. Die klinische Validität wurde mit einem Gruppenvergleich zwischen internalisierend und externalisierend auffälligen stationären Patienten betrachtet. Die Patienten wurden von einem unabhängigen Untersucher mittels des halbstrukturierten K-SADS-Interviews diagnostiziert und später vom jeweiligen Stationstherapeuten einem OPD-KJ-Interview unterzogen. Es zeigten sich signifikante Gruppenunterschiede bei zwei Konfliktkonstellationen. Entsprechend einer theoriegeleitet plausiblen Erwartung wurden Patienten mit internalisierenden Störungsbildern (ICD-10-Diagnosen) häufiger mit einem bedeutsamen intrapsychischen Konflikt *Versorgung vs. Autarkie mit passivem Verarbeitungsmodus* eingeschätzt, einem nach psychoanalytischer Auffassung typischen depressiven Konfliktmuster. Patienten mit externalisierenden Störungsbildern (ICD-10-Diagnosen) wurden hingegen häufiger mit einem bedeutsamen intrapsychischen Konflikt *Unterwerfung vs. Kontrolle mit aktivem Verarbeitungsmodus* eingeschätzt (Winter et al., 2011), einem nach psychoanalytischer Auffassung typischen Muster aggressiver Selbstbehauptung vor dem Hintergrund dysregulierter Ängste, vom Objekt in seinen (analen) Triebwünschen zu sehr kontrolliert zu werden. Die Interrater-Reliabilität zeigte durchgehend gute bis sehr gute Übereinstimmungen (Benecke et al., 2011; Seiffge-Krenke et al., 2011; Stefini et al., 2013). Seiffge-Krenke und Kollegen berichteten darüber hinaus eine tendenziell bessere Interrater-Übereinstimmung bei internalisierenden Störungsbildern und älteren Patienten.

Der Befund, dass nur fünf der acht definierten Konflikte eine zahlenmäßig bedeutsame Rolle bei den erhobenen Patientenstichproben spielen, findet seine Entsprechung in den empirischen Studien zur OPD-KJ (vgl. Winter et al., 2011). Für die Konfliktachse zeigten sich hohe Interrater-Übereinstimmungen (Benecke et al., 2011). Zur Kriteriumsvalidität ergaben sich einige signifikante Übereinstimmungen mit Skalen zu Persönlichkeitsstilen und interpersonalen Konflikten im Rahmen einer explorativen Vorgehensweise. Die klinische Validität wurde bislang in zwei Studien untersucht. Erste Befunde zur Differenzierung zwischen internalisierenden und externalisierenden Störungsbildern sprechen für die klinische Validität der Konfliktachse (Winter et al., 2011). Eine weitere Studie verdeutlicht die Nützlichkeit der Konfliktachse bei der Indikation zur stationären bzw. ambulanten Therapie (Seiffge-Krenke et al., 2013c.)

Bemerkenswert ist, dass sich in der Studie von Seiffge-Krenke und Kollegen (2011), in der geschulte Studierende als Rater fungierten, die keine klinische Ausbildung bzw. Erfahrung hatten, bei der Achse *Konflikt* gute Interrater-Reliabilitäten erzielt wurden. Dies spricht für eine beobachtungsnahe Operationalisierung dieser Achse, die im Vergleich zu den anderen Achsen aufgrund des komplexen und hypothesengeleiteten Gegenstandes der Operationalisierung, nämlich des (angenommenen) Vorliegens unbewusster intrapsychischer Konflikte, in höherem Maße Interpretationen nötig macht als die anderen Achsen.

4.3 Achse Struktur

Für die Achse *Struktur* liegen psychometrische Befunde zur konkordanten und klinischen Validität, zur Konstruktvalidität sowie zur Reliabilität vor (Benecke et al., 2011; Seiffge-Krenke et al., 2011; Fliedl & Katzenschläger, unveröffentl., zit. nach Weitkamp et al., 2012; Weitkamp, Wiegand-Grefe & Romer, 2013; Winter et al., 2011; Müller-Knapp, 2012). Die konkordante Validität wurde in der Studie von Benecke und

Kollegen (2011) geprüft. Es zeigten sich hohe Korrelationen der Items der Strukturdimensionen mit der Anzahl von Persönlichkeitsstörungen. Somit zeigte sich in dieser Stichprobe von gesunden und psychisch erkrankten Kindern und Jugendlichen ein deutlicher Zusammenhang zwischen einer geringen Strukturintegration und psychischen Störungen der Achse II des DSM (erfasst mit dem SKID-II). Zur globalen Einschätzung der Symptomatik ergaben sich hingegen keine signifikanten korrelativen Zusammenhänge zur Strukturachse. Darüber hinaus findet sich bei Patienten mit niedrigem Strukturniveau eine geringer ausgeprägte Empathiefähigkeit. Die klinische Validität wurde in der Studie von Winter und Kollegen geprüft (2011). Es zeigte sich im Vergleich zwischen Patienten mit internalisierenden und externalisierenden Störungsbildern lediglich für die Dimension *Steuerung* ein signifikanter Unterschied dahingehend, dass Patienten mit externalisierenden Auffälligkeiten erwartungsgemäß eine geringere Integration in der Dimension Steuerung aufwiesen. Für die anderen Dimensionen und den Gesamtwert zeigten sich keine signifikanten Unterschiede zwischen den Patienten mit externalisierenden bzw. internalisierenden Störungsbildern. In zwei Studien mit ambulanten bzw. (teil-)stationären Patienten mit gemischten Störungsbildern wurde die Konstruktvalidität der Strukturachse geprüft. In beiden Studien bildete die Faktorenanalyse übereinstimmend eine 2-Faktorenlösung ab, wobei die Strukturdimension *Steuerung* einen Faktor und die Strukturdimensionen *Selbst- und Objektwahrnehmung* und *kommunikative Fähigkeiten* zusammen den zweiten Faktor ergaben, mit jeweils guten internen Konsistenzen (Weitkamp et al., 2013; Winter et al., 2011). Dies unterstreicht zunächst, dass die in der OPD-KJ theoriegeleitet vorgenommene Operationalisierung der Strukturdimension *Steuerung* mit fünf Einzelitems als eigenständige Entität ein klinisch valides Konstrukt darstellt. Die sich aus der Faktorenanalyse ergebende unzureichende konzeptuelle Trennschärfe einzelner Items der Achse *Struktur* wurde bei der in der OPD-KJ-2 vorgelegten Überarbeitung dieser Achse dahingehend berücksichtigt, dass die Item-Formulierungen und Ankerbeispiele präzisiert wurden. Die Interrater-Reliabilität der Strukturachse zeigte sich bei geschulten Ratern unterschiedlich, teils gut bis sehr gut (Benecke et al., 2011; Stefini et al., 2013), teils eher mäßig (Müller-Knapp, 2012). In einer

Studie mit geschulten Psychologiestudenten war die Übereinstimmung auf der Strukturachse etwas geringer im moderaten Bereich (Seiffge-Krenke et al., 2011). Die interne Konsistenz war zufriedenstellend bis gut (Benecke et al., 2011; Fliedl & Katzenschläger, unveröffentl., zit. nach Weitkamp et al., 2012; Weitkamp et al., 2013).

In einer aktuellen Studie wurde aufgezeigt, dass die Strukturachse für die Indikation und Therapieplanung bei stationären und ambulanten Patienten herangezogen werden kann und dass man bei Patienten mit Strukturdefiziten diagnosespezifisch zusätzliche Hinweise durch die Anwendung der OPD-KJ erhält (Seiffge-Krenke, Fliedl & Katzenschläger, 2013a). Auch die Veränderung der Strukturdimensionen durch therapeutische Behandlung konnte nachgewiesen werden. Jelen-Mauboussin und Kollegen (2013) belegten des Weiteren die Veränderung der Strukturdimensionen über die Zeit in einer stationären Stichprobe von Patienten der Kinder- und Jugendpsychiatrie. Bei einer weiteren stationären Stichprobe wurde eine Veränderung in zehn von 18 Items abgebildet (Müller-Knapp, 2012), wobei insgesamt die Veränderungen nach mehrmonatiger stationärer Behandlung in dieser Untersuchung auf der Strukturachse nur teilweise abgebildet werden konnten.

Zusammenfassend lässt sich festhalten, dass sich für die Strukturachse mäßige bis sehr gute Interrater-Übereinstimmungen in den beiden Studien ergaben, in denen die jeweiligen Rater im OPD-KJ-Manual geschult waren. Dies deutet darauf hin, dass man i. d. R. bessere Interrater-Reliabilitäten gerade dann erhält, wenn die Rater sich so genau wie möglich ans Manual und die Vorgaben halten. In vielen Schulungen mit Klinikern haben wir mit der Achse *Struktur* die Erfahrung gemacht, dass sich bei videogestützten Probe-Ratings am Ende einer Schulung meist erstaunlich gute Übereinstimmungen unter den Schulungsteilnehmern ergeben haben. In der Rückmeldung der Schulungsteilnehmer wird die subjektive Validität dieser Achse erfahrungsgemäß als besonders gut angegeben, in dem Sinne, dass sich klinisch beobachtete strukturelle Fähigkeiten und Defizite von Patienten differenziert abbilden lassen. Typischerweise wird berichtet, dass man verschiedene Patienten, die man erlebt hat, vor dem «inneren klinischen Auge» Revue passieren lasse, bevor man sich auf eine Bewertung am einzelnen Patienten festlege. Die Konstruktvalidität der Strukturachse wurde faktorenanalytisch untersucht und ergab zwei Faktoren, wobei ein Faktor eine Zusammenlegung der Dimensionen *Selbst- und Objektwahrnehmung* und *kommunikative Fähigkeiten* beinhaltete. Die zweifaktorielle Lösung der drei Dimensionen legte eine Schärfung der Item-Operationalisierungen nahe. Für die konkordante Validität spricht die Übereinstimmung eines geringen Strukturniveaus mit der Anzahl psychiatrischer Diagnosen.

4.4 Achse Behandlungsvoraussetzungen

In drei verschiedenen Studien wurden die klinische Validität, die Konstruktvalidität und die Reliabilität der Behandlungsvoraussetzungen geprüft (Fliedl & Katzenschläger, unveröffentl. zit. nach Weitkamp et al., 2012; Weitkamp et al., 2013; Winter et al., 2011). Ferner berichteten Winter und Kollegen in einem Kongressbeitrag Daten zur Prüfung der prädiktiven Validität der Achse *Behandlungsvoraussetzungen* (Winter, Jelen & Lehmkuhl, 2007), wonach anhand der Behandlungsvoraussetzungen eine prädiktive Einschätzung des Therapieerfolges möglich gewesen sei. Wichtige Prädiktoren für einen besseren Therapieerfolg seien demnach familiale Ressourcen, die Beziehung zu Gleichaltrigen, höhere Behandlungsmotivation, bessere Bündnisfähigkeit und eine geringere psychische und somatische Beeinträchtigung gewesen (Winter et al., 2007). Die klinische Validität wurde über Gruppenunterschiede bei den Behandlungsvoraussetzungen auf der Ebene einzelner Items zwischen (teil-)stationären Patienten mit internalisierenden und externalisierenden Störungsbildern geprüft (Winter et al., 2011). Es zeigten sich dabei folgende signifikante Unterschiede: Bei Patienten mit internalisierender Symptomatik wurden erwartungsgemäß aufgrund ihrer Äußerungen im Interview die *subjektive psychische Beeinträchtigung*, die *Veränderungsmotivation*, die *spezifische Therapiemotivation*, die *Einsichtsfähigkeit in biopsychosoziale Zusammenhänge* sowie der *Krankheitsgewinn* höher eingeschätzt als bei Patienten mit externalisierender Symptomatik. Für die Ressourcen ergaben sich keine signifikanten Gruppenunterschiede. Die *Konstruktvalidität* der Behandlungsvoraussetzungen wurde an zwei unabhängigen Stichproben (60 teil-/

stationäre Patienten und 171 ambulante Patienten jeweils mit gemischten Störungsbildern) faktorenanalytisch überprüft (Weitkamp et al., 2013; Winter et al., 2011). Beide Faktorenanalysen ergaben übereinstimmend eine 3-Faktorenlösung, die den inhaltlich vorgesehenen übergeordneten Kategorien *subjektive Dimensionen, Ressourcen* und *Spezifische Therapievoraussetzungen* entsprach. Lediglich das Item *außerfamiliale Unterstützung* wurde in beiden Faktorenanalysen entgegen der Zuteilung im OPD-KJ-Manual nicht der Dimension *Ressourcen*, sondern den *Spezifischen Therapievoraussetzungen* zugeordnet. In der Faktorenanalyse von Weitkamp und Kollegen (2013) wurde zusätzlich das Item *Einsichtsfähigkeit in biopsychosoziale Zusammenhänge* entgegen der Zuteilung im OPD-KJ-Manual nicht den *spezifischen Therapievoraussetzungen,* sondern den *subjektiven Dimensionen* zugeordnet. Die *Reliabilität* der Behandlungsvoraussetzungen variierte zwischen den Dimensionen. Für die *subjektive Dimension* ergaben sich zufriedenstellende interne Konsistenzen (Cronbachs α zwischen .70 bis .79), für *Ressourcen* und *Therapievoraussetzungen* waren die internen Konsistenzen z. T. gering (Cronbachs α zwischen .55 bis .77).

Insgesamt lässt sich für die Achse *Behandlungsvoraussetzung* zusammenfassen, dass die Konstruktvalidität der Behandlungsvoraussetzungen in zwei unabhängigen Studien erfolgreich geprüft wurde. Die Faktorenanalysen bestätigten weitestgehend die im Manual definierten Dimensionen. Lediglich beim Item *Außerfamiliale Unterstützung*, das sich definitionsgemäß auf die Kenntnis und Nutzung professioneller Hilfsmaßnahmen bezieht und das im ursprünglichen OPD-KJ-Manual der Dimension *Ressourcen* zugeordnet wurde, legen beide voneinander unabhängige Faktorenanalysen nahe, dass es eher der Dimension *Spezifische Therapievoraussetzungen* zuzuordnen ist (Weitkamp et al., 2013; Winter et al., 2011). Aus diesem Grund wurde in der OPD-KJ-2 das ursprüngliche Item *Außerfamiliale Unterstützung* umbenannt in *Nutzung professioneller Helfersysteme*, und es wurde entsprechend dem Ergebnis der Faktorenanalysen in die übergeordnete Dimension *Spezifische Therapievoraussetzungen* aufgenommen. Die interne Konsistenz war zufriedenstellend bis gering. Zur klinischen Validität zeigten sich eine inhaltlich stimmige Differenzierung zwischen Patienten mit internalisierenden und externalisierenden Störungsbildern sowie die prädiktive Fähigkeit für den Therapieerfolg durch einige Aspekte der Behandlungsvoraussetzungen (Winter et al., 2011). Im Vergleich zur Achse *Behandlungsvoraussetzungen und Krankheitsverarbeitung* der OPD erscheint die Konstruktvalidierung für die OPD-KJ insgesamt positiver auszufallen. Für die entsprechende Achse I der OPD *Krankheitserleben und Behandlungsvoraussetzungen* ergab sich bislang eine uneindeutige Faktorenstruktur mit 3-, 5- und 6-Faktorlösungen. Die hohe klinische Relevanz der Achse I der OPD wird hingegen von den Autoren mehrerer Studien betont (Cierpka et al., 2007).

4.5 Schlussfolgerung

Die empirische Validierung der OPD-KJ liegt, was die Anzahl durchgeführter Studien angeht, noch deutlich hinter der Validierung der OPD des Erwachsenenalters zurück. Gleichwohl sprechen die bislang vorliegenden Befunde dafür, dass den Autoren des Manuals eine differenzierte reliable und valide Operationalisierung der verwendeten klinischen Konstrukte für Beziehung, Konflikt, Struktur und Behandlungsvoraussetzungen gelungen scheint, die in den Bereichen Struktur und Behandlungsvoraussetzungen sogar eine im Vergleich zur OPD bessere Konstruktvalidität der definierten Dimensionen aufzuweisen scheint. Hier kam den Autoren des OPD-KJ-Manuals sicherlich zugute, dass sie sich mit Beginn ihrer Arbeit bereits auf vorliegende Erfahrungen mit dem ersten OPD-Manual stützen konnten und einige von dessen Schwächen, die in der Praxiserprobung bereits erkennbar geworden waren, gezielt für eine validere Konzeption der Achsen der OPD-KJ aufgreifen konnten. Die Bandbreite und methodische Güte der psychometrischen Prüfverfahren ist bislang für die OPD-KJ noch nicht voll ausgeschöpft worden. So wurde zum einen die Reliabilität lediglich über die Prüfung der internen Konsistenz bestimmt. Bislang liegen keine Befunde zu anderen Aspekten der Reliabilität vor, wie z. B. Retest-Reliabilität. Des Weiteren wurde zur Prüfung der Konstruktvalidität zwar als Verfahren der Wahl die Faktorenanalyse durchgeführt, diese jedoch auch bei geringer Stichprobengröße berechnet. Eine Replizierung der Ergebnisse an weiteren unabhängigen und größeren Stichproben wäre demnach als nächster Schritt angezeigt. Sofern möglich, wäre es für die Qualität der psychometrischen Prüfung auch relevant, in einem weiteren Schritt konfirmatorische Faktorenanalysen zu berücksichtigen. Zudem hat die Validitätsprüfung noch vornehmlich explorativen Charakter. Für weitere Studien wäre es wünschenswert, vorab in Form von Hypothesen erwartete Zusammenhänge der Achsen mit anderen Instrumenten/Kriterien zu explizieren und diese gezielt zu prüfen.

Zehn Jahre nach Erscheinen des OPD-KJ-Manuals fällt die empirische Bestandsaufnahme zur Reliabilität und Validität dieses Instruments insgesamt ermutigend aus und lässt für weitere Studien die Perspektive einer insgesamt guten Validierbarkeit erwarten. In der vorliegenden Neufassung der OPD-KJ-2 wurde versucht, die in den genannten Studien zutage getretenen Schwachstellen durch konzeptuelle und begriffliche Schärfung der jeweiligen Item-Operationalisierungen gezielt anzugreifen. Damit kann eine Verbesserung der Reliabilität und Validität erwartet werden.

5. Theoretische Konzeption der Achsen

5.1 Beziehung

In der psychodynamischen Diagnostik gehen wir davon aus, dass die psychische Struktur des Patienten und die aktuell wirksamen intrapsychischen Konflikte in der Beziehung zum Untersucher sichtbar werden. In der psychotherapeutischen Behandlung konstellieren sich die inneren psychischen Gegebenheiten des Patienten, unter denen er leidet, in aktuellen Beziehungskonstellationen («Übertragungsneurose»), zu denen sich bestimmte innere Resonanzen (bzw. Gegenübertragungsreaktionen) beim Therapeuten einstellen. Diese Dynamik entwickelt sich vom Erstkontakt an zwischen Patient und Therapeut.

Deshalb finden wir bereits im diagnostischen Prozess, der im Kern von der Beziehungsaufnahme des Patienten mit dem Untersucher geprägt ist, erste typische Beziehungskonstellationen, die zu erfassen das Ziel der psychodynamischen Diagnostik sind. Das im Rahmen des diagnostischen Prozesses sich entwickelnde Beziehungsgeschehen operationalisiert und möglichst reliabel zu erfassen, ist deshalb anspruchsvoll, da der Untersucher selbst Teil des Beziehungsgeschehens ist und somit die Beschreibung nur schwer von der Subjektivität des Untersuchers getrennt werden kann. Eine Operationalisierung dieser wichtigen diagnostischen Ebene verlangt vom Untersucher, dass er das, was er beim Patienten als Beziehungsangebot und -verhalten beobachtet, sowie seine eigene innere Reaktion darauf so beschreibt, dass es für andere nachvollziehbar ist. Nur so kann im Laufe des diagnostischen Prozesses überprüft werden, inwiefern das sich konstellierende Beziehungsgeschehen Ausdruck der in der Innenwelt des Patienten vorhandenen Gegebenheiten und somit diagnostisch verwertbar ist.

Im Gegensatz zum Erwachsenen berichten Kinder und oft auch Jugendliche weniger über sich selbst und ihre Beziehungsprobleme, sondern neigen vielmehr dazu, diese Beziehungsprobleme handelnd in die Beziehung zum Untersucher einzubringen. Dieses Handeln ist entweder unmittelbar in der Beziehung sichtbar, oder es zeigt sich im Spiel. Heutzutage verstehen wir das Handeln des Kindes oder Jugendlichen als eine besondere Ausdrucksform des Kindes, die uns einen unmittelbareren diagnostischen und therapeutischen Zugang zum Patienten ermöglicht. Bei der Einschätzung der Beziehung anhand der OPD-KJ-2 verlassen wir uns weniger auf die von unseren Patienten berichteten typischen Beziehungsepisoden, sondern mehr auf die unmittelbare Beziehungsgestaltung im Kontakt mit uns. Aus der teilnehmenden Beobachtung heraus wird anhand der Operationalisierung das Beziehungsverhalten dann kodiert. Wir beschränken uns nicht nur auf das dysfunktionale Verhalten, sondern kodieren auch – im Sinne von Ressourcen – positives Beziehungsverhalten.

Bei der Gestaltung der Beziehungsachse haben wir uns von dem Modell leiten lassen, dass Beziehungen und die damit verbundenen Affekte immer ‹zusammengesetzte› Verhaltens- und Gefühlsweisen darstellen. Wir erleben häufig Kinder, die uns zu lieben bereit sind, und spüren doch im diagnostischen Prozess auch die Kehrseite dieser Liebe, nämlich die Aggression und den Hass. Kinder, die von Anfang an massiv auf ihre Autonomie bedacht sind, lassen auch spüren, dass sie den Wunsch nach Abhängigkeit und Geborgenheit ebenso verspüren und nur abwehren müssen. Diese komplexen Gefühle können mit dem Kreismodell (s. **Abb. 1**) in Anlehnung an das Kreismodell der *Structural Analysis of Social Behavior* (SASB; Benjamin, 1974) beschrieben werden, weil in diesem Modell bestimmte Beziehungskonstellationen auf einander gegenüberliegenden Achsen als komplementäre Vektoren ein und derselben Ebene dargestellt werden. Wenn z. B. ein Kind zunächst liebevoll mit dem Therapeuten umgeht und anschließend diesen attackiert, kann das Mischungsverhältnis dargestellt werden, das den vorhandenen ambivalenten Anteilen der Beziehungsgestaltung entspricht.

Eine adäquate Beziehungsdiagnostik für das Kindes- und Jugendalter setzt voraus, dass die unterschiedlichen Beziehungsebenen des Kindes Berücksichtigung finden. Aus diesem Grund setzt sich die Achse Bezie-

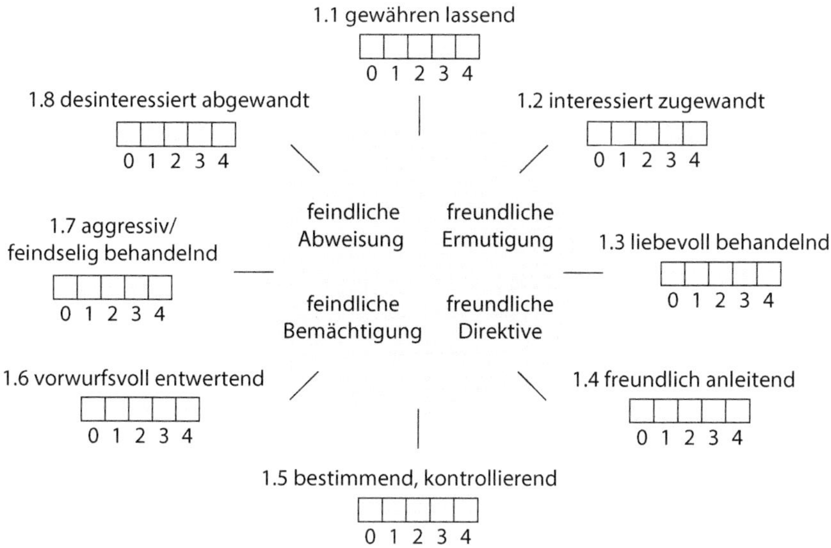

Abbildung 1: Kreismodell interpersonellen Verhaltens am Beispiel «Objektgerichteter Kreis OPD-KJ-2»

hung aus unterschiedlichen Modulen zusammen. So hat der Untersucher die Möglichkeit, zwischen den Ebenen Kind-Untersucher, Kind-Vater, Kind-Mutter usw. bis hin zu Triaden die Beziehungen anhand der Operationalisierungen zu kodieren. Für das praktische Vorgehen schlagen wir ein schrittweises Vorgehen vor, je nachdem, welche Beziehungsebene dem Untersucher am wichtigsten erscheint. In der Regel wird man von dem Modul Kind-Untersucher ausgehen.

Die Reduktion der Beziehungsebenen im Wesentlichen auf Dyaden bedeutet nicht, dass die Arbeitsgruppe der Meinung ist, dass Kinder wirklich nur in dyadischen Konstellationen aufwachsen. Die Beziehungsrealität spielt sich auch auf triadischen und polyadischen Ebenen ab. Deshalb wurde den dyadischen Beziehungsebenen noch eine Operationalisierung der Triade, wie wir sie z. B. in der Beziehung Vater-Mutter-Kind beobachten, hinzugefügt. In dieser Ebene wird beispielsweise beurteilt, ob die zwischen zwei Beziehungspartnern sich abspielende Beziehungsdynamik so gestaltet ist, dass ein Dritter ausgeschlossen wird oder einbezogen werden kann.

Theoretischer Hintergrund

Repräsentanzen und Interaktionen

Die operationalisierte Einschätzung von Beziehung anhand beobachtbarer Interaktionen ist Bestandteil der OPD-KJ-2, weil wir von einem bedeutsamen Zusammenhang zwischen intrapsychischen Repräsentanzen und interpersonalen Beziehungen ausgehen.

Es ist höchst wahrscheinlich, dass die frühen Interaktionssequenzen im Vergleich zu späteren eine sehr einfache Struktur aufweisen. Interaktionsrepräsentanzen sind durch Abstraktions- und Verdichtungsvorgänge, durch anhaltende Reorganisationen und aufgrund von Mitregulationen durch die Realobjekte Abstraktionen, die nie genau so geschehen sind, wie sie erinnert werden.

Die Tendenz zu einer Re-Aktivierung intrapsychischer Beziehungsrepräsentanzen in der äußeren Welt bewirkt das Phänomen der Übertragung. Diese hat somit eine Neigung, sich in jeder Situation äußerer Interaktion (und besonders natürlich bei längeren Beziehungen) als spezifische emotionale Tönung und/oder als jeweils besondere Bedeutungszusprechung der realen Beziehungsabläufe von beiden Protagonisten her einzustellen. Sie entspricht gleichsam einer speziellen, farblich und formlich die Wahrnehmung mehr oder weniger stark verzerrenden Brille.

In der Entfaltung der Interaktion mit dem Untersucher umfasst die Übertragung in diesem Sinne demnach die unbewussten Anteile des Beziehungsangebots des Kindes bzw. Jugendlichen, die in bisherigen Beziehungserfahrungen zu wichtigen Bezugspersonen begründet sind. In der klinischen Wahrnehmung des Untersuchers sowie auf der beobachtbaren Interaktionsebene (z. B. im Video) lässt sich nicht unterscheiden, welche Anteile dieses initialen Beziehungsangebotes an den Untersucher in früheren Beziehungserfahrungen wurzeln und welche ausschließlich situativ aus der interpersonellen Begegnung erwachsen. Wahrnehmbar ist das sich an die Person des Untersuchers richtende Beziehungs- und Interaktionsverhalten des Kindes bzw. Jugendlichen nur als Gesamtphänomen. Dieses wird im klinikalltäglichen Sprachgebrauch bisweilen mit dem Begriff der «Spontanübertragung» bzw. dem des «spontanen Übertragungsangebots» bezeichnet, die von der «therapeutischen Übertragung» im engeren Sinne unterschieden wird, bei der die erkennbar werdenden Beziehungsthemen als Re-Aktivierungen früherer Beziehungserfahrungen ersichtlich sind. Aus Gründen der phänomenologischen Klarheit wird in der Achse *Beziehung* der Begriff der Übertragung bei der Operationalisierung des Beziehungsverhaltens vermieden, und es wird stattdessen das beobachtbare Interaktionsverhalten in rein deskriptiver Terminologie erfasst.

So wird das Phänomen der Übertragung im diagnostischen oder im therapeutischen Setting differenziert beobachtbar und beschreibbar. Die reale Interaktion selbst modifiziert aufgrund des intrapsychischen Erlebens in mehr oder weniger großem Ausmaß die Beziehungsrepräsentanzen der entsprechenden Beziehungspartner. Somit kann bezüglich des Verhältnisses von intrapsychischen zu interpersonellen Abläufen von schlaufenförmigen, gegenseitig auf sich einwirkenden Geschehnissen gesprochen werden.

Je jünger Kinder sind, desto weniger haben sie Repräsentanzen von Interaktionen bilden können, die wiederum ihr aktuelles Beziehungsverhalten beeinflussen können. Infolgedessen kann die Beziehungsgestaltung so auch stärker reaktiv durch diejenige des Interaktionspartners beeinflusst werden. Gerade bei Kindern stellt der Psychotherapeut immer auch ein «neues Objekt» dar. A. Freud (1965) beschreibt dies beim Kind als einen «Erlebnishunger», der neben dem Wiederholungszwang besteht und ihm in jeder Beziehung entgegengesetzt wird. Insgesamt lässt sich sagen, dass in jedem Lebensabschnitt das Beziehungsverhalten durch die Beziehungsangebote der Interaktionspartner, die Übertragung und die Neugier auf neue Beziehungserfahrungen bestimmt wird. Das Mischungsverhältnis dieser drei Faktoren für das Beziehungsverhaltens kann u. a. durch das Ausmaß der Psychopathologie sehr unterschiedlich sein.

Dyaden und Triaden

Wir gehen davon aus, dass der Säugling von Anfang an zu triadischen oder polyadischen Beziehungen befähigt ist (Bürgin, 1998a, 1998b; Fivaz-Depeursinge & Corboz-Warnery, 1999; von Klitzing, Simoni & Bürgin, 1999). Neuere Studien haben gezeigt, dass Säuglinge bereits ab dem dritten Lebensmonat über triadische Fähigkeiten verfügen. Bereits in diesem Alter sind sie in der Lage, situativ wechselnde Affekte mit beiden Elternteilen mittels Blickkontakt und Gesichtsausdruck zu teilen (Fivaz-Depeursinge et al., 2005; Fivaz-Depeursinge, Lavanchy-Scaiola & Favez, 2010; von Klitzing, 1998).

Die Bevorzugung der dyadischen Beziehungsform ergibt sich aus ihrer verhältnismäßig einfachen Struktur. Tri- oder polyadische Formen zerfallen leicht in mehrere dyadische, da sie viel schwieriger zu stabilisieren sind. Der Säugling bevorzugt im Alltag dyadische Beziehungsformen, weil diese für eine längere Aufrechterhaltung deutlich weniger Anstrengung erfordern. Die Präferenz für einen gleich bleibenden Beziehungspartner bzw. -partnerin ist offensichtlich, weil nur damit Kontinuität im Aufbau intrapsychischer Beziehungsrepräsentanzen in der Innenwelt möglich wird. Versuche zu wechselnder gegenseitiger Einflussnahme auf das Gegenüber – aufgrund der eigenen Bedürfnislage und der spezifischen Bemächtigungswünsche jedes einzelnen – mit der Entwicklung von Übergriffigkeit oder von Respekt vor der Eigenständigkeit des anderen kennzeichnen viele dyadische Abläufe.

Tri- und polyadische Interaktionen aber sind äußerst stimulativ, da sie dem Kind im Laufe seiner Entwicklung Hilfen vermitteln für das Verständnis und den Aufbau von komplexeren Beziehungsformen bis hin zu Beziehungsnetzwerken. Tri- und polyadische Beziehungen können dem Kind wichtige Beziehungserfahrungen bereitstellen, durch die Defizite oder Störungen in der dyadischen Interaktion kompensiert werden können. Besonders Kinder psychisch kranker Mütter sind Störungen in der dyadischen Interaktion ausgesetzt. In ihren Studien konnten Tronick und Reck (2009) zeigen, dass das Vorhandensein einer postpartalen Depression bei der Mutter negativ mit der Qualität der dyadischen Mutter-Kind-Interaktion und der kognitiven wie auch der motorischen Entwicklung des Kindes assoziiert ist. Im gemeinsamen Spiel zeigen depressive Mütter weniger positives Spielverhalten und weniger Blickkontakt mit ihrem Kind. Darüber hinaus sind sie weniger in das gemeinsame Spiel involviert und zeigen mehr Langeweile als nicht-depressive Mütter (Tronick & Reck, 2009). Arbeiten von Field (1998) haben gezeigt, dass Säuglinge und Kleinkinder, deren Mütter postpartal depressiv waren, sich in Anwesenheit depressiver Mütter mit deren depressivem Affekt identifizieren. Diese Identifizierung kann jedoch abgemildert werden, wenn ein nicht-depressiver Vater (oder eine andere dritte Person) zur Verfügung steht, mit dem das Kind eine Beziehung aufnehmen kann, in der keine depressiven Affekte im Vordergrund stehen. Die Anwesenheit eines nicht-depressiven Vaters, der dem Säugling oder Kleinkind kognitiv und motorisch stimulierende Interaktionsangebote bereitstellt, kann eingeschränkte dyadische Interaktionsangebote erweitern und stellt damit einen erheblichen Schutzfaktor für die Entwicklung des Kindes dar.

Nach Stern (1985) beginnt das subjektive Selbst sich zwischen dem 6. und 18. Monat zu manifestieren. Das Kind erlebt, dass es ein eigenes Seelenleben hat, und entdeckt im weiteren Verlauf seiner Entwicklung, dass dies auch für die anderen Realpersonen seines Beziehungsnetzes zutrifft. Gemeinsames subjektives Erleben schafft Intersubjektivität und Intermediärräume geteilter Bedeutungen, obwohl gleichzeitig auch Gewissheit besteht, dass die Gefühle und Absichten der anderen Personen von den eigenen unterschiedlich sind.

Bei der primären Intersubjektivität gibt es ein Mitteilen, aber noch keine Kommunikation über ein Drittes. Gelingt es, sich im lebendigen Spiegel eines Gegenübers wiederzufinden, so kann nicht-fusionär imitiert und verglichen werden. Bei der sekundären Intersubjektivität werden von beiden oder mehreren Bezugspersonen Informationen über etwas Drittes ausgetauscht, es entsteht eine Metakommunikation. Erst wenn das reale Gegenüber mit einer Innenwelt von der gleichen Art wie die eigene ausgestattet werden kann, vermag sich das Kleinkind vorzustellen, dass auch das Gegenüber Beziehungen zu verschiedenen Objekten und damit auch untereinander haben kann.

Den Realobjekten kommt bei diesen Vorgängen eine sehr große Bedeutung zu, da sie anhaltend mitregulieren und damit gleichsam direkt in die innere Beziehungswelt des Kleinkindes eingreifen. Mahler und Gosliner (1955) erkannten, dass die dritte Person für das Kind in der Separations- und Differenzierungsphase des zweiten Lebensjahres eine machtvolle und sogar notwendige Unterstützung gegen den Schrecken der «Wiederverschlingung des Ichs in den Whirlpool der primär undifferenzierten symbiotischen Phase» darstellt (Mahler & Gosliner, 1955, S. 210). Abelin betonte in diesem Zusammenhang die Fähigkeit des Vaters, sich dem Kind in diesem Prozess als «drittes Objekt» konstant und verlässlich zur Verfügung zu stellen und ihm somit in den ersten Lebensjahren und darüber hinaus die Separation vom Objekt Mutter zu ermöglichen (Abelin, 1971).

Auch in einer dyadischen Beziehung existiert stets eine virtuelle dritte Person in der Innenwelt des Gegenübers. Von der Qualität der frühen Objektbeziehungen der Beziehungspartner hängt es allerdings ab, ob diese dritte Person symbolisch anwesend sein kann und eine Relativierung in die unmittelbar erlebte dyadische Beziehung zwischen Selbst und Objekt einführt, oder ob der Dritte ausgeschlossen wird, wie es in der «zersplitterten Triade» beobachtet werden kann (Fallbeispiel hierzu s. Göttken & von Klitzing, 2013). Brickman definierte die Triangulierung als «den Prozess, welcher die Wahrnehmung des Objekts (einschließlich anderer Personen) in die Welt der Drei-Dimensionalität oder des dreidimensionalen Raumes lokalisiert» (Brickman, 1993, S. 908). Schließt die Wahrnehmung des Selbst und des anderen das dritte Element allerdings aus, so bleibt die Beziehung von Subjekt zu Objekt unmittelbar und ohne Relativierung. Es können daraus schwerwiegende Verzerrungen der Selbst- und Objektwahrnehmung resultieren.

Die triadische Kompetenz der Eltern, d. h. ihre Fähigkeit, bereits vor der Geburt und danach eine Beziehungsmatrix mit ihrem Kind zu etablieren, in der die dritte Person nicht ausgeschlossen wird, ist Voraussetzung für einen gelungenen Prozess der Triangulierung des Kindes. Wenn Eltern in der Lage sind, eine Beziehungsmatrix zu etablieren, die den Dritten weder real noch auf der Ebene der Symbole ausschließt, befähigen sie ihr Kind im Prozess seiner Entwicklung zu triadischen Beziehungen. Auf diese Weise ermöglichen sie ihm, sich ausreichend aus der zunächst symbiotisch erlebten Selbst-Objekt-Einheit mit der Mutter zu separieren, was eine wichtige Voraussetzung für eine gesunde psychische Entwicklung darstellt. Die Arbeitsgruppe um Bürgin und von Klitzing (2005) konnte zeigen, dass die triadische Kompetenz der Eltern während der Schwangerschaft negativ mit der Anzahl externalisierender Probleme des Kindes im Alter von vier Jahren assoziiert ist. Eine geringe elterliche Fähigkeit, ihre zukünftigen familialen Beziehungen triadisch zu antizipieren, ohne einen der drei Beziehungspartner aus der triadischen Beziehungskonstellation auszuschließen, konnte von den Autoren als ein Prädiktor für die Anzahl externalisierender Probleme des Kindes im Vorschulalter identifiziert werden (von Klitzing & Bürgin, 2005).

So bekommen die dyadischen wie auch die tri- und polyadischen Interaktionen und Beziehungsrepräsentanzen – in Parallelität zur Ich-Entwicklung des Kindes mit all seinen kognitiven, affektiven und motorischen Fähigkeiten und Bedürfnissen und zum Beziehungsangebot in der Außenwelt – im Verlaufe der psychischen Entwicklung zunehmend komplexere Formen und Bedeutungen sowie andere Intensitäten des emotionalen Anstrichs und der Umsetzung in Handlung.

Die frühen präödipalen Drei- oder Vielsamkeiten entwickeln sich über die postödipalen in die adoleszenten und adulten Formen. Je nach den libidinösen und aggressiven Besetzungen werden unterschiedliche dyadische Beziehungskonfigurationen hervorgehoben oder treten wieder in den Hintergrund. Je nach affektiver Nähe oder Distanz gestalten sich die Beziehungsdrei- oder -vielecke symmetrisch-ausgeglichen oder asymmetrisch-unausgeglichen.

Die triadischen Konstellationen während der ödipalen Phase sind noch relativ instabil. Das Kind wechselt rasant zwischen libidinösen und rivalisierenden Einstellungen seinen Eltern gegenüber, wobei ein Elternteil oder das Selbst (sowohl in der Phantasie als auch in den realen Beziehungskonstellationen) ausgeschlossen wird. In der Latenzphase kommt es dann zu einer Beruhigung des Trieblebens des Kindes, es wendet sich in der Folge zunehmend sozial-emotionalen und kognitiven Entwicklungsaufgaben außerhalb des familiären Beziehungskontextes zu. Im Idealfall konnte das Kind als Resultat der ödipalen Phase eine stabile triadische Beziehungsrepräsentanz etablieren, in der flexible, wechselseitige dyadische und triadische Interaktionen mit den Eltern (und in der Folge auch mit anderen Beziehungspartnern in Schule und Freizeit) möglich sind. Die Etablierung einer solchen triadischen Kompetenz des Kindes hängt in starkem Maße davon ab, wie sehr das Kind «die Bedeutung des Vaters als symbolischen Dritten bereits anerkennen kann, oder ob es noch keine Relativierung seiner Beziehung zum mütterlichen Objekt durch eine dritte Person (im Idealfall durch den Vater) erfahren hat» (Göttken & von Klitzing, 2013, S. 163). Ausführliches Fallmaterial zu stabilen und instabilen familiären triadischen Konstellationen wurde an anderer Stelle dargestellt (ebd.).

Beziehungsdiagnostik

In der Psychoanalyse hat die Beschreibung und Identifizierung von interpersonellen Beziehungsmustern eine lange Tradition. Bedeutsame bewusste oder unbewusste Erlebens- und Verhaltensweisen in der interpersonalen Beziehungsgestaltung treten immer wieder auf (Wiederholungszwang und Übertragung) und sind somit auch prinzipiell einer Erfassung zugänglich.

Die meisten psychodynamisch oder interpersonell orientierten Psychotherapien sowie einige Methoden der kognitiven Verhaltenstherapie sehen in verfestigten und dysfunktionalen zwischenmenschlichen Beziehungsmustern eine wesentliche Bedingung psychogener Erkrankungen (Strupp & Binder, 1991). Solche verselbstständigten Muster entstehen aus intrapsychischen, lebensgeschichtlich gewachsenen «Schemata», d. h. es handelt sich um «Spuren» von Beziehungserfahrungen. Diese Schemata werden in einem Beziehungsprozess mit anderen Menschen ständig bestätigt bzw. modifiziert. Theoretische Grundlage dieser Sichtweise sind die psychoanalytische Objektbeziehungstheorie, die Systemtheorie und die interpersonelle psychoanalytische Psychotherapie von Sullivan (1953). Solche inneren Schemata kristallisieren sich aus redundanten Beziehungserfahrungen, insbesondere mit den relevanten Bezugspersonen der Kindheit und Jugend. Auf der intrapsychischen Ebene des Kindes werden sie zu verinnerlichten «Selbst-Objekt-Affekt-Schemata» (O. F. Kernberg, 1984; Stern, 1985). Dabei ist wesentlich, dass das Kind sich nicht nur mit der betreuenden Person und den familialen Beziehungen und Funktionen identifiziert, es gestaltet, beeinflusst und verändert diese Beziehungen auch von Anfang an. Das Kind identifiziert sich also mit Beziehungsmustern, zu deren Konstituierung es selbst maßgebend beigetragen hat (Cierpka, 1992).

Die subjektiv verarbeiteten Erfahrungen in zwischenmenschlichen Beziehungen werden beim Kind als Bereitschaft verinnerlicht, bestimmte Übertragungskonstellationen in den Beziehungen mit der interpersonellen Welt zu realisieren (sog. Übertragungsbereitschaft; vgl. Geyer, Kächele & Cierpka, 1992). Konflikthafte Beziehungen mit den relevanten Beziehungspersonen können das Beziehungserleben und -verhalten in erheblichem Maße einschränken, wenn sie nicht entwicklungsgerecht gelöst werden. Zudem können intrapsychische Verzerrungsmomente dazu beitragen, dass maladaptive Wechselwirkungen in den familialen und anderen zwischenmenschlichen Beziehungssystemen entstehen. So können beispielsweise die entwicklungsgerechten Erwartungen eines Kindes auf affektive Zuwendung durch die Mutter von vornherein durch deren Depressivität zum Scheitern verurteilt sein und zu einer negativen Selbsteinschätzung beim Kind führen. Solche Beziehungen können als dysfunktionale Beziehungen bezeichnet werden.

Die klinische Bedeutung der Diagnostik von dysfunktionalem Beziehungsverhalten liegt darin, dass die sich wiederholenden zwischenmenschlichen Verwicklungen im Zusammenhang mit der Entstehung und Aufrechterhaltung der psychischen Symptomatik stehen. Die therapeutischen Bemühungen fokussieren entsprechend die Repräsentanzen maladaptiver, konflikthafter Beziehungsmuster.

Die psychodynamische Diagnostik in der Kinder- und Jugendpsychiatrie und -psychotherapie untersucht sowohl die Beziehungsgestaltung zwischen dem Kind, den Eltern und den Geschwistern als auch zwischen dem Kind und dem Untersucher. Unabhängig vom zentralen Anliegen der Identifizierung und Beschreibung dysfunktioneller Muster sollte der Untersucher nach Anzeichen Ausschau halten, die Ausdruck von Ressourcen in den Beziehungen des Patienten sind.

Versuche, die Beschreibungen von typischen Mustern zu schematisieren, haben zu Problemen geführt, die dadurch zu erklären sind, dass verschiedene Psychoanalytiker die beobachteten Phänomene unterschiedlich interpretiert haben (Seitz, 1966). Diese Probleme von Konsensus und Interrater-Reliabilität lassen sich minimieren, wenn die zu untersuchenden Konstrukte möglichst beobachtungsnah operationalisiert werden (Thomä, Grünzig, Böckenförde & Kächele, 1976).

In den vergangenen zwei Jahrzehnten gab es zum einen ein gesteigertes wissenschaftliches Interesse an Beziehungen bei anderen, nicht psychoanalytischen Psychotherapie-Richtungen (z. B. der kognitiven Verhaltenstherapie und der systemischen Familientherapie), zum anderen fand eine Entwicklung von Messmethoden statt, die die zwischenmenschliche Kommunikation valide zu erfassen versuchen. Diese Methoden unterscheiden sich hinsichtlich der Komplexität, ihrer Mess-Ebenen und dem damit einhergehenden Einfluss subjektiver Faktoren (vgl. Luborsky & Crits-Christoph, 1990). Schauenburg und Cierpka (1994) haben in einer Übersicht diejenigen Verfahren zusammengestellt, die der psychoanalytischen Tradition entstammen. Nach Darstellung und Würdigung zahlreicher Verfahren kommen sie zu dem Ergebnis, dass die *Strukturale Analyse sozialen Verhaltens* (SASB; Benjamin, 1974, 1982, 1987, 1988, 1993; Tress, 1993) und das *Zentrale Beziehungskonfliktthema* (ZBKT; Luborsky & Crits-Christoph, 1990) die am besten erforschten und am häufigsten angewandten Verfahren sind. «Das Beziehungsverhalten und das resultierende Beziehungsmuster sollen so formuliert werden, dass vor allem vom Untersucher [...] beobachtbares und vom Patienten geschildertes Verhalten erfasst wird» (Arbeitskreis OPD, 1996, S. 53).

Zusätzlich zu dem aktuellen in der Untersuchungssituation gezeigten habituellen Beziehungsverhalten müssen bei Kindern und Jugendlichen auch die Beziehungen zu den Hauptbezugspersonen berücksichtigt werden.

Es ist nicht das Ziel operationalisierter Diagnostik von Beziehungen, zu einer nosologischen Beziehungsdiagnose zu kommen; vielmehr sollte die Erfassung von Beziehungen Teil (eine Achse) eines multiaxialen Klassifikationssystems sein. Vom Ansatz her ist sie am ehesten dem Diagnose-System *Zero to Three*, das 1994 vom National Center for Clinical Infant Programs entwickelt wurde (ZTT-DC: 0–3), formal vergleichbar, wenn auch die theoretischen Vorannahmen unterschiedlich sind.

Circumplexmodelle interpersonellen Verhaltens

Die interpersonellen Kreismodelle des Beziehungsverhaltens (Benjamin, 1974; Kiesler, 1983; Leary, 1957) sind die heuristische Grundlage, um das habituelle Beziehungsverhalten inhaltlich zu klassifizieren. Diese Kreismodelle haben in der klinischen Psychologie eine lange Tradition. Sie implizieren, dass in sozialen Beziehungen Interaktionspartner ihr Beziehungsverhalten jeweils auf die Definition des Status und der gewünschten Nähe ausrichten. Gemeinsam ist diesen Modellen eine Anordnung des Verhaltens auf einer Kreisfläche (s. Abb. 1, S. 65) Wenn dem Beziehungsverhalten Ähnlichkeiten und Polaritäten zugrunde gelegt werden, kommt man zu einer Anordnung der Beziehungsmuster auf einem Kreis (Plutchik, 1997). Diese Anordnung ist durch zwei orthogonale und bipolare Dimensionen bestimmbar: Kontrolle (dominant/kontrollierend versus submissiv/unterwürfig) und Affiliation (liebevoll/zugewandt versus feindselig/distanziert). Qualitäten interpersonellen Verhaltens sind als Mischungsverhältnisse dieser beiden Grunddimensionen und damit als Orte auf der durch sie gebildeten Kreisfläche bestimmbar. Diese circumplexen Modelle – und die aus ihnen abgeleiteten Messinstrumente – sind innerhalb der Persönlichkeitspsychologie, der Sozialpsychologie und der klinischen Psychologie gut untersucht und validiert (Wiggins, 1991).

5.2 Konflikt

In der psychoanalytischen Theorie, insbesondere im Krankheitsmodell, nehmen intrapsychische Konflikte als Ursache psychischer Störungen eine zentrale Stelle ein (vgl. Loch, 1986; Mentzos, 2005). Für die Konzeptualisierung und Operationalisierung der intrapsychischen Konflikte für das Kindes- und Jugendalter sind diejenigen psychoanalytischen Theorien von besonderer Bedeutung, in deren Mittelpunkt Entwicklungsaspekte und Beziehungsaspekte stehen. Hier sind besonders die Objektbeziehungstheorien (O. F. Kernberg, 1975; Mahler et al., 1978; Winnicott, 1953, 1956, 1958), die Ergebnisse von Familiendiagnostik (Cierpka, 2008) und Familientherapie (Stierlin, 1970) sowie die Ergebnisse der Säuglingsbeobachtung und Säuglingsforschung (Lichtenberg, 1991; Stern, 1992) zu nennen.

Was ist ein intrapsychischer Konflikt?

Intrapsychische Konflikte sind unbewusste intrapsychische Zusammenstöße entgegengerichteter Affekte, Motivationsbündel, Strebungen oder Verhaltenstendenzen, z. B. auf der einen Seite der basale Wunsch nach Versorgung und auf der anderen Seite der basale Wunsch, autark zu sein, d. h. sich selbst zu versorgen. Definitionsgemäß im Sinne der OPD-KJ-2 werden psychodynamische Konflikte dann als zeitlich überdauernd bezeichnet, wenn sie über sechs Monate anhalten und durch festgelegte Erlebnismuster eines Kindes oder Jugendlichen gekennzeichnet sind, die in entsprechenden Situationen immer wieder zu ähnlichen Verhaltensmustern führen, ohne dass dies bewusst wäre. Sie sind dysfunktional, d. h. sie behindern die Entwicklung und stören das zwischenmenschliche Zusammenleben.

Zeitlich überdauernde Konflikte entwickeln sich über Internalisierungsprozesse aus frühen Beziehungserfahrungen und konflikthaften Episoden innerhalb des altersentsprechenden Radius wichtiger Beziehungen eines Kindes oder Jugendlichen. Intrapsychische Konflikte beziehen sich auf Themen, die alle Kinder und Jugendlichen bewegen und von ihnen bearbeitet werden, nicht jedoch mit der hier gemeinten entwicklungshemmenden Ausschließlichkeit. Einmal internalisiert, beeinflussen diese Konflikte zukünftige Interaktionen und Beziehungsepisoden.

Überdauernde intrapsychische Konflikte haben zwei Seiten: Einerseits hemmen sie die Entwicklung, indem sie Motivationen und Affekte eines Kindes oder Jugendlichen in den verschiedenen Lebensbereichen auf ein Konfliktthema fixieren und einschränken. Andererseits sind überdauernde Konflikte Leistungen des Ichs, dem es gelungen ist, konflikthafte Beziehungsepisoden zu verarbeiten, wenn auch, wie erwähnt, mit Einschränkungen und Fixierungen. So können sich überdauernde Konflikte zu Themen entwickeln, die die ganze Lebensgeschichte gestalten und ihr einen subjektiven Sinn geben. Intrapsychische Konflikte sind in den meisten Fällen den betroffenen Kindern und Jugendlichen unbewusst, sie können jedoch auch vorbewusst oder sogar bewusst sein. Solche Konflikte können als ich-dyston oder ich-synton im Sinne einer Charakterpathologie erlebt werden. Bekannte Beispiele hierfür sind die von Selbstwertkonflikten bewegten Schülerkarrieren oder altruistische Lebensgestaltungen auf der Grundlage eines Selbstversorgens- vs. Versorgtwerdens-Konflikts. Bei denjenigen Kindern und Jugendlichen, die zur Diagnostik und Behandlung bei Kinder- und Jugendpsychiatern und Psychotherapeuten vorgestellt werden, überwiegen jedoch die entwicklungshemmenden, unbewussten und ich-dystonen Aspekte überdauernder Konflikte.

Die Voraussetzung dafür, dass die Generalisierungs- und Zuordnungsprozesse, die die Herausbildung überdauernder intrapsychischer Konflikte möglich machen, stattfinden, ist eine psychische Struktur, in der Selbst- und Objektvorstellungen sicher differenziert werden können und ein intermediärer Raum (Winnicott, 1974) zwischen Selbst und Objekt zur Verfügung steht, das heißt, dass das Kind, der Jugendliche über die Fähigkeit verfügt, zu phantasieren, zu symbolisieren und zu spielen. Ab Altersstufe 1 (3 bis 5 Jahre) kann es zur Ausbildung von überdauernden intrapsychischen Konflikten kommen. In der Altersstufe 0 sind diese strukturellen Voraussetzungen noch nicht gegeben, obwohl auch in dieser Phase schon erste Generalisierungsprozesse stattfinden und sich Vorläufer intrapsychischer überdauernder Konflikte entwickeln können.

Es ist davon auszugehen, dass sich überdauernde intrapsychische Konflikte in einer Stufenfolge entwickeln. Über sich wiederholende Interaktionsabläufe werden kognitiv und affektiv komplexe innere Muster aufgebaut, die kontinuierlich abgeglichen und erweitert werden. Die Disposition der Kinder scheint dabei mitzuentscheiden, ob es zu einer frühen, wenig flexiblen Konfliktausprägung kommt oder eine vorhandene Flexibilität auch Korrekturen zulässt. Des Weiteren ist zu vermuten, dass sich Konflikte intrapsychisch konstellieren, wenn Bedürfnisse des Kindes von seinen wichtigen Bezugspersonen unangemessen, unzureichend oder übermäßig aufgenommen und befriedigt werden.

Wie hängen intrapsychischer Konflikt, Struktur und Beziehung zusammen?

Konflikt, Struktur und Beziehung sind in der OPD-KJ-2 keine voneinander unabhängigen Konstrukte. Konflikte werden durch das ihnen zugrunde liegende Integrationsniveau der Struktur bestimmt und bilden sich in charakteristischen Beziehungsepisoden ab. Die Ausbildung eines intrapsychischen Konflikts wird moduliert durch das Integrationsniveau der psychischen Strukturen. Bei einer fragmentierten, desintegrierten psychischen Struktur kann keine Zentrierung auf ein Konfliktthema mehr erfolgen. Ebenso kann kein Konfliktthema ausgestaltet werden, wenn die entwicklungsbedingten Voraussetzungen noch nicht gegeben sind.

Welche intrapsychischen Konfliktthemen gibt es?

Im Folgenden werden die sieben intrapsychischen Konflikte und ihre theoretische Fundierung dargestellt. Für die Einschätzung hilfreich ist der jeweils spürbare Leitaffekt.

Konflikt: Nähe versus Distanz

Der Konflikt *Nähe versus Distanz* hieß in der OPD-KJ vormals Abhängigkeit vs. Autonomie. Diese Umbenennung erfolgt zur deutlicheren Abgrenzung von reiferen Konfliktthemen, da der Begriff «Autonomie» fälschlicherweise auf Reife und Ablösung hindeutet. Beim Nähe- vs. Distanz-Konflikt geht es um die existenzielle Bedeutung von Bindung und Beziehung sowie um den Grundbestand emotionaler Sicherheit, wie sie in den Konzepten von Margret Mahler und Kollegen (1978) und Edith Jacobson (1978) beschrieben wurden und in der Bindungstheorie von Bowlby (1975) aufgegriffen wurde. Wie die Bindungsforschung (Fonagy & Target, 2003) und die psychoanalytische Säuglingsforschung (Stern, 1992) belegt haben, sind die emotionale Verfügbarkeit einer Bezugsperson und der affektive Austausch für die Entwicklung eines Kindes von enormer Bedeutung und die Grundlage einer sicheren Bindungserfahrung. Eine gesunde Entwicklung ermöglicht dem Kind die Etablierung von flexiblen und wechselseitigen Beziehungen, in denen es die Polarität der Wünsche nach Nähe und Distanz miteinander zu vereinbaren vermag. Im Konfliktfall bestehen keine sicheren Bindungen mit der Folge, dass bei der Beziehungsaufnahme zu wichtigen Bezugspersonen im aktiven Modus die Angst vor Nähe mit übersteigerter emotionaler Unabhängigkeit dominiert oder im passiven Modus die Angst vor Trennung mit der Suche nach engen Beziehungen. Der typische Leitaffekt für diese Konfliktausgestaltung ist also die existenzielle Angst.

Konflikt: Unterwerfung versus Kontrolle

Selbst- und Fremdkontrolle entwickeln sich mit der zunehmenden motorischen und kognitiven Reifung des Kindes im Wechselspiel mit den gewährenden und bestimmenden Interaktionen der Erziehungsperson. Sigmund Freud (1908) hat bereits sehr früh im Zusammenhang mit der Beschreibung von Zwangsstörungen und der analen Trias die Tendenz erwachsener Neurotiker beschrieben, Beziehungen zu kontrollieren. Wie alle Entwicklungslinien zieht sich das Thema Unterwerfung versus Kontrolle durch die gesamte Entwicklung, erfährt aber ihren ersten prägenden Entwicklungshöhepunkt im Alter von 2 bis 5 Jahren, in denen Verhaltensnormen zunehmend internalisiert werden (A. Freud, 1936). Die Konflikthaftigkeit ist umso ausgeprägter, je rigider bzw. je gewährender die familiären und gesellschaftlichen Regeln sind. Spannungen treten in der ersten Konfliktphase im Wesentlichen interpersonell auf (Unterwerfung im passiven Modus versus Auflehnung im aktiven Modus) und erst mit Fortschreiten der kognitiven Reifung intrapsychisch, indem rigide innere Werte und Regeln entwickelt werden. Dementsprechend finden sich je nach Entwicklungsphase unterschiedliche Affekte. Bei den interpersonellen Konflikten und Konfliktvorläufern überwiegen Ärger, Wut und Furcht. Nach Abschluss der Internalisierung treten komplexe Affekte wie Scham, Schuld und Angst hinzu.

Konflikt: Selbstversorgen versus Versorgtwerden

Der Konflikt *Selbstversorgen vs. Versorgtwerden* hieß in der OPD-KJ vormals Versorgung vs. Autarkie. Die Umbenennung erfolgte zur deutlicheren Abgrenzung zum früheren Konflikt Abhängigkeit vs. Autonomie. Theoretiker wie Winnicott (1974) haben die frühe Mutter-Kind-Interaktion durch Begriffe der totalen Abhängigkeit des Säuglings von der mütterlichen Versorgung und auf Seiten der Mutter die «primäre Mütterlichkeit» als gleichsam intuitives Eingehen auf die Versorgungswünsche des Kindes beschrieben. Ähnliches hat Balint (1952) mit der primären Liebe beschrieben. Melanie Klein (1962) hat in ihrem berühmten Aufsatz über Neid und Dankbarkeit ebenfalls die orale Ebene herausgearbeitet und den Bezug zur Depression hergestellt. Objektbeziehungstheoretiker wie Bion (1963) haben in dem Modell des «containers/contained» ebenfalls die Bedeutung von Aufnehmen beschrieben. Für diesen Konflikt ist charakteristisch, dass die Interaktion von Eltern und Kind getragen ist durch das Erleben von Beziehungssicherheit, sie wird aber vorwiegend bestimmt durch Versorgungsansprüche nach materieller und/oder affektiver Versorgung im passiven Modus bzw. deren Abwehr im aktiven Modus, die mit einem Streben nach Selbstversorgen verbunden ist. Dieser Interaktionsschwerpunkt, der wegen der zunächst totalen Abhängigkeit der Kinder von Versorgung übermäßig im Vordergrund steht und damit den auf eigenständige Entwicklung orientierten Bedürfnissen im Wege ist, wird als konflikthaft internalisiert, wenn dies den elterlichen Interaktionsbedürfnissen nicht entspricht und/oder bestimmte dispositionelle Anlagen beim Kind die Entwicklung dieses Konfliktes fördern. Der für diesen Konflikt typische Leitaffekt ist Unzufriedenheit, das Gefühl mehr zu wollen, nicht genug zu bekommen, die Angst, Versorgung zu verlieren und auch depressive Einbrüche bei Überforderung. Ärger kann in der Gegenübertragung wegen des «anklammernd Klebrigen» entstehen.

Selbstwertkonflikt

Winnicott (1956) beschrieb die Haltefunktion der Mutter und die Notwendigkeit affektiver Spiegelung für das Selbstwertgefühl des Kindes. Die Trost spendende Funktion des Übergangsobjekts (Winnicott, 1953) erleichtert die Trennung von der Mutter, lindert Gefühle des Verlassenseins und stellt eine erste Stufe der autonomen Selbstwertregulation dar. Wenn auch in unterschiedlicher Gewichtung, so sehen doch die meisten Entwürfe zu der Entstehung narzisstischer Störungen die Frustration des kindlichen Bedürfnisses nach Geliebtwerden und Anerkennung (Spiegelung) im Rahmen einer unempathischen Eltern-Kind-Interaktion als ätiologisch bedeutsam für die Entstehung einer Störung der Selbstwertregulation an (vgl. Blanck & Blanck, 1979; Kohut, 1971). Typisch für diese Störungen sind auch entsprechend pathologische Selbstaspekte wie Kleinheitsphantasien oder ein Größenselbst. Wenn Eltern Kinder als Container im Sinne Bions benutzen oder Selbstaspekte in diese verlagern, kann es beim Kind oder Jugendlichen zu der Entwicklung eines falschen Selbst kommen.

Im Laufe ihrer Entwicklung lernen Kinder und Jugendliche in zunehmendem Maß, ihr positives Selbstwertgefühl zeitlich überdauernd und weniger abhängig von anderen zu regulieren. Treten Konflikte auf, kommt es im aktiven Modus zu einer grandiosen Selbstüberschätzung und im passiven Modus zu einem Einbruch des Selbstwertes. Der Leitaffekt ist narzisstische Wut und bei Einbruch des Selbstwertgefühls eine deutlich wahrnehmbare Scham.

Schuldkonflikt

Der Schuldkonflikt hieß in der OPD-KJ vormals Loyalitätskonflikt. Diese Umbenennung erfolgte aufgrund der deutlicheren inhaltlichen Abgrenzung von «Loyalitätskonflikten» nach Trennung der Eltern, die hier nicht gemeint sind. Kinder haben mit der Einschulung ausreichend Ge- und Verbote (Über-Ich) internalisiert (A. Freud, 1936). Die Internalisierung dieser Gebote, Normen und Werte, die aufgrund der Identifizierung mit den Eltern zustande gekommen ist, ist die Vorrausetzung dafür, Schuldgefühle zu empfinden. Schuldkonflikte bei Kindern und Jugendlichen werden bestimmt durch das Streben, die Beziehung zu den Eltern in jedem Fall zu sichern (Fairbairn, 1952). Bedingt durch die Notwendigkeit der existenziellen Sicherung der Beziehung zu den Eltern sind Kinder bereit, ihre Glaubwürdigkeit und ihren Realitätssinn preiszugeben, wenn es darum geht, die Eltern bzw. deren Werte und Normen vor Angriffen von außen zu schützen. Kinder und Jugendliche, bei denen dieses Konfliktthema dysfunktional und entwicklungshemmend vorherrschend ist, leiden also im passiven Modus extrem unter (unangemessen) großen Schuldgefühlen gegenüber den Eltern oder fühlen sich für bestimmte familiäre Probleme in unangemessener Weise verantwortlich. Im aktiven Modus werden diese Schuldgefühle abgewehrt und die Eltern in unangemessener Form für alles verantwortlich gemacht. Stierlin (1970) hat die Dynamik von Eltern und Jugendlichen im Prozess der Ablösung ausführlich beschrieben. Die Kinder erscheinen auch in außerfamiliären Beziehungen im passiven Modus ängstlich-opferbereit mit unangemessener Übernahme von Schuld, während sie im aktiven Modus egoistisch, grenzverletzend und rücksichtslos mit Abweisung von Schuld wirken. Der Leitaffekt ist Schuld mit den Gegensätzen von «Gut» und «Böse».

Ödipaler Konflikt

Für den konzeptionellen Hintergrund des ödipalen Konflikts sind die Ausführungen Sigmund Freuds zum Ödipuskomplex (1905), die Theorien zur infantilen Sexualität (1931), in denen die sexuelle Orientierung des (männlichen) Kindes und die Identifizierung mit dem gegengeschlechtlichen Elternteil herausgearbeitet wurde, von historisch überdauernder Bedeutung. Zudem hat Melanie Klein (1962) Frühstadien des Ödipuskomplexes beschrieben, in der sie triadische Beziehungen zeitlich wesentlich früher ansetzt als S. Freud. Später haben Abelin (1971) und Rotmann (1978) die Idee der frühen Triangulierung aufgegriffen. Den Eltern kommt also als den ersten wichtigen Liebesobjekten für die Kinder eine prägende Bedeutung zu, so wie umgekehrt auch die Kinder wichtige Liebesobjekte für ihre Eltern darstellen. Der hier angesprochene Konflikt kreist um die Befriedigung erotischer und sexueller Wünsche und den diesen entgegenstehenden Strebungen und Hemmungen. Im aktiven Modus kommt es zur unangemessen starken Betonung von ödipalen Themen, im passiven Modus zur Vermeidung dieser Themen. Entsprechend können sich als Leitaffekte eine unangemessene Erotisierung oder eine überstarke Neutralität bemerkbar machen.

In der Adoleszenz entsteht eine besondere Dynamik durch die Tatsache, dass die physisch reifen Genitalien im Prinzip eine Umsetzung der Triebwünsche zulassen. Von Laufer und Laufer (1984) werden die Integration der physisch reifen Genitalien in das Körperbild und die Aufnahme sexueller Beziehungen für entscheidende Entwicklungsschritte gehalten, deren Bewältigung zu Entwicklungsprogression bzw. deren Scheitern zu Entwicklungszusammenbruch führen.

Identitätskonflikt

Die Identitätsbildung ist ein lebenslanger Prozess, soll aber nach Erikson (1966, 1992) bevorzugt in der Adoleszenz stattfinden. Auch Blos (1973, 2001) hat die Identitätsbildung zentral in der Adoleszenz angesiedelt. Neuere Konzeptualisierungen (Seiffge-Krenke, 2012b) zeigen, dass die Neubewertung alter Identifizierungen und die Integration früherer Identifizierungen bis ins junge Erwachsenenalter hineinreichen. Mentzos (2005) unterscheidet in den einzelnen Entwicklungsphasen primäre Konflikte, die zu Krisen in der Identitätsentwicklung von Kindern und Jugendlichen führen. Im Falle der Bewältigung dieser Krisen entstehen neue Selbstbilder und Selbstbildaspekte (Erikson, 1966). Wenn die Integration der neuen Selbstbildaspekte in das bereits vorhandene Selbstbild gelingt, findet dies in jeder Entwicklungsphase seinen Niederschlag in einem subjektiven Gefühl von Kontinuität und Kohärenz. Dieses ist immer verbunden mit unterschiedlich wichtigen Objektbeziehungen, d.h. es gibt zahlreiche verschiedene Identitäten, die im konfliktfreien Falle als eine kohärente Selbstidentität erscheinen, im konflikthaften Falle jedoch zu widersprüchlichen, verwirrenden Selbstbildern führen. Im aktiven Modus kann es zu einer überstarken Übernahme wechselnder Identifizierungen kommen, im passiven Modus zu Orientierungslosigkeit und Ratlosigkeit. Im Unterschied zu einer Identitätsdiffusion (Foelsch et al., 2010), die ein strukturelles Problem darstellt, setzt ein Identitätskonflikt ein mindestens mäßig integriertes Strukturniveau voraus. Durch die transgenerationale Migrationsproblematik kann die Ausbildung eines Identitätskonflikts forciert werden (Kohte-Meyer, 2006). Dabei ist zu beachten, dass ein Migrationshintergrund auch Potenziale für die Identitätsentwicklung enthalten kann (Schepker & Toker, 2009).

Wie unterscheiden sich intrapsychische Konflikte von schweren Lebensbelastungen und Alltagskonflikten?

Von den überdauernden intrapsychischen Konflikten zu unterscheiden sind schwere Lebensbelastungen (vormals konflikthafte Lebensbelastungen). Diese schweren Lebensbelastungen können zum einen das Strukturniveau herabsetzen, aber auch die zuvor geschilderten intrapsychischen Konflikte verschärfen bzw. die Fähigkeit, diese zu verarbeiten, beeinträchtigen. In der Bewältigungsforschung unterscheidet man drei verschiedene Typen von schweren Lebensbelastungen: aktuell auftretende kritische Lebensereignisse (wie z. B. Scheidung oder Arbeitslosigkeit der Eltern), chronische Stressoren (wie z. B. chronische Krankheit) und schwerwiegende Traumata wie Vergewaltigung oder Folter. Charakteristisch für letztere ist in der Regel, dass sie wenig vorhersehbar sind und dem Kind/dem Jugendlichen wenig Kontrollmöglichkeiten über das Ereignis zulassen (Seiffge-Krenke & Lohaus, 2007). Diese schweren Lebensbelastungen stellen für Kinder und Jugendliche eine enorme Belastung dar, weil sie in der Bewältigung dieser Belastungen ganz auf eigene, entwicklungsbedingt möglicherweise unzureichende Bewältigungsfertigkeiten sowie die familiären Ressourcen angewiesen sind. Hinzu kommt, dass die Eltern von den Folgen dieser Belastungen besonders betroffen und beeinträchtigt sind und es ihnen an Einsicht in die Befindlichkeit ihrer Kinder mangeln kann. Des Weiteren ist zu bedenken, dass in der Regel die Auswirkungen umso gravierender sind, je weniger entwickelt bzw. integriert die psychische Struktur eines Kindes und seine Fähigkeit zu reifen Ich-Leistungen (Abwehrmechanismen) ist. Im Übrigen gibt es – wie erwähnt – traumatisierende Ereignisse, die auch Kinder und Jugendliche mit gut integrierter Struktur nicht angemessen verarbeiten können. Erwähnenswert ist allerdings auch, dass etwa ein Drittel der Kinder und Jugendlichen, die solchen Belastungen ausgesetzt waren, sowie ein kleiner Teil der Kinder und Jugendlichen, die traumatisierenden Erfahrungen ausgesetzt waren (vgl. Egle, Hoffmann & Joraschky, 2005), keine Symptomatik entwickelt haben («invulnerables»), was nicht gleich bedeutend mit einer psychisch gesunden und unbeeinträchtigten Entwicklung ist. Es gibt die Möglichkeit, aktuelle (weniger als sechs Monate) und frühere schwere Lebensbelastungen (mehr als sechs Monate) zu unterscheiden (siehe auch Achse V des Multiaxialen Klassifikationsschemas, Remschmidt, Schmidt & Poustka, 2006). Die Vorstellungen der Kinder und Jugendlichen beim Psychiater oder Psychotherapeuten erfolgen häufig aufgrund von aktuellen oder früheren schweren Lebensbelastungen, dahinter stehen jedoch häufig auch intrapsychische Konflikte.

Von intrapsychischen Konflikten wie von schweren Lebensbelastungen abzugrenzen sind Alltagskonflikte, d. h. Auseinandersetzungen zwischen Eltern und deren Kindern, wie sie täglich stattfinden. Sie sind mildbelastend, vorhersehbar (weil häufig) und nicht entwicklungsbehindernd, sondern in der Regel autonomiefördernd. Diese Alltagskonflikte werden in der OPD-KJ-2 nicht berücksichtigt.

Gesamtbeurteilung

Die in den vorangegangenen Abschnitten beschriebenen intrapsychischen Konflikte können anhand der Operationalisierungen im Manual (s. Teil 2: Manualisierung der Achsen, Kapitel 8 *Konflikt*) identifiziert und validiert werden. Die einzelnen Konflikte werden nach Bedeutsamkeit beurteilt: sehr bedeutsam (3), mäßig bedeutsam (2), gering bedeutsam (1) und nicht vorhanden (0). Wenn ein Konfliktthema ohne die typische dysfunktionale Verarbeitung vorliegt, kann dies schriftlich fixiert werden. Was die Verarbeitung dieser zeitlich überdauernden intrapsychischen Konflikte angeht, werden zwei Modalitäten beschrieben: Für jeden Konfliktbereich werden ein passiver und ein aktiver Modus des Konflikterlebens und der Konfliktverarbeitung voneinander unterschieden. Der aktive Modus liegt dann vor, wenn kontraphobische Abwehr und Reaktionsbildung überwiegen. Beim passiven Modus überwiegen regressive Abwehrhaltungen. Die Feststellung eines aktiven oder passiven Modus stellen Prototypen dar, in der klinischen Realität finden sich häufig Mischtypen. In der Gesamtbeurteilung sind dann bis zu zwei wichtigste Konflikte zu bestimmen, die als besonders bedeutsam und sicher diagnostizierbar eingeschätzt werden. Dabei sollten möglicherweise vorausgehende, zeitlich überdauernde internalisierte Konflikte der Eltern beachtet werden.

5.3 Struktur

Das Konzept der psychischen Struktur (Rudolf, 1995) integriert Vorstellungen der Selbstpsychologie (P.F. Kernberg, 1989; Kohut, 1971) und der Objektbeziehungstheorie (Mahler, Pine & Bergmann, 1978; Sullivan, 1953) zum Theorem eines Erlebnis- und Handlungsrepertoires auf der Basis von Interaktionserfahrungen. Dabei soll auch der intermediäre Raum (Winnicott, 1984), in dem intentionales Vorstellungshandeln möglich wird, erschlossen werden. Erkenntnisse der Säuglingsforschung (Stern, 1992), der Bindungsforschung (Bowlby, 1980), der Emotionsforschung (Damasio, 1999; LeDoux, 1996), der Temperamentsforschung (Schmeck, 2001), der klinischen Entwicklungspsychologie (Oerter & Montada, 2008) und der Entwicklungspsychopathologie (Resch, 1999b) gehen in die Beurteilung der Persönlichkeitsentwicklung des Kindes mit ein. Psychische Struktur wird verstanden als das Ergebnis einer bidirektionalen Wechselwirkung von angeborenen Bereitschaften und interaktionellen Erfahrungen. Dies führt zur Herausbildung von spezifischen Erlebnis- und Handlungsdispositionen des Kindes in der Auseinandersetzung mit seiner Umwelt.

Die Beschreibung von beobachtbarem und erlebbarem Verhalten bei Kindern und Jugendlichen wird in der OPD-KJ-2 in vier Dimensionen zusammengefasst. Dabei werden die aus der OPD-KJ bekannten drei Dimensionen modifiziert sowie um die Dimension *Bindung* ergänzt. Bindung war in der OPD-KJ nur unzureichend und implizit als Fähigkeit zur internalisierten Kommunikation konzeptualisiert. Dadurch wurden zentrale Aspekte nicht ausreichend abgebildet. Durch die Hinzunahme von Bindung als eigener Dimension mit mehreren Teilaspekten soll es nun treffender und differenzierter möglich sein, die Qualitäten oder Insuffizienzen psychischer Strukturelemente und -fähigkeiten abzubilden. Die psychodynamische Einschätzung muss dabei auch dem Entwicklungsalter Rechnung tragen und sich in definierten Zeitfenstern bewegen, in denen eine vergleichbare entwicklungspsychologische Anpassungskompetenz zu erwarten ist (Resch et al., 1998).

Dies wird in der OPD-KJ-2 deutlich erleichtert, indem für alle vier strukturellen Beurteilungsdimensionen in jeder Altersstufe jeweils bestimmte Fähigkeiten in Form von Ankerbeispielen beschrieben und für jedes der vier Strukturniveaus (gute Integration, eingeschränkte Integration, geringe Integration und Desintegration) operationalisiert werden. Der allgemeine Bewertungsmaßstab, wie wir ihn bisher verwendet haben (Beurteilung einer strukturellen Fähigkeit nach den Kriterien der Funktionalität, Flexibilität, Variabilität, Kontinuität und der Frage nach Unterstützung), wurde durch eine Beschreibung jedes einzelnen Strukturniveaus ersetzt.

Wir gehen davon aus, dass sich sowohl zwischen den Altersstufen sowie auch zwischen den einzelnen Strukturniveaus auf einer Altersstufe qualitative Unterschiede beschreiben lassen. Wir haben dabei ebenso wie in der OPD-KJ darauf verzichtet, ein «perfektes Strukturniveau» (0) zu definieren, wie etwa im DSM-5 vorgesehen, weil dies unseres Erachtens ein theoretisches Phänomen mit wenig praktischer Relevanz ist. In schwierigen Situationen und Lebenskrisen ist es eine durchaus «gesunde» Reaktion, in seinen strukturellen Fähigkeiten zeitlich vorübergehend ein wenig «einzubrechen». Geschieht dies, handelt es sich bereits um ein gutes und nicht um ein «perfektes» Strukturniveau. Zur Beschreibung ähnlicher Phänomene auf anderen Strukturniveaus haben wir Zwischenstufen eingeführt (1,5; 2,5; 3,5). Diese sollten vorrangig das zumindest gelegentliche Oszillieren zwischen zwei Strukturniveaus beschreiben und weniger das genaue «Dazwischenliegen». Die nun in der OPD-KJ-2 ausgearbeiteten Ankerbeispiele für jedes Strukturniveau in jedem Teilaspekt und jeder Altersstufe stellen dazu einen wesentlich detaillierteren Rahmen zur Einschätzung zur Verfügung.

Die Beurteilung der Struktur sollte immer ressourcenorientiert sein und jenseits des Symptoms unter Berücksichtigung der Kontextabhängigkeit dysfunktionaler oder funktionaler Reaktionsweisen erfolgen. Die Beurteilung der Verfügbarkeit von Handlungsbereitschaften sollte sich auf das letzte halbe Jahr beziehen und setzt neben der Einschätzung des situativen Verhaltens innerhalb und außerhalb der Untersuchungssituation den Bezug zum biographischen Kontext voraus. Daran hat sich auch in der OPD-KJ-2 nichts geändert.

Bei der Entwicklung und Organisation der psychischen Struktur als einer Disposition des Einzelnen wird nun in der OPD-KJ-2 darauf geachtet, inwieweit ein Kind oder Jugendlicher mit negativen Affekten umzugehen versteht und inwieweit seine Impulssteuerung und Selbstwertregulation sowie eine Steuerungsinstanz etabliert ist (Dimension der Steuerung), inwieweit ein Kind oder Jugendlicher sich selbst (Kohärenz und Selbstwahrnehmung) und andere (Objektwahrnehmung) zu erleben und zu unterscheiden (Selbst-Objekt-Differenzierung) in der Lage ist (Dimension der Identität). In der dritten Dimension der Interpersonalität geht es darum, inwieweit nach innen ein Raum zur Phantasie vorhanden ist, Affekte erlebbar sind (Affekterleben), nach außen Kontakt hergestellt (Emotionale Kontaktaufnahme) und Beziehungen gestaltet werden können (Reziprozität). Dabei ist auch ein Ausmaß von Einfühlungsvermögen entscheidend (Empathie) sowie die Fähigkeit, sich aus Beziehungen wieder lösen zu können (Fähigkeit, sich zu trennen). Die vierte Dimension der Bindung versucht das innere Arbeitsmodell zu erfassen, indem beschrieben wird, inwieweit innere Bilder von anderen und von Beziehungen überhaupt bestehen (Internalisierung), das Bindungssystem intrapsychisch reguliert werden kann (sichere innere Basis), das Kind oder der Jugendliche Alleinsituationen ertragen (Fähigkeit des Alleinseins) sowie Bindungsbeziehungen für sich nutzen kann, um ein Gefühl von Sicherheit und Schutz herzustellen (Bindungsbeziehungen nutzen).

Inwieweit diese Einteilung der OPD-KJ-2 von jener der OPD-KJ im Detail abweicht, ist aus **Tabelle 1** und **Tabelle 2** (siehe S. 88) ersichtlich. Neben der Ergänzung um die Dimension *Bindung* fällt dabei besonders auf, dass das «Selbst- und Objekterleben» der OPD-KJ in seinen Teilaspekten nun unter dem Begriff der Identität subsumiert wird.

Tabelle 1: Die strukturellen Dimensionen der früheren Version der OPD-KJ (2003, 2007) im Überblick

Steuerung	Selbst- und Objekterleben	Kommunikative Fähigkeiten
negativer Affekt	Selbsterleben	Kontakt
Selbstgefühl	Selbst-Objekt-Differenzierung	Entschlüsselung fremder Affekte
Impulssteuerung	Objekterleben	kommunikative Funktion eigener Affekte
Steuerungsinstanz	Empathie und objektbezogene Affekte	Reziprozität
Konfliktbewältigung		internalisierte Kommunikation

Tabelle 2: Strukturelle Dimensionen OPD-KJ-2 im Überblick

Steuerung	Identität	Interpersonalität	Bindung
Impulssteuerung	Kohärenz	Fantasien	Zugang zu Bindungsrepräsentationen
Affekttoleranz	Selbsterleben	emotionale Kontaktaufnahme	sichere innere Basis
Steuerungsinstanzen (Gewissensbildung)	Selbst-Objektdifferenzierung	Reziprozität	Fähigkeit, allein zu sein
Selbstwertregulation	Objekterleben	Affekterleben	Nutzen von Bindungsbeziehungen
	Zugehörigkeit	Empathie	
		Fähigkeit, sich zu trennen	

Die kommunikativen Fähigkeiten wiederum sind nun in der OPD-KJ-2 als Interpersonalität aus unserer Sicht treffender beschrieben. Insgesamt ist zu sagen, dass es sich um eine Erweiterung des Detailreichtums an strukturellen Fähigkeiten handelt und keine der in der OPD-KJ bereits vorhandenen Fähigkeiten in seiner inhaltlichen Ausrichtung verloren ging.

Steuerung

Die Dimension der *Steuerung* beschreibt die Fähigkeit, negative Affekte (Missmut, Ärger, Verstimmung, Lustlosigkeit) abpuffern zu können. In dieser Dimension wurden in der OPD-KJ-2 vor allem begriffliche Anpassungen vorgenommen und die Affekttoleranz (vormals negativer Affekt) und Selbstwertregulation (vormals Selbstgefühl) etwas weiter gefasst. Auf Stufe 2 erreicht das Kind eine Balance zwischen den Seiten seiner Ambivalenz und kann diese dann bewusst erleben, anerkennen und mitteilen. Das Etablieren einer Impulssteuerung beschreibt zunächst im Allgemeinen (Altersstufe 1: 3 bis 5 Jahre), später differenziert und situationsangepasst (Altersstufe 2 und 3: 6 bis 18 Jahre) die Möglichkeit, Impulse zu steuern und eine Desaktualisierung des Erlebten zu erreichen. Auch der Selbstwert sollte bereits in der frühen Kindheit in rudimentärem Ausmaß moduliert und bei Bedrohung wieder hergestellt werden können. Später (Altersstufe 2 und 3: 6 bis 18 Jahre) muss dies differenzierter und ohne Hilfe möglich sein. Parallel zur Moralentwicklung muss sich auch eine Steuerungsinstanz etablieren, die in der frühen Kindheit (Altersstufe 1: 3 bis 5 Jahre) auch von extern stabilisiert werden kann. Die Fähigkeit, moralisch zu urteilen, entwickelt sich dabei aus der Kenntnis vorgegebener Verbote über allgemeine Normen bis zur Wahrnehmung der Vielschichtigkeit moralischer Fragen innerhalb eines gesellschaftlich geprägten Rahmens.

Identität

Die Dimension der *Identität* hieß in der OPD-KJ vormals Selbst- und Objekterleben. Im Vergleich zur OPD-KJ haben wir in dieser Dimension die Teilaspekte *Kohärenz* und *Zugehörigkeit* ergänzend hinzugenommen und Empathie nun als Teilaspekt in die Dimension *Interpersonalität* verschoben. Diese Dimension bezieht sich in seiner Entwicklungsperspektive zunächst auf die Fähigkeit, bei der Beschreibung der eigenen Person, ausgehend von externen Variablen (Äußeres, Kleidung, Geschlechtsmerkmal), zunehmend differenziertere Zuschreibungen (Fähigkeiten, Eigenschaften) vornehmen zu können (*Selbstwahrnehmung*), die auch immer mehr zeitlichen und situativen Bestand im Erleben bekommen (*Kohärenz*). Ähnlich verhält es sich mit dem Erleben des Gegenübers (*Objektwahrnehmung*), das zunächst in seinen äußeren Merkmalen wahrgenommen und beschrieben werden kann, mit der Zeit jedoch zunehmend differenzierteren Zuschreibungen folgt, die auch in Abgrenzung zum Selbsterleben wahrnehmbar und erlebbar werden (*Selbst- und Objektdifferenzierung*).

Interpersonalität

Die Dimension der *Interpersonalität* hieß in der OPD-KJ vormals «kommunikative Fähigkeiten». An Veränderungen wurde vorrangig die internalisierte Kommunikation der OPD-KJ in den Teilaspekt der Phantasie integriert. Ebenso haben wir die Fähigkeit, sich zu trennen, als zentralen Teilaspekt der Beziehungsgestaltung in diese Dimension integriert.

Diese Dimension umfasst die Aspekte *Phantasie*, *Kontaktaufnahme*, *Reziprozität*, *Empathie* und die *Fähigkeit, sich zu trennen*. Phantasie ist das Kernelement der Kommunikation nach innen. Es ermöglicht Probehandeln und das Etablieren eines privaten geschützten Raums. Die Fähigkeit zur angemessenen Kontaktaufnahme und der adäquate und verstehbare Ausdruck von Bedürfnissen entwickeln sich, und diese kann zunehmend zur Selbst- und Affektregulierung genutzt werden. Die Ansprechbarkeit für Affekte des anderen wiederum führt schon in der Altersstufe 1 (3 bis 5 Jahre) zu einem Interesse an einem wechselseitigen Dialog. Spielangebote werden aufgenommen und im spielerischen Dialog weiterentwickelt. Die Kommunikation mit dem Kind löst in dem anderen ein Erleben des adäquaten Beteiligtseins aus und zeigt sich in Form von Reziprozität. Ab der Altersstufe 1 (3 bis 5 Jahre) führt die Kommunikation mit dem Kind (z. B. in der Untersuchungssituation) zu einem Gefühl von «Wir». Eine Feinabstimmung ist möglich. Indem die Wünsche des Kindes und seines Gegenübers verhandelt werden, entsteht etwas Drittes. Im Spiel entsteht ein gemeinsam gestaltetes Werk. Die Sensitivität für Gefühle anderer und das Abstimmen seines interaktiven Verhaltens sind weitere zentrale Elemente der Interpersonalität. Empathie beginnt sich bereits ab der frühen Kindheit zu entwickeln und verfeinert sich mit der Zeit. Zuletzt sollte sich ein Kind oder Jugendlicher auch wieder aus Beziehungen lösen und bei dauerhaftem Verlust die emotionale Besetzung vom Objekt abziehen (sich trennen) können.

Bindung

Gänzlich neu hinzugekommen ist, wie bereits erwähnt, die Dimension der *Bindung*. Diese umfasst die Aspekte *Internalisierung*, *sichere innere Basis*, *Fähigkeit des Alleinseins* und das *Nutzen von Bindungsbeziehungen*. Insgesamt versucht diese Dimension das, was Bowlby (1975) als «Inneres Arbeitsmodell» konzeptualisiert hat, in seiner Entwicklung und Ausprägung abzubilden. Internalisierung beginnt zunächst mit den Beziehungserfahrungen zu den primären Bezugspersonen, die ab dem dritten Lebensjahr bis hinein in die frühe Kindheit (Altersstufe 1: 3 bis 5 Jahre) als sicherheitsgebende mentale Objekt- und Beziehungsrepräsentationen in irgendeiner Form zur Verfügung stehen sollten. Darauf aufbauend sollten sich diese Bindungsrepräsentationen im Laufe der mittleren Kindheit (Altersstufe 2: 6 bis 12 Jahre) differenzieren und vernetzen und sich letztlich im Jugendalter (Altersstufe 3: 13 bis 18 Jahre) zu einem vollständigen «Arbeitsmodell» ausbilden. Während es zunächst um das Vorhandensein von Beziehungsrepräsentationen geht, beschreibt der Bereich der sicheren inneren Basis die Anwendungsmöglichkeiten des verfügbaren mentalen Repertoires. Die Aktivierung des Bindungssystems löst ein Bedürfnis nach Schutz und Sicherheit aus. Ein Kind sollte in der frühen Kindheit (Altersstufe 1) in der Lage sein, diese Aktivierung zuzulassen und auch wieder intrapsychisch eine Deaktivierung herbeizuführen. Dies muss zunächst nur in eingeschränktem Maße je nach Stärke der Aktivierung und nur bei einzelnen Auslösern (Dunkelheit, Trennung etc.) ohne interaktive Hilfe gelingen. In der mittleren Kindheit (Altersstufe 2) sollte dann schon bei mehreren Auslösern, die eine nicht zu starke Aktivierung des Bindungssystems verursachen, eine Regulierung herbeigeführt werden können. Im Jugendalter (Altersstufe 3) sollte dies praktisch immer zumindest als Notlösung, wenn keine interaktiven Regulierungsressourcen zur Verfügung stehen, gelingen. Kinder sollten darüber hinaus bereits im Alter von drei Jahren in der Lage sein, sich allein zu beschäftigen, ohne von ihren negativen Gefühlen überwältigt zu werden. Während dies in frühen Jahren in zeitlich sehr begrenztem Maße und nur in vertrauter Umgebung gelingen sollte, muss sich diese Fähigkeit weiter entwickeln, so dass auch längere Zeiträume in fremder Umgebung von Jugendlichen zumindest ertragen werden. Zuletzt ist es wichtig, auch Beziehungen zur Befriedigung von Bindungsbedürfnissen nutzen zu können. Dies beschreibt die Fähigkeit des Kindes oder des Jugendlichen, eine Beziehung zu einer Bindungsfigur in Form einer zielkorrigierten Partnerschaft zu gestalten.

5.4 Behandlungsvoraussetzungen

Die in den vorangegangenen Abschnitten beschriebenen Achsen *Beziehung*, *Konflikt* und *Struktur* operationalisierten explizit psychodynamische Konstrukte, die die Phänomenologie und innere Dynamik eines Störungsbildes mit interaktioneller Akzentuierung abbilden sollen. Daneben fließen im diagnostischen Prozess insbesondere für die Indikationsstellung und Therapieplanung noch eine Reihe weiterer wichtiger Aspekte ein. Diese werden in der Achse *Behandlungsvoraussetzungen* zusammengefasst. Die differenzielle Indikationsstellung zur Psychotherapie im Kindes- und Jugendalter ist dabei stets eingebettet in allgemeine psychopathologische, psychopharmakologische, sozialpsychiatrische und familientherapeutische Überlegungen. Die Achse *Behandlungsvoraussetzungen* hat hier eine wichtige Brückenfunktion zwischen diesen Perspektiven. Sie orientiert sich vorwiegend an für die Indikationsstellung zur Psychotherapie und ihrer Planung bedeutsamen Aspekten. Deren Einschätzung soll dabei auch für Überlegungen zu multimodalem Vorgehen bzw. zu relativen Kontraindikationen oder weiterführenden differentialindikatorischen Überlegungen Anlass geben, z. B. im Hinblick auf die Einleitung ergänzender pädagogischer oder pharmakologischer Interventionen. Die für diese Achse vorwiegend unter klinisch-pragmatischen Gesichtspunkten definierten Items sind in die drei Kategorien *Subjektive Dimensionen*, *Ressourcen* und *Spezifische Therapievoraussetzungen* untergliedert. Sie sind untereinander in ihrer theoretischen Konzeption weitgehend unabhängig, was diese Achse deutlich von den anderen Achsen unterscheidet[2]. Bei der Konzeptualisierung der Items wurden Überlappungen mit der multiaxialen psychiatrischen oder psychosomatischen Diagnostik nach dem Multiaxialen Klassifikationsschema (MAS) der ICD-10, die unabhängig von der jeweils psychotherapeutischen Schule als unverzichtbarer Basisstandard ohnehin anzuwenden ist, vermieden. Dies führte u. a. zu einer konsequenteren Orientierung am subjektiven Erleben der Patienten im Vergleich zur OPD für das Erwachsenenalter. Beispielsweise ist bei der OPD der Schweregrad der Beeinträchtigung durch eine Symptomatik vom Untersucher objektiv einzuschätzen, was in der multiaxialen kinder- und jugendpsychiatrischen Diagnostik nach MAS/ICD-10 bereits auf der Achse VI (Allgemeines psychosoziales Funktionsniveau) erfolgt.

Das subjektive Krankheitserleben und die damit einhergehende Krankheitsverarbeitung sind für die Beurteilung der differenziellen Psychotherapieindikation in unterschiedlichen Settings ein bedeutsamer Baustein. Sie werden in den Items der *Subjektiven Dimensionen* operationalisiert. Im Bereich der subjektiven Dimensionen hat die Sicht und Erlebnisweise der Patienten quasi «im Originalton» ihren Platz, bevor sie durch Interpretation und Deutung in eine professionelle Sichtweise übersetzt und abstrahiert wird. Die psychodynamische Diagnostik orientiert sich hier explizit an der Subjektivität des Kindes bzw. Jugendlichen. Erst in einem darauf folgenden Schritt werden Verbindungen und Dissonanzen zu objektiv oder interpretatorisch gefundenen Ergebnissen hergestellt. Im klinischen Alltag ist es nicht immer einfach, die Subjektivität des Kindes anzunehmen und eine diagnostische Intersubjektivität herzustellen. Die Achse *Behandlungsvoraussetzungen* ist in diesem Zusammenhang ein prototypisches Beispiel für die Verbindung psychodynamischer Operationalisierung mit normativen Dimensionen.

So wird die Beurteilung der Beeinträchtigung des Patienten in der OPD-KJ-2 dessen subjektiver Einschätzung überlassen und erst in einem nächsten Schritt mit objektivierten diagnostischen Einschätzun-

2 In die im Vergleich zur ersten und zweiten Auflage dieses Manuals vorgenommenen Modifikationen bei der Gruppierung der Items flossen mittlerweile vorliegende faktorenanalytische Überprüfungen dieser Achse ein (Weitkamp, Wiegand-Grefe & Romer, 2012; Winter et al., 2011).

gen des Untersuchers abgeglichen. Die subjektiven Krankheitshypothesen sind insbesondere im Kindesalter und im Familienkontext von höchster Bedeutung für die Compliance, die Adhärenz und die Entwicklung einer gemeinsamen Problemdefinition sowie des sich daraus ableitenden Behandlungsauftrages. In diesem Zusammenhang sind auch soziokulturelle Besonderheiten zu erkennen und in ihrer Bedeutung für den Therapieplanungsprozess zu bewerten. Die Therapiemotivation des Patienten wird in der OPD-KJ-2 in zwei Items differenziert, nämlich in die Veränderungsmotivation im Hinblick auf berichtete Symptome bzw. Probleme sowie die sich im diagnostischen Dialog abzeichnende spezifische Behandlungsmotivation zur beziehungsorientierten tiefenpsychologischen oder psychoanalytischen Therapie im engeren Sinne. Manche Patienten zeigen eine scheinbar hohe Veränderungsmotivation, sind aber nicht bereit oder in der Lage, ein spezifisches Psychotherapieangebot anzunehmen und durchzuhalten.

Ressourcen haben in der Therapieplanung eine zentrale Bedeutung und werden in der OPD-KJ-2 operationalisiert und bewertet. Eine allgemeine Ressourcenorientierung wird dabei als therapeutische Haltung des Untersuchers vorausgesetzt. Spezifisch beurteilt wird – dem in der Forschung zu Risiko- und Schutzfaktoren für seelische Gesundheitsprobleme etablierten Konstrukt von «social support» folgend – die subjektiv erlebte Unterstützung durch Freunde, Familie und erweitertes soziales Umfeld. Hinzu kommt als individuelle Ressource das an das psychoanalytische Konstrukt der Ich-Stärke angelehnte berichtete Gefühl aktueller und potenzieller Selbstwirksamkeit. Begriffe wie Compliance oder Adhärenz, die zwar regelmäßig verwendet, aber in ihrer Definition oft unscharf sind, wurden in der OPD-KJ-2 in das Item der Therapie- und Arbeitsbündnisfähigkeit übergeleitet.

6. Befunderhebung und OPD-KJ-2-Interview

6.1 Befunderhebung

Bei jeder psychodynamischen Diagnostik ist der Untersucher ein in Interaktion mit dem Patienten stehender teilnehmender Beobachter. Die szenische Entfaltung des Beziehungsgeschehens zwischen Patient und Untersucher sowie die affektive Beteiligung und Resonanz des Untersuchers fließen in die diagnostische Befunderhebung ein. Bei der OPD-KJ werden die Kategorien des diagnostischen Bewertens weitest möglich anhand beobachteter Phänomene operationalisiert.

Grundsätzlich erfordert der Untersuchungsraum abhängig vom Alter des Kindes oder Jugendlichen eine altersangemessene Ausstattung. Die unterschiedlichen Altersstufen sind zu berücksichtigen. Auch bei intellektueller Beeinträchtigung ist das reale Alter vorrangig. Der Zeitrahmen sollte für die Altersstufe 3 (13 bis 18 Jahre) ca. 60 Minuten betragen, bei Kindern der Altersstufe 2 (6 bis 12 Jahre) ca. 30 Minuten mit anschließender Möglichkeit, die Diagnostik mit Spielmaterialien weiterzuführen (Sceno-Test, von Staabs, 1964; Geschichtenergänzen, Weber & Stadelmann, 2011; Squiggle, Winnicott, 1971). Bei Klein- und Vorschulkindern (Altersstufe 1: 3 bis 5 Jahre) sollte für die Diagnostik in erster Linie auf Spielmaterialien zurückgegriffen werden. Die Spielinitiative sollte dem Kind vorbehalten sein, als Reaktion auf das Spielangebot des Kindes ist die aktive Teilnahme des Interviewers vorgesehen.

Aufgrund der realen Abhängigkeiten und altersabhängig eingeschränkten Wahrnehmungen der Kinder und Jugendlichen ist es notwendig, dass wichtige Bezugspersonen in die Untersuchung miteinbezogen sind. Kernstück der Befunderhebung bilden das Gespräch, das Spiel und ggf. projektive Verfahren, wobei je nach Alter des Patienten Gesprächsanteile oder Spielanteile überwiegen.

Bei Kindern und Jugendlichen verändern sich entsprechend den Altersstufen (s. d.) die Schwerpunkte der Befunderhebung:

- In der Altersstufe 1 (3 bis 5 Jahre) stehen die Verhaltens-, Interaktionsbeobachtung und die spielerische Mitteilung im Vordergrund, induzierte spielerische Narrationen können hier ebenfalls eingesetzt werden.
- In der Altersstufe 2 (6 bis 12 Jahre) gibt es zunehmend Übergänge von der Mitteilung im Spiel zum Gespräch. Darüber hinaus sind induzierte Narrationen durch Geschichtenergänzen, die Squiggle-Technik oder auch das Szeno-Spiel sehr informativ.
- In der Altersstufe 3 (13 bis 18 Jahre) gewinnt die verbale Mitteilung zunehmend an Bedeutung, wenngleich auch das Spiel noch Bedeutung haben kann. Wichtig ist jedoch auch hier die Verhaltensbeobachtung.

Im Folgenden soll auf einige relevante Aspekte der Befunderhebung beispielhaft eingegangen werden.

Zum Auftreten und Verhalten

- Im Auftreten und Verhalten zeigt das Kind seine Auffälligkeiten (z. B. Angst), ohne diese benennen zu können.
- Es wird an seinem Erscheinungsbild deutlich, ob das Kind in einem guten oder ggf. vernachlässigten Zustand ist.
- Der Jugendliche macht durch sein Auftreten deutlich, in welche Richtung seine Wertorientierung geht (z. B. Kleidung, Haartracht usw.).
- Wie bewegt sich ein Kind im Raum des Therapeuten?
- Zeigt das Kind hyperaktives Verhalten oder verkriecht es sich hinter der Mutter?
- Braucht das Kind in seiner Steuerung Regulationshilfe durch andere?
- Zeigt der Jugendliche in seinem Handeln, was er von Erwachsenen hält, ist er misstrauisch oder mitteilsam?

Zur Interaktionsbeobachtung

Insbesondere beim Kleinkind ist es wichtig, sich ein Bild hinsichtlich der Interaktion zwischen Mutter und Kind bzw. Vater und Kind zu verschaffen.

- Wie sieht das Bindungsverhalten aus?
- Zeigt das Kind Interesse an Exploration oder bleibt es altersunangemessen an die Mutter gebunden?
- Findet das Kind Interesse an Spielsachen im Zimmer des Therapeuten?
- Kann das Kind zum Therapeuten Kontakt herstellen?
- Muss das Kind sich der Mutter gegenüber vergewissern?

Zu Beobachtungen im freien Spiel

Im Spiel zeigt das Kind oder auch der Jugendliche seine subjektive Realität. Eine aktive Teilhabe des Untersuchers ist dann sinnvoll, wenn der Patient Hilfen bei seiner Spielauswahl und -gestaltung braucht.

- Findet das Kind Interesse an den Spielsachen?
- Stellt das Kind ggf. Spielszenen her?
- Muss das Kind hinsichtlich seiner Aktivitäten eingegrenzt werden?
- Verfügt das Kind über Phantasie, kann es sich spielerisch mitteilen oder bleibt es chaotisch und ohne unmittelbar verstehbaren Sinn?

Kinder beginnen in der Altersstufe 1 mit dem Übungsspiel, das im Vorschulalter zum symbolischen Spiel wird. Ab dem Alter von sechs Jahren (Altersstufe 2) steht das Rollenspiel im Vordergrund, bei Jugendlichen (Altersstufe 3) spielt das Spiel eine untergeordnete Rolle, stattdessen wird ggf. handelnd mitgeteilt.

Die spielerische Inszenierung im Szeno

Als ein Teil der Diagnostik hat sich der Szeno-Kasten (von Staabs, 1964) bewährt. Das Kind wird aufgefordert, etwas aufzubauen, was ihm gerade einfällt oder durch den Sinn geht. Hier kann zwischen Spielinhalt, Fähigkeit zur Phantasie, Spieldauer und Spielgestaltung unterschieden werden. Im Spielaufbau können ggf. zentrale Konfliktthemen wie z.B. Selbstversorgen vs. Versorgtwerden dargestellt werden. Es können hinsichtlich struktureller Schwierigkeiten Befunde deutlich werden, wie die Fähigkeit zur Steuerung, die Fähigkeit zur Phantasiebildung, zur Objektwahrnehmung oder Affekttoleranz, die für die Diagnostik der Strukturachse bedeutsam sind (Streeck-Fischer, 1999). Im Spiel finden sich ebenso Hinweise auf die Beziehungsgestaltung.

Eine weitere Hilfe bei der Befunderhebung sind Geschichtenergänzungsverfahren. Hier eignet sich die McArthur-Story-Stem-Battery (Bretherton & Oppenheim, 2003), die modifiziert auch bei der Strukturdiagnostik eingesetzt werden kann (Weber & Stadelmann, 2011). Die Kinder werden mit Geschichtenanfängen zu konflikthaften Alltagssituationen in der Familie und mit Gleichaltrigen konfrontiert. Ihr Weiterspiel kann Aufschluss über Gedanken und Gefühle des Kindes geben. Diese Untersuchungsverfahren ermöglichen einen Zugang zu der kognitiven und emotionalen Entwicklung von Kindern. Diese Verfahren sind für Kinder ab drei Jahren entwickelt worden.

Bei der Auswertung der Geschichten können sowohl die darin verborgenen Konflikte deutlich werden als auch die unterschiedlichen Strukturniveaus. Hier können die Dimensionen der Steuerung, der Identität, der Interpersonalität sowie der Bindung sichtbar werden. Anhand eines Fallbeispiels wurden von Weber und Stadelmann (2011) diese Verwendungskriterien anschaulich dargestellt. Mit der Fokussierung auf die Dimension Bindung kann die Attachment-Story-Completion-Task (ASCT) von Bretherton und Kollegen (2011) verwendet werden.

Fremdanamnestische Angaben

Das Gespräch mit Eltern oder anderen Bezugspersonen ist nicht nur von Bedeutung bei Kindern in Altersstufe 1 (3 bis 5 Jahre) und 2 (6 bis 12 Jahre), sondern auch bei Jugendlichen (Altersstufe 3), die deutliche Mentalisierungsbeeinträchtigungen oder etwa eine ausgeprägte Störung in der Realitätsprüfung haben. Hier kann erst mithilfe der fremdanamnestischen Angaben das Ausmaß der Störung deutlich werden. Darüber hinaus sind Kinder und Jugendliche, die zu einem vordergründig angepassten Verhalten neigen, oftmals nicht in der Lage bzw. sie vermeiden, das Ausmaß ihrer Problematik mitzuteilen. Fremdanamnestische Angaben sind notwendig, um ein vollständiges Bild der Problematik des Kindes, des Jugendlichen und der Eltern zu bekommen.

Die OPD-KJ-2 sieht eine Standardisierung des Untersuchungsganges nicht vor. Die Grundideen der einzelnen Achsen dienen vielmehr als Leitfaden für Interview und Spiel.

- In allen Abschnitten der Befunderhebung können sich Informationen zu dysfunktionalen Beziehungsmuster und über die realen psychosozialen Lebensbedingungen eines Patienten ergeben.
- Informationen über repetitive erlebens- und verhaltensbestimmende, das Leben in mehreren Bereichen beeinträchtigende intrapsychische Konflikte und über das Integrationsniveau der psychischen Struktur als ganzheitliches Gefüge von Dispositionen, die dem Kind oder Jugendlichen zur Verfügung stehen, sind vor allem im zweiten Abschnitt der Untersuchung zu erwarten.
- Im dritten Abschnitt kann der Untersucher Informationen erhalten über intrapsychische Konflikte und psychische Strukturen der Elternpersonen, die wichtige Rahmenbedingungen für die Entwicklung von Kindern und Jugendlichen darstellen.

6.2 OPD-KJ-2-Interview

Der Arbeitskreis OPD-KJ gab bisher wenig spezifische Hinweise zur Interviewführung. Da es diesbezüglich eine hohe Nachfrage gab, werden die grundsätzlichen Überlegungen zum OPD-KJ-2-Interview näher erläutert, der Interviewablauf spezifisch dargestellt und im Anhang ein Interviewleitfaden zur Verfügung gestellt.

Die Kunst des OPD-KJ-2-Interviews besteht darin, auf der einen Seite genügend Material für die Einschätzung der vier Achsen mithilfe einer eher explorativen Interviewhaltung zu generieren. Der Vorteil einer solchen Vorgehensweise ist, dass die psychodynamische Diagnostik anhand von Äußerungen des Patienten belegbar wird und in diesem Sinne operationalisiert werden kann. Dabei sollte der Umstand beachtet werden, dass es sich bei den Antworten auf die gestellten Fragen um Selbsteinschätzungen handelt, die auch durch Rationalisierungen und Selbsttäuschungen bestimmt sein können (Mertens, 2012). Auf der anderen Seite ist darauf zu achten, dass dem szenischen Material mithilfe einer beziehungsdynamischen Grundhaltung genügend Raum gelassen wird (Diederichs-Paeschke et al., 2011; Windaus, 2012; Winnicott, 1971). Die Wahrnehmung der eigenen Subjektivität ist für das szenische Verstehen unter Berücksichtigung der inneren Resonanz des Untersuchers und des Leitaffekts des Patienten von zentraler Bedeutung. Der Untersucher selbst ist beobachtender Teilnehmer an einem szenischen Dialog und kann sich aus dem Beziehungsgeschehen nicht herausnehmen. Das szenische Verstehen beinhaltet die Wahrnehmung von Bildern, Phantasien, Träumen und körperlichem Empfinden, was erst durch ein «Fließenlassen der Eindrücke aus dem Vor- und Unbewussten» entstehen kann (Mertens, 2012, S. 186). Hierbei besteht allerdings auch die Gefahr, dass die Einschätzungen des Therapeuten subjektiv gefärbt sein können und dem Kind oder Jugendlichen letztlich nicht gerecht werden. An dieser Stelle kann der Einbezug der OPD-KJ die diagnostische Qualität erhöhen (Rudolf, 2012). In der Zusammenschau gehen wir davon aus, dass die Qualität der psychodynamischen Diagnostik dann am höchsten ist, wenn sowohl das szenische Verstehen als auch die explorative Interviewtechnik zur Befunderhebung je nach Kind oder Jugendlichem und Fragestellung mit unterschiedlichem Schwerpunkt angewandt werden.

Zur Einschätzung aller OPD-KJ-Achsen ist die Anamnese der Eltern und/oder anderer Bezugspersonen in der Regel unerlässlich, wobei es empfehlenswert ist, die Fremdanamnesen der Bezugspersonen vorher zu erheben. Dabei sind insbesondere ethnische und soziale Besonderheiten der Familien zu berücksichtigen. Das Interview mit dem Kind oder Jugendlichen bleibt jedoch Kernstück der Befunderhebung (Arbeitskreis OPD-KJ, 2003).

OPD-KJ – Interviewablauf

Jedem Untersucher steht es selbstverständlich frei, inwieweit er die explorative Interviewtechnik oder ein offeneres Vorgehen mit Schwerpunkt auf dem szenischen Verstehen zur Gewinnung von Informationen und Hypothesen bevorzugt, um die Befundung anhand der OPD-KJ vorzunehmen. Dies wird sicherlich auch davon abhängen, für welchen Zweck das Interview erhoben wird. In Forschungszusammenhängen ist für die Erhebung der Befunde ein strukturierteres Vorgehen notwendig, in klinischen Zusammenhängen kann einer offeneren Gesprächsführung der Vorzug gegeben werden. Erfahrene Psychotherapeuten können zur Erhebung der OPD-KJ-Befunde ihre gewohnte Gesprächstechnik beibehalten. Es geht nicht darum, ein «neues» Interview zu erlernen, sondern vielmehr darum, den Konstrukten der OPD-KJ im Interview Raum zu geben.

Im Allgemeinen empfehlen wir bei Kindern und Jugendlichen ein mäßig strukturiertes Vorgehen unter Berücksichtigung psychodynamischer Aspekte mit orientierenden Fragen nach dem Interviewleitfaden (siehe Anhang). Unter einem mäßig strukturierten Vorgehen verstehen wir auf der einen Seite den vom Kind oder Jugendlichen initiierten Themen und Interaktionen den Vorrang zu geben, auf der anderen Seite, dem Kind oder Jugendlichen auch orientierende Fragen zu stellen und dann Raum zu geben, auf diese Frage zu antworten und/oder im Verhalten zu reagieren. Im Mittelpunkt sollte das szenische Verstehen stehen, das davon ausgeht, dass Kinder und Jugendliche ihre Geschichte nicht nur in Worten, sondern auch durch die Gestaltung eines interaktionellen Prozesses darstellen. Insofern spielt die Selbstreflexion der Gegenübertragung mit daraus entwickelter Hypothesenbildung eine bedeutende Rolle. In **Abbildung 2** ist dargestellt, welche Interviewtechnik schwerpunktmäßig für welche Achsen der OPD-KJ Informationen gewinnen kann.

Das strukturiertere Vorgehen dient beispielsweise dem Explorieren des Ausmaßes der Symptomatik, die offenere Gesprächsführung gibt

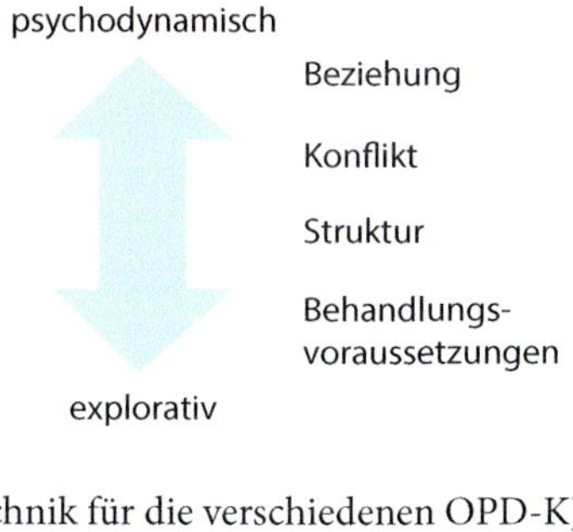

Abbildung 2: Interviewtechnik für die verschiedenen OPD-KJ-Achsen

dem Kind die Möglichkeit, sein inneres unbewusstes Erleben mitzuteilen. Beziehungsdynamische Aspekte können anhand der Interaktion des Kindes mit dem Untersucher und der inneren Resonanz des Untersuchers berücksichtigt werden. Je nach Möglichkeit des Kindes, zu einer Frage bzw. zu einem Thema etwas beizutragen, sollte das Interview bei weitreichenden Schilderungen des Kindes offener, bei zurückhaltenden Kindern strukturierter weitergeführt werden. In Anlehnung an Dührssen (1981) und Erikson (1966) definiert die OPD-KJ folgende wichtige Lebensbereiche für den Kinder- und Jugendbereich: Familie, Gleichaltrige, Kindergarten/Schule/Ausbildung, Körper/Krankheit, Kultur/Migration. Diese Bereiche sollten bei der Interviewführung besonders berücksichtigt werden.

Phasen des Interviews[3]

Eingangsszene

Vor Beginn des Interviews finden die Begrüßung und erste Kontaktaufnahme statt. Es ist von großer Wichtigkeit, die in diesen ersten Augenblicken enthaltenen szenischen und situativen Informationen bewusst wahrzunehmen und sich die eigenen gefühlsmäßigen Reaktionen und Resonanzen zu vergegenwärtigen (Köpp, 2002). An dieser Stelle kann die Verabschiedung von den Bezugspersonen sowie Körperhaltung, Mimik und Gestik des Patienten beobachtet werden. Im Sinne von OPD-KJ ergeben sich hieraus Hypothesen für alle Achsen: Die Information, ob das Kind und die Eltern pünktlich zum Termin erscheinen, kann für die Achse *Behandlungsvoraussetzungen* (Bündnisfähigkeit) verwertet werden. Die Beobachtung, wie sich das Kind dem Untersucher gegenüber verhält, kann für die Achse *Beziehung* (interessiert zugewandt – desinteressiert abgewandt) berücksichtigt werden. Ebenso ergeben sich hierbei Hinweise für die Achse *Struktur* (Interpersonalität – Emotionale Kontaktaufnahme) und *Konflikt* (Nähe vs. Distanz).

3 modifiziert nach Diederichs-Paeschke et al., 2011

Eröffnungsphase

Da Kinder grundsätzlich mit Interviews nicht vertraut sind, sollte den Kindern zu Beginn des Interviews genau erklärt werden, zu welchem Zweck und in welchem Zeitrahmen dieses Interview geführt wird. Dabei sollte sich der Interviewer auch selbst mit seinem Namen und seiner Funktion vorstellen. Ein Hinweis auf die Schweigepflicht insbesondere bei Jugendlichen ist wichtig.

Je nach Kontext kann zu Beginn des Interviews optional ein eher strukturierteres Vorgehen mit Fokussierung auf die Achse *Behandlungsvoraussetzungen* geeignet sein, d. h. die aktuelle psychische oder somatische Symptomatik sowie der Schweregrad und *Leidensdruck* stehen im Mittelpunkt. In diesem Zusammenhang sind die subjektiven *Krankheitshypothesen* und Auslösesituationen von besonderer Bedeutung. Im Anschluss bieten sich Fragen zur allgemeinen *Veränderungsmotivation*, zur spezifischen *Behandlungsmotivation* und zu den *intrapsychischen Ressourcen* an. Denkbar ist auch ein offeneres Vorgehen zu Beginn und im weiteren Verlauf ein trichterförmig zunehmend strukturierteres Vorgehen.

Vertiefungsphase

In dieser Phase des Interviews stehen zunächst die aktuelle Lebenssituation (Schule) und die *Beziehungen zu Gleichaltrigen* (Ressourcen) im Vordergrund. In diesem Zusammenhang bieten sich zur Generierung von Material Erzählungen zu Beziehungsepisoden mit Gleichaltrigen (Struktur und Konflikt) an. Im Anschluss sind die aktuelle familiäre Situation, die *familialen Ressourcen* und die Beziehungsepisoden innerhalb der Familie (Struktur und Konflikt) von Bedeutung. Hierbei sollte auch herausgearbeitet werden, wie das Symptom, aufgrund dessen die Vorstellung erfolgte, im lebensgeschichtlichen Kontext verstanden werden kann. Dabei sollte das Symptom auch in Wechselwirkung zu den wichtigsten Bezugspersonen betrachtet werden.

Die Einschätzung des Items *Nutzung des psychosozialen Helfersystems* sollte hauptsächlich in den Anamnesegesprächen mit den Eltern erfragt werden. Im Anschluss bieten sich im Rahmen der explorativen Interviewtechnik Fragen zur psychischen Struktur in Bezug auf *Identität* und *Steuerung* an. An dieser Stelle können auch Fragen zu intrapsychischen Konflikten gestellt werden und deren Bedeutung für die bestehende

Symptomatik herausgearbeitet werden. Dabei ist es auch wichtig, affektlogische Sinnzusammenhänge zwischen scheinbar irrationalen Erlebens- und Verhaltensmustern herzustellen.

Im Weiteren sollten Kindheitserinnerungen und Träume berücksichtigt werden. Auch die Frage nach den drei Wünschen bringt häufig nochmals neue Aspekte zum Vorschein. An dieser Stelle des Interviews soll die Assoziationstätigkeit angeregt und der Übergang in eine offenere Gesprächsführung ermöglicht werden. Diese unterstützt die Entfaltung der Beziehung zwischen Kind und Untersucher und dessen Beobachtung, Reflexion und Hypothesenbildung. Die Fokussierung auf das szenische Verstehen gibt dem Unbewussten zunehmend Raum und gibt zusätzlich Aufschluss über die Achsen *Struktur* und *Konflikt*. In die Achse *Beziehung* sollte das beobachtbare Verhalten eingehen.

In dieser Vertiefungsphase sind Informationen zu allen OPD-KJ-Achsen zu gewinnen: Die Schilderung der Kontakte zu Gleichaltrigen und den innerfamiliären Beziehungen ermöglichen Informationen zur Achse *Behandlungsvoraussetzungen* (Ressourcen durch Familie und Gleichaltrige). Die Beobachtung der Beziehungsgestaltung in der Untersuchungssituation gibt Hinweise für die Achse *Beziehung*. Die Gesprächssituation selbst sowie die Schilderung der Beziehungsepisoden zeigen weitere wichtige Aspekte für die Achse *Struktur* auf (*Interpersonalität* und *Bindung*). Hinweise auf die Konfliktdynamik können anhand der Schilderung des Selbsterlebens und der Beziehungsepisoden sowie anhand der Beobachtung der Beziehungsdynamik zum Untersucher erschlossen werden. Zusätzlich sei für die Annäherung an einzelne Konflikte auf die orientierenden Interviewfragen im Anhang verwiesen.

Schlussphase und Verabschiedung

Das Kind sollte schon frühzeitig auf das Gesprächsende vorbereitet werden. Zu berücksichtigen ist, dass das Kind sich emotional geöffnet hat. Ein behutsamer Umgang mit dieser Situation erfordert eine grundsätzlich wertschätzende Haltung dem Kind gegenüber. Gegen Ende des Gespräches ist eine zunehmend strukturiertere Gesprächsführung anzustreben. Eine Zusammenfassung des Gesprächs und klare Absprachen bezüglich des weiteren Procedere mit dem Kind oder

Jugendlichen und der Bezugsperson bilden den Abschluss. Die Kontaktaufnahme des Kindes/Jugendlichen zu seiner Bezugsperson sowie die Verabschiedung vom Untersucher (Körperhaltung, Blickkontakt, Mimik und Gestik) geben wertvolle Hinweise für alle Achsen: Für die Einschätzung der Achse *Beziehung* (liebevoll behandelnd – aggressiv/feindselig), für die Einschätzung der Achsen *Konflikt* (Nähe vs. Distanz), *Struktur* (Interpersonalität) und *Behandlungsvoraussetzungen* (Arbeitsbündnisfähigkeit).

Reflexion und Bewertung

Während des Interviews werden unter Berücksichtigung des eigenen inneren Erlebens die Lebenswelten des Patienten kennengelernt. Besondere Beachtung sollten Informationslücken finden. Nach dieser Klärung wird der Patient mit für ihn typischen Verhaltensweisen konfrontiert. Anhand der damit gewonnenen Erkenntnisse können psychodynamische Hypothesen gebildet werden und durch Probedeutungen bestätigt oder wieder verworfen werden. Wenn der Patient sich auf diese Arbeitsweise (Klärung/Konfrontation/Deutung) einlassen kann, kann von einer hohen spezifische Psychotherapiemotivation im Sinne von Einsichtsfähigkeit ausgegangen werden.

Dokumentation und Diagnoseformulierung

Grundlage der Befundung kann ein Protokoll oder ein Video sein. Die Befundung kann alleine erfolgen oder mit erfahrenen anderen Ratern im Austausch, was als Qualitätszirkel genutzt werden kann. Für die Befunderhebung sollte als Grundlage das Manual der OPD-KJ-2 genutzt werden. Das intensive Nutzen des Manuals ist Voraussetzung für die Zuverlässigkeit der Beurteilung. Die klinische Gesamtbeurteilung erfolgt in der Zusammenschau aller Befunde des Interviews (je nach Altersstufe Gespräch und/oder Spiel) und der Fremdanamnesen. Eine schriftliche zusammenfassende Befunddokumentation in Bezug auf psychische Struktur, Konfliktdynamik und Beziehungsgestaltung einschließlich der Einschätzung der Prognose unter besonderer Berücksichtigung der Behandlungsvoraussetzungen ist empfehlenswert.

Entsprechende Bögen zur Befunderhebung sind im Anhang abgedruckt.

Interviewleitfaden

Der Interviewleitfaden (modifiziert nach Arbeitsgruppe OPD-KJ-Institut für Psychotherapie Berlin, 2009; Rathgeber, Sommer & Seiffge-Krenke, 2009; Winter, 2004) ist im Anhang abgedruckt. Im ersten Teil des Interviewleitfadens finden sich allgemeine Aspekte hinsichtlich Anregungen zur Gesprächsführung im Phasenverlauf eines Interviews. Es werden die Dynamiken und Formulierungsvorschläge für die verschiedenen Interviewsituationen geschildert: Beginnend mit der Kontaktaufnahme unter Berücksichtigung möglicher Verweigerungssituationen und Pausen, übergehend zur Vertiefung des Dialogs und schließlich zum Abschluss des Interviews erfolgen Hinweise für das Interview. Im zweiten Teil finden sich achsenspezifische Aspekte mit Beispielfragen zu den Achsen *Konflikt, Struktur* und *Behandlungsvoraussetzungen*. Diese Fragen sind nicht als Vorlage zur Führung eines strukturierten Interviews gedacht, sondern als vertiefende Fragen, die im Verlauf eines Interviews nützlich sein können. Zusätzlich sind Verhaltensbeobachtungen und innere Resonanzen mit aufgenommen.

Teil 2: Manualisierung der Achsen

7. Achse: «Beziehung»

Ausgangspunkt des hier vorgelegten Konzeptes sind die vom Arbeitskreis OPD (1996) beschriebenen Kategorien, die sich auf die interpersonellen Positionen im habituellen Beziehungsverhalten des Patienten beziehen. Dabei hat es sich für die OPD-KJ-2 als notwendig erwiesen, weit reichende Modifikationen vorzunehmen.

Hierfür sind folgende Prämissen gültig:

1. Beziehungen und ihre Ausgestaltungen sind alters- und entwicklungsabhängig.
2. Beziehungen zu den (Haupt-)Bezugspersonen sind von wesentlicher Bedeutung. Dies beinhaltet, dass nicht nur dyadische, sondern auch triadische Beziehungen beschrieben werden können.
3. Die Beschreibung der Kategorien soll funktional sein und darf sich nicht auf maladaptive Muster beschränken; die Erfassung von Ressourcen ist sinnvoll.
4. Die Beziehungsmuster werden so formuliert, dass beobachtbares bzw. verbal geschildertes Erleben und Verhalten berücksichtigt werden. Darüber hinausgehend gibt es die Möglichkeit, symbolisch dargestelltes Material aus Spielszenen bzw. projektiven Verfahren zu beschreiben, wenn dieses anamnestisch bzw. mit dem Kind selbst gesichert werden kann.

7.1 Circumplexmodell der OPD-KJ-2

Eine besonders wichtige Grundlage für das Circumplexmodell der OPD-KJ-2 stellt die strukturelle Analyse sozialen Verhaltens (SASB, Benjamin 1974; Tress, 1993) dar. In ihr wird das Beziehungsverhalten auf drei unterschiedlichen Ebenen – Gerichtetheiten der Interaktion –

beurteilt, nämlich der transitiven Ebene, der intransitiven Ebene und der intrapsychischen (selbstbezüglichen) Ebene.

In Anlehnung an das SASB-Modell beurteilt die OPD-KJ-2 das dyadische interpersonelle Beziehungsverhalten auf zwei Ebenen:

1. Transitive Ebene: Der *objektgerichtete Kreis* beschreibt die Kommunikation, die auf den Interaktionspartner hin ausgerichtet ist (Patient verhält sich zu …).
2. Intransitive Ebene: Der *subjektgerichtete Kreis* beschreibt die Reaktion auf eine Botschaft des Interaktionspartners oder Äußerungen, die sich auf die vom Interaktionspartner ausgelöste Befindlichkeit beziehen (Reaktion des Patienten auf Untersucher).

Der Untersucher ist im Allgemeinen bemüht, auch beim Auftreten negativer oder sehr positiver Affekte, sein Beziehungsverhalten zu kontrollieren. Da seine Resonanz auf den Patienten oder die Familie ein wichtiges diagnostisches Hilfsmittel darstellt, soll der Untersucher sein Erleben bzw. seine eigenen Impulse und Affekte als *Resonanz des Untersuchers* für die transitive und intransitive Ebene mit subjektgerichtetem und objektgerichtetem Kreis ebenfalls einschätzen.

Auf der intrapsychischen Ebene (*selbstbezüglicher Kreis*) untersucht die OPD-KJ-2 den Umgang des Patienten mit sich selbst. Für jeden dieser drei Kreise wird der Grad der Affiliation (liebevolle Freundlichkeit versus Feindseligkeit) und der Grad der Beeinflussung (Unabhängigkeit gewähren bzw. unabhängig sein versus Kontrolle ausüben bzw. sich unterwerfen) bestimmt.

Die zusätzliche triadische Sichtweise (*triadischer Kreis*) weicht von der Modellstruktur der SASB etwas ab. Sie ist für die OPD-KJ-2 sinnvoll, weil sie als zusätzliche Information den Blick auf das ganze Beziehungssystem des Kindes eröffnet und auch den realen Abhängigkeiten des Kindes von den Erwachsenen Rechnung trägt (ein Umstand, der in dieser Form in der OPD für Erwachsene nicht vorhanden ist). Der triadische Gesichtspunkt lässt sich auch bei einer Präsenz von nur zwei Personen (z. B. Mutter und Kind) vertreten, insbesondere, wenn das Kind Symbolspiele macht, entsprechende Geschichten erzählt, aber auch beim verbalen Erwähnen von Dritten.

7.2 Operationalisierung

Einführung: Es gelten die allgemeinen Regeln der Befunderhebung.

Informationsquellen

1. Zentral für die Einschätzung sind die beobachtbaren Beziehungen in der Untersuchungssituation. Es geht dabei um die unmittelbare, aktuelle Beziehungsgestaltung des Kindes oder Jugendlichen und ggf. der Eltern oder anderer relevanter Beziehungspersonen untereinander und in Bezug auf den Untersucher.
2. Ergänzend zur beobachtbaren Verhaltensebene werden die Erlebensweisen und Reaktionen des Untersuchers, seine innere Resonanz, auf das Beziehungsangebot des Kindes oder Jugendlichen und der anwesenden Familiengruppe zur Beurteilung herangezogen.
   Als innere Resonanz bezeichnen wir spezifische Reaktionen, Impulse, Gefühle bzw. inneres Erleben des Untersuchers, die der jeweilige Gesprächsteilnehmer bzw. ein Interaktionspaar oder eine Familie beim Untersucher auslösen. Diese spezifische Resonanz ist dem Untersucher bewusst, zugänglich und direkt an sich selbst beobachtbar bzw. wahrnehmbar. Dies entspricht einer sehr weiten Definition des Begriffs der Gegenübertragung. Da Gegenübertragung in der Psychoanalyse jedoch unterschiedlich definiert wird, verwenden wir bei der Operationalisierung des Beziehungsgeschehens den Begriff der inneren Resonanz. Der Untersucher muss sich kritisch fragen, ob es sich statt einer spezifischen Resonanz nicht auch um Phänomene eigener Übertragung handeln könnte, wenn er sich z. B. als sehr ablehnend oder wohlwollend gegenüber einer Person empfindet. Eine solche übertragungsbedingte ablehnende oder wohlwollende Haltung würde die beobachtbaren Interaktionen und deren Einschätzung durch den Untersucher beeinflussen.
   Die Information über die Resonanz gibt neben der beobachteten Interaktion wichtige Auskünfte über die Beziehungsgestaltung. Seine bei sich beobachtete Resonanz, z. B. auf ein Elternteil, kann der Untersucher damit vergleichen, wie andere, z. B. das Kind, sich mit der betreffenden Person verhalten. Hier kann es Entsprechun-

gen geben, aber die Resonanz kann auch konträr zu diesen Interaktionen sein und diese somit relativieren.

3. Abhängig vom Alter können bei Kindern eigene Berichte, erzählte Beziehungserfahrungen und Geschichten, in denen sich das Kind oder der Jugendliche verbal über seine Beziehungen zu wichtigen anderen äußert, zur Anwendung der OPD-KJ-2 herangezogen werden. Einbezogen werden ferner Berichte der Eltern oder anderer wichtiger Beziehungspersonen über bedeutungsvolle oder häufig wiederkehrende Beziehungserfahrungen des Kindes oder Jugendlichen bzw. der Eltern mit dem Kind oder Jugendlichen.
4. Als weitere Datenquelle zur Einschätzung der Beziehungsachse werden die Beziehungskonfigurationen von Symbolfiguren aus Spielszenen, projektiven Untersuchungsverfahren, zeichnerischen oder anderen Ausdrucksmitteln dann zur Beurteilung herangezogen, wenn ihre Bedeutung durch verschiedene Quellen, das anamnestische Material und die Beziehungserfahrungen des Kindes oder Jugendlichen gestützt ist. Ein evidenter Bezug muss also gegeben sein.

Im Gegensatz zum Erwachsenen neigen Kinder und oft auch Jugendliche weniger dazu, über sich selbst und ihre Beziehungsprobleme zu berichten, sondern vielmehr dazu, diese Beziehungsprobleme unmittelbar handelnd in die Beziehung zum Untersucher einzubringen. Bei der Einschätzung entlang der Beziehungsachse der OPD-KJ-2 verlassen wir uns deshalb weniger darauf, dass die Patienten typische Beziehungsepisoden von sich erzählen, sondern mehr darauf, dass der Patient eine solche typische Beziehungsepisode mit dem Untersucher oder mit wichtigen Beziehungspersonen direkt und unmittelbar gestaltet. Als teilnehmende Beobachter versuchen wir dann das, was in der Beziehung unmittelbar geschieht, zu operationalisieren. Wir beschränken uns nicht auf dysfunktionales Verhalten, sondern kodieren – im Sinne von Ressourcen – auch positives Beziehungsverhalten. Hierzu haben wir uns deswegen entschlossen, weil angesichts der rasanten Entwicklung im Kindes- und Jugendalter dysfunktionales und funktionales Verhalten manchmal schwer voneinander zu trennen sind und wir im therapeutischen Prozess ja gerade auf funktionale Aspekte des Ichs aufbauen.

Einschätzungsskalen

In den dyadischen und selbstbezüglichen Kreismodellen wird der Grad der Affiliation auf der horizontalen Achse und der Grad der Beeinflussung auf der vertikalen Achse aufgetragen.

Im Kreis sind jeweils acht Orte mit einer Beschreibung und Zuordnungsziffer über den Grad der Affiliation (liebevolle Freundlichkeit versus Feindseligkeit) und Beeinflussung (Unabhängigkeit gewähren bzw. unabhängig sein versus Kontrolle ausüben bzw. sich unterwerfen) definiert. Der Untersucher orientiert sich bei seiner Einschätzung der acht Items zunächst an der vorliegenden Häufigkeit des zu untersuchenden Verhaltens. So wird beurteilt, ob das Verhalten oder die Resonanz *nicht vorhanden* (0), *wenig vorhanden* (1), *mäßig vorhanden* (2), *oft vorhanden* (3) oder *sehr oft vorhanden* (4) ist. Manchmal lässt sich das Item besser durch das Ausmaß der Intensität als durch die Häufigkeit beurteilen, z.B. wenn bei einer Einschätzung eines Items auffällt, dass zwar nur einzelne Handlungen auftreten, diese jedoch die Situation sehr prägen. Die Bezeichnungen hierzu sind: *nicht vorhanden* (0), *schwach vorhanden* (1), *mäßig vorhanden* (2), *stark vorhanden* (3) oder *sehr stark vorhanden* (4). Beispiel: Während einer halbstündigen Untersuchungssituation hat ein Jugendlicher zweimal heftige aggressive Impulse gegenüber dem Untersucher und droht diesem, er werde noch sein blaues Wunder erleben. Bei alleiniger Berücksichtigung der Häufigkeit solcher aggressiver Impulse würde der Jugendliche zu wenig aggressiv beurteilt werden, so dass der Untersucher hier nicht die Häufigkeit, sondern das Ausmaß der Aggressivität bewertet und dem Jugendlichen hier eine 4 gibt.

Je nach Untersuchungssituation und klinischer Fragestellung können auf der dyadischen Ebene unterschiedlich viele Beziehungen (z.B. Kind zu Mutter, Mutter zu Kind und Kind zu Untersucher, Resonanz des Untersuchers bezogen auf die Mutter und das Kind, jeweils subjekt- und objektgerichtet) beurteilt werden (anamnestisch, beobachtet, symbolisiert).

Das Beziehungsverhalten wird auf der dyadischen Ebene (Einschätzungsbogen A) mit dem objektgerichteten Kreis und dem subjektgerichteten Kreis beurteilt.

- Der objektgerichtete Kreis beschreibt die Kommunikation, die auf den Interaktionspartner hin ausgerichtet ist. Hier wird beschrieben, wie auf den Interaktionspartner Einfluss genommen wird oder wie über ihn eine qualifizierende Aussage gemacht wird.
- Beispiel: Die Mutter verhält sich gegenüber ihrem Kind vorwurfsvoll und entwertend.
- Der subjektgerichtete Kreis beschreibt die Reaktion auf eine Botschaft des Interaktionspartners oder auf Äußerungen, die sich lediglich auf die eigene Befindlichkeit beziehen.
- Beispiel: Das Kind wirkt sich missmutig verschließend in der Beziehung zum Untersucher.

Das subjektive Erleben (Impulse, Emotionen etc.) des Untersuchers in Beziehung zum Patienten stellt eine zusätzliche Quelle für relevante Informationen dar und kann deshalb als Resonanz des Untersuchers (Einschätzungsbogen B) mit dem subjektgerichteten und objektgerichteten Kreis beurteilt werden.

Auf der intrapsychischen Ebene (selbstbezüglicher Kreis, Einschätzungsbogen C) macht sich die Person selbst zum Gegenstand einer qualifizierenden Äußerung. Sie behandelt sich selbst lobend oder kontrollierend wie eine dritte Person. Beispiel: Der Jugendliche zeigt autoaggressives Verhalten.

Auf der triadischen Ebene (Einschätzungsbogen D) wurde das Kreismodell, das sich auf dyadische Strukturen bezieht, modifiziert. Auf der horizontalen Achse wird ebenfalls die Affiliation eingestuft. Die vertikale Achse beschreibt die Flexibilität bzw. Rigidität der jeweiligen Triade.

Im Folgenden werden Anweisungen zu jeder Einschätzungsebene (A, B, C, D) mit ihren jeweiligen Kreisen gegeben.

7.3 Einschätzungsebene A: Dyaden

Einführung

Wir bewerten für jedes Item, ob die dort beschriebene Beziehungsgestaltung beobachtbar ist und, wenn ja, in welchem Ausmaß.

Es ist zu vermeiden, sich am Durchschnitt der Patienten mit der jeweiligen Störung («für einen Autisten ist der Patient recht zugewandt») und am klinischen Erfahrungshorizont des Beurteilers («gemessen an meinen sonstigen Patienten ist sie sehr liebevoll») zu orientieren. Die Beschreibung eines Items entspricht einer gestalthaften Einheit und ist nicht als eine Addition der beiden Eigenschaftswörter zu sehen, z.B. bedeutet 1.4 *freundlich anleitend* sowohl freundlich als auch anleitend. Ist jemand freundlich, leitet aber dabei nicht an, so muss eine 0 kodiert werden.

Im objektgerichteten Kreis wird eingeschätzt, wie die zu untersuchende Person (z.B. das Kind) mit dem Gegenüber (z.B. dem Untersucher) umgeht, wie sie aktiv die Beziehung zum Gegenüber gestaltet. Der subjektgerichtete Kreis erfasst dagegen die Reaktion auf die Beziehungsgestaltung des Gegenübers oder Aspekte der Selbstregulation und der inneren Beziehung, die sich aber ebenfalls im Rahmen der Beziehung zum Gegenüber entfaltet. Es geht also um ein «Selbstsein mit» («well being with»).

Die pro Item beschriebenen Beispiele sind so formuliert, dass das jeweilige Verhalten/Erleben jeweils sehr oft bzw. sehr stark auftritt und mit 4 zu kodieren ist. Geringere Häufigkeiten bzw. schwächere Ausprägungen pro Beobachtungszeitraum sind entsprechend geringer einzustufen (0 = *nicht vorhanden*, 1 = *wenig/schwach vorhanden*, 2 = *mäßig vorhanden*, 3 = *oft/stark vorhanden*). Falls der Einschätzer nicht gleichzeitig der Interviewer ist, kann auch der Interviewer eingeschätzt werden. Setting- und rollenbedingt wird er aufgrund dessen bei einigen Items (etwa «genießt den Kontakt», «aggressiv behandelnd») im Allgemeinen weniger hohe Ausprägungen bekommen.

Um das Manual nicht zu umfangreich zu machen, beschränken sich die Beispiele mit wenigen Ausnahmen auf beobachtbares Beziehungsverhalten in Untersuchungssituationen, und sie können auf symbolisierte Szenen im Spiel bzw. auf das geschilderte Beziehungsverhalten bestimmter Dyaden übertragen werden. Im Anschluss daran werden für jede Altersstufe noch Ankerbeispiele in Tabellen beschrieben.

Kommentare und Beispiele der einzelnen Items

Objektgerichteter Kreis

1.1 gewähren lassend

Dies bedeutet eine Haltung, in der die Person zulässt, dass das Gegenüber tun kann, was es gerade will. *Gewähren lassend* ist im Sinne von «dem Gegenüber Freiraum geben» zu verstehen. Ein gleichzeitig bestehender positiver oder negativer Affekt gegenüber dem Dialogpartner spielt bei der Beurteilung dieses Items keine Rolle. Lässt z. B. ein Kind gleichgültig alle Fragen über sich ergehen, ohne Einfluss auf den Untersucher zu nehmen, ist es *gewähren lassend*. Andauernde aktive Verweigerung der Mitarbeit und permanentes eigenes Bestimmenwollen dagegen würden bedeuten, dass hier kein *gewähren lassend* vorkommt, daher kodiert der Einschätzer eine 0 = *nicht vorhanden*.

Wenn das Kind den Untersucher zwar alles fragen lässt, aber nur knapp antwortet, ist dieses Verhalten sowohl durch Anteile eines gewähren lassenden Verhaltens als auch Anteile eines bestimmend, kontrollierenden Verhaltens gekennzeichnet, da der Untersucher sich evtl. so auch in seiner Absicht zu fragen bremsen lässt.

1.2 interessiert zugewandt

Dieses Item ist entsprechend seinem Ort auf dem Kreismodell durch eine Mischung von gewähren lassen und positiven Affekten dem Dialogpartner gegenüber gekennzeichnet. Hier sind Zuhören auch bei unterschiedlicher Meinung, Beachten des Gegenübers und/oder ein Anerkennen der Absichten und Sichtweisen des Gegenübers gemeint. In einem Gespräch ist eine freundliche Aufmerksamkeit gegenüber den Äußerungen und Aktivitäten des Gegenübers *interessiert, zugewandt*. Anhand des Blickes, Körperhaltung und Stimme lassen sich auch oben genannte Phänomene beobachten. Eine interessierte Zugewandtheit kann auch daraus abgeleitet werden, dass z. B. das Kind durch seine Aktivität den Untersucher ermutigt, mit seinen Fragen und seiner Art des Vorgehens fortzufahren. Induziert das Kind eine Erschwernis im Fortgang des Interviews, indem es z. B. ständig wegläuft und räumlich auf Distanz bleibt, so würde dies ein geringes Maß an interessierter Zugewandtheit bedeuten und dadurch weniger hoch kodiert werden. Hier wäre der Untersucher nicht gerade ermutigt, mit seinem bisherigen Dialogangebot fortzufahren.

1.3 liebevoll behandelnd

Dieses Item kann umschrieben werden mit der Aussage, sich freundlich um die Befindlichkeit des Gegenübers kümmern. Dazu gehören also Interesse und Freundlichkeit. Bei der Beurteilung eines Erstgespräches wird es selten vorkommen, dass ein Kind hier einen sehr hohen Wert bekommt, da das Kind in der Regel weniger bezogen mit dem Interviewer umgeht als mit einem Elternteil. Ein Kind, das sich mimisch und gestisch (lächeln, bei jüngeren Kindern körperliche Nähe suchen) annähert und gut mit dem Untersucher kooperiert, zeigt sich *liebevoll behandelnd*, und je nach Ausmaß dieses Verhaltens hat die Einschätzung zu erfolgen.

1.4 freundlich anleitend

Dieses Item ist entsprechend seinem Ort auf dem Kreismodell durch eine Mischung von Kontrolle und positivem Affekt dem Dialogpartner gegenüber gekennzeichnet. Es bedeutet, dass das Geschehen in eine Richtung gelenkt wird (bei gleichzeitig vorhandenem positivem Affekt) bzw. auf das Gegenüber freundlich Einfluss genommen wird, egal ob es sich dabei um einen Dialog oder Handlungsdialog handelt. Ein Sich-Kümmern, Ratgeben bzw. ein den anderen anregendes Verhalten ist darunter auch zu verstehen. Ein Erwachsener, der dem Kind in freundlicher und unterstützender Weise zeigt, was er erwartet, und dann die Situation entsprechend strukturiert, ist *freundlich anleitend*.

1.5 bestimmend kontrollierend

Hierunter sind folgende Verhaltensweisen zu verstehen: Die Person übernimmt die Führung im Dialog, dominiert das Gespräch, kontrolliert das Tun des Dialogpartners, schränkt ihn ein, oder die Person will dem anderen vorschreiben, was er zu machen hat. Ein gleichzeitig bestehender positiver oder negativer Affekt gegenüber dem Dialogpartner spielt bei der Beurteilung dieses Items keine Rolle.

1.6 vorwurfsvoll entwertend

Dieses Item ist entsprechend seinem Ort auf dem Kreismodell durch eine Mischung von Kontrolle und negativem Affekt dem Dialogpartner gegenüber gekennzeichnet. Bei älteren Kindern, Jugendlichen und Erwachsenen ist darauf zu achten, ob sich in Sprache, Mimik oder Verhaltensreaktionen Hinweise auf vorwurfsvolle, beschuldigende und entwertende Tendenzen finden lassen. Ein Untersucher, der sich gegenüber einem Kind in einer Mischung aus ungläubigem Erstaunen und impliziter Kritik oder Ähnlichem äußert (z. B. «Was, das weißt du nicht?») oder durch Stirnrunzeln immer wieder kritische Distanz ausdrückt, zeigt hier dem Kind gegenüber ein mit negativem Affekt kontrollierendes Verhalten, was als *vorwurfsvoll entwertend* zu kodieren ist. Bei jüngeren Kindern ist die Bezeichnung im Innenkreis «feindliche Bemächtigung», also eine Bemächtigung mit erkennbar negativem Affekt, eine passendere Beschreibung. Beispiel hierfür ist ein Kleinkind, das zur Mutter «Du Blöde, geh weg!» sagt und auf diese Weise versucht, Aktionen der Mutter zu bestimmen.

1.7 aggressiv/feindselig behandelnd

Aggressives Verhalten in Form von Ablehnung, verbaler oder körperlicher Aggressivität und Ausnutzung von Schwächen des anderen ist hier gemeint. Bei starker Ausprägung und gezielter sowie absichtsvoller Komponente wird hier eine 4 geratet. Bei einem Kind, das z. B. den Interviewer «auflaufen» lässt, sollte hier das Item nur dann hoch eingeschätzt werden, wenn Aggressivität verbal oder im Verhalten auch eindeutig beobachtbar ist. Ärgerliche Blicke, murren o. Ä. werden entsprechend der Intensität des Affektausdrucks mit einbezogen. Ein aggressives Verhalten in leichter Ausprägung liegt z. B. vor, wenn der Untersucher ohne deutlichen Anlass ungeduldig wirkt, ebenso wenn ein Untersucher mimisch bzw. stimmlich Ärger oder Missfallen gegenüber dem Kind ausdrückt.

1.8 desinteressiert abgewandt

Dieses Item ist entsprechend seinem Ort auf dem Kreismodell durch eine Mischung von gewähren lassen und negativem Affekt dem Dialogpartner gegenüber gekennzeichnet. Das heißt, wenn die Person den anderen links liegen lässt, keine Notiz von ihm nimmt, dessen Bedürfnisse vernachlässigt, ihm keine Beachtung schenkt oder auf Schwierigkeiten des anderen nicht eingeht, selbst dann, wenn dieser die Person am meisten benötigen würde.

Subjektgerichteter Kreis

2.1 eigenen Handlungsimpulsen folgend

Hierunter ist ein völlig unabhängiges Verhalten zu verstehen, z. B. ein Kind macht, was es will, unabhängig von der Bezugsperson. Wie bei den übrigen Items orientiert sich die Einschätzung an beobachtbaren Gegebenheiten (Verhalten, sprachliche Äußerungen, Mimik). Ein gleichzeitig bestehender positiver oder negativer Affekt gegenüber dem Dialogpartner spielt bei der Beurteilung dieses Items keine Rolle.

Ein Kleinkind beispielsweise, das sowohl die Umgebung erkundet als auch sich am Untersucher orientiert (social referencing), erhält einen mittleren Wert, da es sowohl eigene Impulse in die Interaktion einbringt als sich auch immer wieder von Impulsen des Gegenübers leiten lässt.

2.2 offen und unbefangen

Dieses Item ist entsprechend seinem Ort auf dem Kreismodell durch eine Mischung von *eigenen Handlungsimpulsen folgend* und positivem Affekt dem Dialogpartner gegenüber gekennzeichnet. Hier zeigt sich die Person offen oder spricht auf freundliche Weise seine eigenen Wünsche und Empfindungen an. Wenn ein Kind in einem Erstinterview beispielsweise bereits am Anfang ganz persönliche Informationen über sich selbst einbringt, z. B. über seine Familie, seine Beziehungen oder seine Ängste, so ist das ein Hinweis für ein hohes Maß an Offenheit und Unbefangenheit. Ein Untersucher wird hier bedingt durch das Setting meist weniger hohe Werte bekommen können. Aber ein solches Verhalten ist auch bei ihm beobachtbar, wenn er z. B. offen seine positive Resonanz dem Patienten gegenüber anspricht oder freundlich sein eigenes Empfinden mit kleinen Äußerungen (z. B. ein erstauntes «Ja» oder ein bedauerndes «Oje») zu erkennen gibt.

2.3 freudig in Kontakt

Hierunter ist zu verstehen, dass sich die Person im Beisein des anderen wohl fühlt, sich sichtbar entspannt sowie die Nähe zum anderen gerne hat und genießt. Wenn z. B. ein Kind im Spiel mit dem Untersucher aufblüht, muss dies deutlich in Verbindung mit ihm stehen. Für eine hohe Bewertung muss die Freude auf alle Fälle mit dem Kontakt zum Gegenüber zu tun haben, sie kann nicht einfach kodiert werden, wenn das Kind sich über etwas anderes freut.

2.4 vertrauensvoll und angepasst

Dieses Item ist entsprechend seinem Ort auf dem Kreismodell durch eine Mischung von *sich fremden Handlungsimpulsen fügend* und positivem Affekt dem Dialogpartner gegenüber gekennzeichnet. Hier geht es um ein vertrauensvolles Verlassen auf den anderen, ein Nachahmen oder bereitwilliges Gehorchen, ein freudiges Annehmen der Initiative des anderen. In einem Erstgespräch ist hier ein freundliches «Mitgehen» des Kindes, das z. B. ohne Scheu auf den Untersucher und dessen Wünsche eingeht und sich in die Situation einfügt, gemeint.

2.5 sich fremden Handlungsimpulsen fügend

Hierunter ist dem Dialogpartner gegenüber ein Verhalten von Anpassung, Gehorsam und Unterwerfung zu verstehen. Ein gleichzeitig bestehender positiver oder negativer Affekt dem Dialogpartner gegenüber spielt bei der Beurteilung dieses Items keine Rolle. In einem Erstgespräch ist z. B. die ausgeprägte Anpassung und Unterordnung unter die Vorhaben und Wünsche des Untersuchers gemeint.

2.6 unzufrieden gefügig

Dieses Item ist entsprechend seinem Ort auf dem Kreismodell durch eine Mischung von *sich fremden Handlungsimpulsen fügend* und negativem Affekt dem Dialogpartner gegenüber gekennzeichnet. Hier sind Anpassung und Unterordnung mit einem negativen Affekt gemischt, wie etwa bei einem depressiven Mädchen, das nur einsilbig antwortet, wobei es in seiner Mimik auch eine gewisse Unzufriedenheit ausdrückt,

z. B. missmutig das Gesicht verzieht. Nachgiebigkeit in Kombination mit Unmut oder Gereiztheit ist *unzufrieden gefügig*.

2.7 wütend, ängstlich im Kontakt

Hier sind sämtliche gegenüber dem Dialogpartner bestehenden negativen Affekte gemeint, z. B. Wut, Ärger, Ängstlichkeit, Misstrauen. Wenn eine Person gegenüber den Äußerungen des Interaktionspartners skeptisch ist, sich angespannt und misstrauisch verhält, werden hier, abhängig vom Ausmaß dieses Verhaltens, Werte vergeben. Eine Abwendung des Kindes kann ein Zeichen für Wut sein. Wenn allerdings das Kind wütend wird und dabei z. B. erkennbar ist, dass es nicht ärgerlich auf den Untersucher ist, sondern wütend über seinen Vater, von dem es gerade erzählt, so ist das kein Hinweis für Wut im Kontakt.

2.8 missmutig sich verschließend

Dieses Item ist entsprechend seinem Ort auf dem Kreismodell durch eine Mischung von *eigenen Handlungsimpulsen folgend* und negativem Affekt dem Dialogpartner gegenüber gekennzeichnet. Hierunter ist ein unzugängliches und abweisendes Verhalten bei gleichzeitiger Ängstlichkeit, bei Trotz, Ärger oder bestehendem Unglücklichsein zu verstehen. Auch fehlende Reaktionen auf Beziehungsangebote des Gegenübers mit begleitenden negativen Affekten gehören hierzu.

Ankerbeispiele Altersstufe 1 (3 bis 5 Jahre) für jeweils hohen Wert (4)	
Objektgerichteter Kreis	
1.1 gewähren lassend	Ein Kleinkind lässt während der gesamten Beobachtungszeit den Vater eine Burg aus Hölzern bauen, ohne sich daran beteiligen zu wollen bzw. eigene Ideen einzubringen.
1.2 interessiert zugewandt	Ein dreijähriges Kind lässt sich von der Mutter gerne ein Buch vorlesen, fragt immer wieder etwas nach und hört der Mutter trotz eines attraktiven Spielangebotes seines Geschwisterchens weiter zu.
1.3 liebevoll behandelnd	Ein dreijähriges Kind zeigt im Verlaufe der Beobachtungssequenz oft, dass es seine Mutter mag, so streichelt es voller Liebe die Haare seiner Mutter und zeigt ihr begeistert seine Entdeckungen.

1.4 freundlich anleitend	Ein Vorschulkind, das in einem freien Spiel mit dem Untersucher konstant seine Spielideen freundlich und mit klaren Anweisungen umzusetzen versucht, z. B.: «So, jetzt spielst du bitte die Kuh, das wäre toll.»
1.5 bestimmend kontrollierend	Ein Vorschulkind spielt mit dem Untersucher und lässt ihm keinerlei Handlungsspielraum, eigene Ideen einzubringen. Der Untersucher muss haargenau die Pläne des Kindes umsetzen bzw. wird ansonsten gleich korrigiert.
1.6 vorwurfsvoll entwertend	Ein Vorschulkind setzt sich gegenüber seiner Mutter durch und fordert von ihr mit lautem Ton, dass sie ihm immer wieder einen Turm aufbaut, den es dann einstürzen lassen kann. Das Kind droht ihr an, wenn sie dies nicht mache, werde es sie ganz stark beißen. Wenn die Mutter die Bauklötze zu langsam aufeinander legt, schreit es die Mutter an: «Mach schneller!»
1.7 aggressiv/ feindselig behandelnd	Ein Vorschulkind haut seine Mutter wiederholt mit hasserfülltem Blick und lässt sich auch durch deren Versuch, es zu beruhigen, nicht davon abbringen.
1.8 desinteressiert abgewandt	Ein Vorschulkind ignoriert beständig die Versuche des Untersuchers, mit ihm in Kontakt zu kommen, und schaut weg, wenn der Untersucher ihm Spielmaterial anbietet.
Subjektgerichteter Kreis	
2.1 eigenen Handlungsimpulsen folgend	Ein vierjähriges Kind, das in der Erstuntersuchung ununterbrochen am Heizkörper herumhantiert und sich durch nichts von seinen Handlungen abbringen lässt.
2.2 offen und unbefangen	Ein vierjähriges Kind versucht mit großem Charme, die Mutter dazu zu bringen, dass sie mit ihm ein Zeichenspiel macht.
2.3 freudig im Kontakt	Ein fünfjähriges Kind genießt es voller Freude, auf dem Schoß seiner Mutter zu sitzen.
2.4 vertrauensvoll und angepasst	Ein vierjähriges Kind setzt sehr motiviert die Spielanweisungen seines Vaters um.
2.5 sich fremden Handlungsimpulsen fügend	Ein dreijähriges Kind, sichtbar ermüdet, folgt während der gesamten Beobachtungszeit den Spielideen seiner beiden Geschwister.

2.6 unzufrieden gefügig	Ein Kindergartenkind, das bei einem Memory-Spiel mit seinem Vater oft über das Spiel klagt und jammert, aber sich dann doch missgestimmt dem Vater fügt und weiterspielt, als dieser auf ein Weiterspielen besteht.
2.7 wütend, ängstlich im Kontakt	Ein Kindergartenkind reagiert auf anfängliche Fragen der Untersucherin mit starker Ängstlichkeit und Anspannung, so dass es aufsteht und sich unter dem Tisch verkriecht. Auch die anschließenden Kontaktversuche der Untersucherin führen zu keiner Entspannung der Situation.
2.8 missmutig sich verschließend	Ein Kleinkind läuft nach einem begonnenen Spiel von der Mutter verägert weg, als diese den Turm mit Bauklötzen verändern will. Es spielt dann mit Puppen, wirkt weiter verärgert, ohne dass es auf die Kontaktangebote der Mutter wieder einsteigen kann.

Ankerbeispiele Altersstufe 2 (6 bis 12 Jahre) für jeweils hohen Wert (4)	
Objektgerichteter Kreis	
1.1 gewähren lassend	Ein Schulkind nimmt während des gesamten Erstgespräches hin, wie die Mutter vieles Unangenehmes über es berichtet, und zeigt auch beim anschließenden Nachfragen des Untersuchers keinerlei Widerstände, über sich Auskunft zu geben. In einem solchen Fall würde hier sowohl in der Dyade zur Mutter wie zum Untersucher ein hoher Wert (4) kodiert.
1.2 interessiert zugewandt	Ein Schulkind strengt sich in einem Erstgespräch durchgehend und sichtbar an, komplexe und nicht leicht verständliche Fragen zu beantworten.
1.3 liebevoll behandelnd	Ein Schulkind geht in einer Familiensituation sehr liebevoll mit seinem jüngeren Geschwisterchen um, indem es ihn auf seinen Schoß nimmt, liebkost und zum Gefallen des kleinen Kindes ein Spiel mit Spielzeugtelefonen initiiert.
1.4 freundlich anleitend	Ein Schulkind erklärt dem Untersucher spontan und sehr genau seine schwierige Familiensituation, und als es spürt, dass der Untersucher es zwar verstehen will, aber noch nicht mitkommt, erklärt es das Gesagte auf eine geduldige Art nochmals.

1.5 bestimmend kontrollierend	Ein Schulkind unterbricht den Untersucher bei dessen Fragen sofort und teilt permanent mit, dass es nichts beantworten werde und dass der Untersucher jetzt mit ihm das Nintendo-Spiel spielen soll.
1.6 vorwurfsvoll entwertend	Ein Schulkind ist gegenüber dem Untersucher permanent gereizt und beschwert sich bei ihm, was er denn für doofe Fragen an es stelle, dies sei doch alles Quatsch.
1.7 aggressiv/ feindselig behandelnd	Ein Schulkind wirft mehrfach das bereitgestellte Zeichenmaterial vom Tisch und tritt den mit ihm am Tisch sitzenden Untersucher wiederholt heftig gegen das Schienbein.
1.8 desinteressiert abgewandt	Ein Schulkind nimmt mit dem Untersucher keinerlei Blickkontakt auf und schaut bei dessen Fragen betont weg.
Subjektgerichteter Kreis	
2.1 eigenen Handlungsimpulsen folgend	Ein Kind, das in der Erstuntersuchung sehr unruhig ist, sich gar nicht dazu bewegen lässt, am Tisch zu sitzen, und am Spielzeugschrank unentwegt Gegenstände herausholt, obwohl der Untersucher ihm andere Spielangebote macht.
2.2 offen und unbefangen	Ein Kind erzählt im Erstgespräch des Öfteren spontan von seinen Erlebnissen und bittet den Untersucher, dies auch mit seinen Eltern anzusprechen.
2.3 freudig im Kontakt	Ein Kind strahlt über das gesamte Gesicht, während es mit der Bezugsperson zusammen Burgen bauen kann.
2.4 vertrauensvoll und angepasst	Ein Schulkind gibt zu allen, auch teils schwierigen Fragen des Untersuchers bereitwillig Auskunft.
2.5 sich fremden Handlungsimpulsen fügend	Ein Schulkind geht in einem Erstgespräch sofort auf die Vorschläge des Untersuchers ein, ohne darüber nachzudenken. Es beantwortet sofort alle Fragen, ohne spontan von sich etwas zu berichten bzw. eigene Wünsche vorzubringen.
2.6 unzufrieden gefügig	Ein Schulkind zeigt in seiner Mimik einen klaren Protest und Ärger, als der Untersucher es befragt, gibt dann jedoch jeweils klein bei und beantwortet die Fragen.

2.7 wütend, ängstlich im Kontakt	Ein Schulkind reagiert auf den Untersucher und dessen Fragen schnell gereizt und steht mehrfach wütend auf und meint, ihm reiche es jetzt.
2.8 missmutig sich verschließend	Ein Schulkind zeigt sich im Erstgespräch mürrisch verschlossen und gibt auf die gestellten Fragen keine Antwort.

Ankerbeispiele Altersstufe 3 (13 bis 18 Jahre) für jeweils hohen Wert (4)	
Objektgerichteter Kreis	
1.1 gewähren lassend	Ein Jugendlicher beantwortet in einem Erstgespräch alle Fragen des Untersuchers offen, und auch seine Antworten beziehen sich ganz auf die gestellten Fragen bzw. es werden keine neuen Themen von ihm aus angesprochen.
1.2 interessiert zugewandt	Ein Jugendlicher beantwortet wohlwollend alle Fragen des Untersuchers, so dass dieser immer mehr auch ganz persönliche Fragen stellen kann und keine Scheu hat, den Jugendlichen ganz detailliert zu befragen.
1.3 liebevoll behandelnd	Ein Jugendlicher kooperiert sehr stark mit dem Untersucher, verzichtet ganz auf seine ihn sonst charakterisierende schroffe Ausdrucksweise und drückt seine Dankbarkeit aus, dass auf seine Probleme so eingegangen wird.
1.4 freundlich anleitend	Ein Jugendlicher bringt seinen Therapeuten im Verlauf des Gespräches mit viel Engagement und Humor dazu, dass dieser seine Vorschläge und Ansichten, entgegen dessen anfänglicher Skepsis, übernimmt bzw. teilt.
1.5 bestimmend kontrollierend	Ein Jugendlicher verweist den Untersucher bei allen gestellten Fragen darauf, dass dies alles seine eigene Privatangelegenheit sei, den Untersucher nichts angehe und er deswegen nicht sprechen möchte, ohne dies begründen zu wollen. Wiederholt fragt er, wie lange er denn hier noch sitzen müsse.
1.6 vorwurfsvoll entwertend	Der Jugendliche macht ständig abwertende Aussagen über Kleidung, Aussehen sowie Beruf des Untersuchers und teilt mehrfach mit, dass er die gestellten Fragen alle lächerlich finde. Sämtliche vom Untersucher mitgeteilten Sichtweisen und Stellungnahmen werden auf entwertende Art kommentiert: «So etwas können nur Psychiater von sich geben», «Typisch, das musste jetzt ja auch noch kommen».

1.7 aggressiv/ feindselig behandelnd	Ein Jugendlicher beschimpft den Untersucher massiv mit Schimpfwörtern und droht ihm an, seine Freunde würden ihm eine Abrechnung verpassen.
1.8 desinteressiert abgewandt	Ein Jugendlicher gibt sich im Gespräch total gelangweilt, schaut in kurzen Abständen auf die Uhr bzw. schaut meist abgewandt aus dem Fenster.
Subjektgerichteter Kreis	
2.1 eigenen Handlungsimpulsen folgend	Ein Jugendlicher erzählt in einem Erstgespräch spontan und ausführlich von seinen Erlebnissen letzte Woche und geht auf die gestellten Fragen nicht ein.
2.2 offen und unbefangen	Ein Jugendlicher hat in einem Erstgespräch keine Scheu, über sein persönliches Empfinden und sein Erleben zu sprechen, u. a. spricht er spontan seine sexuellen Erfahrungen und seine diesbezüglichen Ängste an.
2.3 freudig im Kontakt	Ein stationär behandelter Jugendlicher genießt in einem Familiengespräch die Zuwendung seiner Eltern stark und freut sich sehr über deren Nachfragen bezüglich des stationären Aufenthaltes.
2.4 vertrauensvoll und angepasst	Ein stationär behandelter Jugendlicher zeigt spürbar eine hohe Kooperation, als der Stationsarzt ihm eine Medikation vorschlägt. Er stellt wenige Fragen dazu und meint, er habe bisher gute Erfahrungen in der Klinik gemacht und vertraue dem Vorschlag des Arztes.
2.5 sich fremden Handlungsimpulsen fügend	Ein Jugendlicher gibt bei einer detaillierten Befragung anlässlich eines forensischen Gutachtens immer umfassend Antwort.
2.6 unzufrieden gefügig	Ein Jugendlicher verdreht bei den Fragen des Untersuchers meist die Augen bzw. meint, ob dies denn alles sein müsse, antwortet dann jedoch gereizt auf die Fragen.
2.7 wütend, ängstlich im Kontakt	Ein Jugendlicher reagiert in einem Familiengespräch auf die mehrfach wiederholten Ankündigungen des Vaters, er werde zukünftig die Kontakte seines Sohnes zu dessen delinquenten Freunden unterbinden, mit lautem Schreien, das lasse er sich nicht bieten. Zugleich schlägt er mit seiner Faust heftig auf den Tisch.

2.8 missmutig sich verschließend	Ein Jugendlicher reagiert auf die vom Untersucher gestellten Fragen genervt und gibt keinerlei Auskunft zu seiner Person.

Ankerbeispiele Erwachsene für jeweils hohen Wert (4)	
Objektgerichteter Kreis	
1.1 gewähren lassend	Eine Mutter setzt einem expansiven Kind keinerlei Grenzen und lässt zu, dass es das ganze Spielzimmer durcheinanderbringt. Die Eltern eines Jugendlichen zeigen im Gespräch mit dem behandelnden Arzt ihres Sohnes keinerlei Eigeninitiative, auf das Gespräch Einfluss zu nehmen, sprechen keine eigenen Wünsche und Vorstellungen an, wie mit der Situation umzugehen ist. Sie überlassen es ganz dem Untersucher, was weiter zu geschehen hat.
1.2 interessiert zugewandt	Ein Untersucher geht sehr stark auf das Kind ein, auch wenn es andere Absichten als er selbst verfolgt, und ermuntert es, mit seinem spontan begonnenen Zeichnen fortzufahren.
1.3 liebevoll behandelnd	Eine Mutter bemerkt die Müdigkeit und das erschöpfte Quengeln des zweieinhalbjährigen Sohnes, nimmt ihn zu sich, kann ihn beruhigen und schaut anschließend mit ihm ein Bilderbuch an, währenddessen ihr Sohn einschläft. Eltern zeigen sich in einem Erstgespräch gegenüber ihrer jugendlichen Tochter durchgehend freundlich und besorgt, obwohl die Jugendliche sie provozieren und verärgern will.
1.4 freundlich anleitend	Ein Untersucher lenkt das Kind bestimmt und zugleich freundlich auf die für ihn wichtigen Fragestellungen hin. Auch als das Kind mehrfach etwas anderes machen will, bleibt er bei seiner Absicht, und es gelingt ihm, das Kind zur weiteren Mitarbeit zu motivieren.
1.5 bestimmend kontrollierend	Eine Mutter drängt in einer Familiensituation dem Jugendlichen ihre Vorstellungen und Pläne auf und bestimmt mit größter Selbstverständlichkeit den weiteren Gesprächsverlauf.

1.6 vorwurfsvoll entwertend	Ein Vater untersagt dem Kind mit gereiztem Unterton, weiter mit dem Ball zu spielen, und sagt dem Kind wiederholt: «Du weißt doch, dass du nicht gut Ball spielen kannst.»
1.7 aggressiv/ feindselig behandelnd	Eine Mutter unterbricht in lautem und erregtem Ton während des gesamten Erstgespräches Äußerungen des Kindes und kritisiert heftig dessen Kontaktwünsche zu seinem getrennt lebenden Vater.
1.8 desinteressiert abgewandt	Eine Mutter vermeidet den Kontakt mit dem Kind und sucht keinen Zugang zu ihm. Sie geht auf die an sie gerichteten Äußerungen des Kindes nicht ein und ist offensichtlich mit ihren Gedanken ganz woanders. Auch von den späteren Spielangeboten ihres Kindes nimmt sie keinerlei Notiz. In einem Erstgespräch mit einem Jugendlichen und seinem Vater nimmt der Vater keinerlei Notiz von seinem Sohn, ignoriert dessen Aussagen und spricht ständig von seinen eigenen beruflichen Sorgen.
Subjektgerichteter Kreis	
2.1 eigenen Handlungsimpulsen folgend	Ein Untersucher bleibt starr bei seinem Befragungsschema, auch nachdem das Kind mehrfach andere wichtige Themen einbringen will oder eine andere Reihenfolge anstrebt.
2.2 offen und unbefangen	Eine Mutter spricht offen mit ihren beiden Jugendlichen über ihre körperliche Erkrankung und ihre entsprechenden Empfindungen, was sie spürbar erleichtert.
2.3 freudig im Kontakt	Der Untersucher ist im Kontakt zum Kind ganz entspannt, ist über die Zeichnungen des Kindes ganz entzückt und freut sich sehr, als ihm das Kind eine der Zeichnungen schenken will.
2.4 vertrauensvoll und angepasst	Ein Untersucher überlässt dem Kind unbekümmert sowie gut gelaunt die Gestaltung der Spielsituation und sieht von eigenen Zielsetzungen ab.
2.5 sich fremden Handlungsimpulsen fügend	Ein Untersucher ordnet sich den Wünschen oder Initiativen des Kindes ohne Einschränkungen unter, gibt keine eigenen Absichten zu erkennen, stellt keine Fragen und ergreift keine Initiative zur Exploration.

2.6 unzufrieden gefügig	Ein Vater macht bei einem vom Kind mitgebrachten Kartenspiel die ganze Zeit widerwillig mit, zeigt dabei mimisch andauernd seinen Ärger.
2.7 wütend, ängstlich im Kontakt	Ein Vater wird auf die Kritik seines Sohnes an seinem Erziehungsstil hin sehr wütend und zeigt sich mit lauter Stimme äußerst erregt. Auch anschließend beruhigt er sich im Gespräch nicht mehr.
2.8 missmutig sich verschließend	Eine Mutter reagiert unwirsch auf die Spielwünsche des Kindes und lässt sich auf die spontanen Äußerungen des Kindes nicht ein. Sie ist ganz mit sich beschäftigt, die Spielregeln eines von ihr ausgesuchten Regelspiels durchzugehen.

7.4 Einschätzungsebene B: Resonanz des Untersuchers

Die Interaktion mit den Patienten, das gemeinsame Gespräch, Spielinhalte und typische Szenen lösen beim Untersucher eigene emotionale Reaktionen aus. Diese liefern, Selbsterfahrung und supervidierte Reflexion vorausgesetzt, wertvolle Informationen für Diagnostik und Therapieplanung. Unter psychodynamischem Aspekt kann die kontrollierte und reflektierte Reaktion des Untersuchers als eine zentrale Quelle von Informationen gelten, insbesondere über beziehungsrelevante Themen.

Nicht nur die Gegenübertragung im klassischen Sinne (Heimann, 1950; Racker, 1959), auch direkt erlebbare eigene Emotionen und Irritationen sowie indifferente Affektlagen des Untersuchers fließen in die Beurteilung ein. Im Sinne des Circumplexmodells können sowohl angenehme und positiv gefärbte als auch aggressive oder schwankende Impulse je nach Ausprägungsgrad berücksichtigt werden.

Zur besseren Differenzierung der Interaktionen in einem Mehrpersonensystem kann die Resonanz auf mehreren Ebenen dargestellt werden: zum einen bezogen auf das Kind oder den Jugendlichen, zum anderen auf die Eltern oder Bezugspersonen jeweils einzeln, aber auch auf die Beziehung zwischen diesen sowie auf die Mutter-Kind- oder Vater-Kind-Dyade.

Kommentare und Beispiele zu den einzelnen Items

Die pro Item gegebenen Beschreibungen sind so formuliert, dass das jeweilige Verhalten/Erleben jeweils sehr oft bzw. sehr stark auftritt und mit 4 zu kodieren ist. Geringere Häufigkeiten bzw. schwächere Ausprägungen pro Beobachtungszeitraum sind entsprechend geringer einzustufen (0 = *nicht vorhanden*, 1 = *wenig/schwach vorhanden*, 2 = *mäßig vorhanden*, 3 = *oft/stark vorhanden*).

Ankerbeispiele Resonanz des Untersuchers	
Objektgerichteter Kreis	
1.1 geschehen lassend	Der Untersucher bemerkt, dass bei ihm keinerlei durch den Patienten oder andere Personen erzeugten Strukturierungsimpulse auftauchen und er die Vorstellung hat, am liebsten gar nicht in das Spiel des Kindes bzw. die Erzählungen des Patienten einzugreifen.
1.2 interessiert zugewandt	In der Interaktion entsteht beim Untersucher ein sehr starker Wunsch nach Verständnis für das Gegenüber, es wachsen ein wohlwollendes Interesse und der eigene Wunsch, die geschilderte Problematik in allen relevanten Nuancen zu erfassen.
1.3 Zuneigung empfindend	Bei Informationen über oder beim Gedanken an den Patienten und/oder seine Familie ist der Untersucher sehr positiv berührt, und er empfindet sehr viel Sympathie für den Patienten. Innerhalb der Stunde überwiegen eindeutig positive Affektlagen, eine Offenheit gegenüber den Inhalten des Patienten und Sympathie für den Patienten.
1.4 freundlich anleitend	Der Untersucher hat ein ausgeprägtes Gefühl, helfen zu müssen. Er bemerkt, wie er rasch wohlwollende Erklärungen und Tipps gibt, freundliche Anregungen ausspricht und den Patienten ermuntert, auf die Ideen des Therapeuten einzugehen. Im Untersucher entsteht ein Gefühl des Anregenmüssens, der Notwendigkeit zur Aktivierung. Dies kann verbal oder im Spiel erfolgen.
1.5 bestimmend kontrollierend	Im Untersucher entsteht zunehmend ein Druck, regelmäßige und zeitnahe strukturierende Interventionen einsetzen zu müssen. Auch bemerkt er, wie er dem Patienten keinen Freiraum mehr lässt, ihn schnell unterbricht und das Gespräch sehr direktiv gestaltet.

1.6 vorwurfsvoll entwertend	Es fällt dem Untersucher sehr schwer, verbale und nonverbale Äußerungen des Patienten unkommentiert zu lassen. Beim Untersucher entsteht sehr starker Ärger auf den Patienten zusammen mit einem ggf. zunehmenden und drängenden Wunsch nach handlungsleitender Intervention. Es entstehen ausgeprägt missmutige Gefühle über Fähigkeiten, Motivation und Haltung des Patienten.
1.7 aggressiv	Eine ggf. gereizte und zumindest latent aggressive Grundstimmung führt zu scharfen, pointierten, im besonderen Fall sogar ironisch-entwertenden oder zurechtweisenden Interventionen des Untersuchers oder zu einer inneren Distanzierung von der Problematik des Patienten.
1.8 desinteressiert abgewandt	Im Verlauf des Patientenkontaktes spürt der Therapeut eine deutliche Ermüdung und ein wachsendes Desinteresse (nicht Belastung) durch die Äußerungen des Patienten. Auch dramatische Themen können den Untersucher nicht aktivieren, und es entwickelt sich eine relative Gleichgültigkeit gegenüber dem Leid des Patienten. Der Untersucher ermüdet, seine Gedanken schweifen ggf. zu anderen Themen ab.
Subjektgerichteter Kreis	
2.1 selbständig	Eine innere Freiheit an Hypothesenbildung, das Zulassen positiver wie negativer Impulse, Gefühle und Gedanken sowie eine Ergebnisoffenheit des eigenen Bemühens bestimmen das Selbsterleben des Untersuchers. Der Untersucher erlebt sich als freier, autonomer und kreativer Mitgestalter der Interaktion, ohne Widerstände zu befürchten.
2.2 offen und unbefangen	Spontane, offene und unbefangene Äußerungen und Empfindungen sind sehr leicht möglich und prägen je nach Ausmaß die Interaktion. Eigene Vorstellungen können weitgehend ohne innere Zensur und Steuerung in die Interaktionen eingebracht werden.
2.3 sich geschätzt und wohl fühlend	Der Untersucher bemerkt, wie er sich im Gespräch durch den Patienten sehr geschätzt fühlt und sich in der Beziehung zum Patienten wohl fühlt, mit dem Verlauf der Stunde zufrieden ist, die Situation genießt und Mühe hat, das Gespräch zu beenden.

2.4 vertrauensvoll mitgehend	Der Untersucher hat das ausgeprägte Gefühl, sich voller Vertrauen auf das vom Kind initiierte Spiel einlassen zu können bzw. bemerkt im Gespräch mit dem Jugendlichen, wie er positiv gestimmt dessen Erzählungen aufmerksam zuhört. Er hat das sichere Empfinden, dass es in diesem Fall zu einer positiven Entwicklung kommt.
2.5 sich fügend	Der Untersucher erlebt, wie er auf die Bedürfnisse, Wünsche und Ideen des Patienten rasch eingeht und eigene Positionen aus dem Blickfeld verliert. Er bemerkt, wie er die Gesprächsstrukturierung ganz abgibt und keine Klärungen, Konfrontationen oder Äußerungen eigener Vorstellungen mehr einsetzt.
2.6 sich unzufrieden unter Druck fühlend	Der Untersucher hat das Gefühl, dass er sich ständig rechtfertigen muss, rasch nachgibt und dabei eigene negative Affekte, wie Selbstzweifel, Zweifel am Patienten, Ablehnung des eigenen Vorgehens, wahrnimmt. Er ist mit sich, dem Verlauf der Stunde und dem Patienten unzufrieden.
2.7 sich missachtet fühlend und Widerwillen empfindend	Aggressivität, destruktive Ideen und Entwertungen dem Patienten und seiner Problematik gegenüber führen zu einer von Ärger und Missmutigkeit geprägten Stimmung und Haltung des Untersuchers. Aversive Impulse bis hin zu Ekel, dem Wunsch nach Kontaktabbruch durch den Patienten oder zumindest nach einem vorzeitigen Ende der Stunde prägen die Interaktion und das Selbsterleben des Untersuchers.
2.8 sich missmutig verschließend	Der Untersucher hört zwar zu oder spielt mit, erlebt bei sich aber ein starkes Gefühl von Desinteresse oder Lustlosigkeit. Die Problematik erscheint als Bagatelle oder irrelevant bzw. zu fremdartig, um in der gemeinsamen Beziehung wichtig zu sein. Im Extremfall geht der Untersucher eigenen Ideen und Gedanken nach, ist emotional vom Patienten getrennt, lustlos gereizt oder will mit diesem Patienten überhaupt nichts zu tun haben.

7.5 Einschätzungsebene C: Selbstbezüglicher Kreis

Zentraler Fokus beim selbstbezüglichen Kreis ist die intrapsychische Situation und nicht – wie beim objekt- bzw. subjektgerichteten Kreis – die Interaktion. Dieser selbstbezügliche Fokus der Beobachtung zielt darauf ab, wie die Person sich selbst zum Gegenstand einer qualifizierenden Äußerung macht, d. h. wie sie mit sich selbst umgeht. Gleichsam aus der Position einer außenstehenden Person soll beurteilt werden, wie jemand mit sich selbst umgeht, beispielsweise lobend oder strafend. Die formulierten Items beziehen sich auf Kinder und Jugendliche.

Im Übrigen gelten hier die bei der *Einführung zur Einschätzungsebene A: Dyaden* gemachten Ausführungen: Die Beschreibung der Items entspricht einer gestalthaften Einheit; die Orientierung erfolgt an einem durchschnittlich zu erwartenden Verhalten bei Personen diesen Alters unter Berücksichtigung der Kontextvariablen.

Beim intrapsychischen Fokus ist es besonders wichtig, sich zu vergegenwärtigen, dass sich die Einschätzung an beobachtbaren Gegebenheiten oder Verhaltensweisen (Verhalten, Sprache, Mimik etc.) orientiert. Das beobachtete Verhalten ist als solches zu kodieren und nicht etwa Hypothesen bezüglich den dem Verhalten zugrunde liegenden intrapsychischen Phänomenen, wie beispielsweise (abgewehrte) Triebimpulse.

Kommentare und Beispiele zu den einzelnen Items

Die pro Item gegebenen Beschreibungen sind so formuliert, dass das jeweilige Verhalten/Erleben jeweils sehr oft bzw. sehr stark auftritt und mit 4 zu kodieren ist. Geringere Häufigkeiten bzw. schwächere Ausprägungen pro Beobachtungszeitraum sind entsprechend geringer einzustufen (0 = *nicht vorhanden*, 1 = *wenig/schwach vorhanden*, 2 = *mäßig vorhanden*, 3 = *oft/stark vorhanden*).

Ankerbeispiele	
Selbstbezüglicher Kreis	
1. frei und sorglos	Das Kind verhält sich unbekümmert und spontan. Es nutzt bestimmte Möglichkeiten, lässt andere außer Acht. Dies kann auch bedeuten, dass es bestimmte Chancen oder Situationen nicht nutzt oder Konsequenzen nicht berücksichtigt.

	Hohe Werte würde hier ein Kind bekommen, das (im Erstinterview) sehr offen, aber ohne größere innere Anteilnahme über sich und seine Probleme berichtet (ohne sich um Fragen zu kümmern).
2. zufrieden mit sich	Die Beobachtung nonverbaler Signale ist hier bedeutsam. Das Kind wirkt im Einklang mit sich selbst, erscheint ausgeglichen. Es finden sich viele positiv getönte Gefühlsäußerungen. Dieses Item wird hoch eingeschätzt, wenn ein Kind sehr viel Freude zeigt, wenn ihm etwas gelingt und nicht weiter bekümmert ist, wenn ihm etwas misslingt.
3. sich Genuss verschaffend	Das Kind genießt die Situation und hat Spaß daran. Es sucht sich das aus, was ihm gefällt oder gut tut. Eine hohe Bewertung würde hier ein Kind bekommen, das voller Freude in ein Spiel vertieft ist, wie auch ein anderes, das deutlich Spaß oder Begeisterung im Kontakt mit dem Gegenüber zeigt. Die Interaktion selbst wird an anderer Stelle berücksichtigt (vgl. *Einschätzungsebene A*).
4. für sich sorgend	Der Aspekt des Sorgens und Pflegens des eigenen Wohlergehens tritt hier in den Vordergrund. Es finden sich insbesondere in den nonverbalen Reaktionen Hinweise auf eine gewisse Anstrengung. Dieses Item wird hoch eingeschätzt, wenn das Kind sehr oft etwas dafür tut oder tun muss, um sich wohl zu fühlen.
5. sich kontrollierend	Dieses Item wird hoch eingeschätzt, wenn sich das Kind in der Situation sehr stark kontrolliert. Es achtet streng darauf, Normen und Regeln einzuhalten, und versucht, das Richtige zu tun. Eine niedrige Bewertung wird gegeben, wenn das Kind wenig Anstrengung unternimmt, seine Impulse, Affekte und Handlungen zu begrenzen und zu regulieren.
6. sich Vorwürfe machend	Dieses Item wird hoch eingeschätzt, wenn das Kind eigene Äußerungen und eigene Verhaltensweisen in der Regel selbstkritisch und negativ konnotiert. Dies zeigt sich auch in nonverbalen Ausdrucksweisen, insbesondere der Mimik. Ärger wird gegen die eigene Person gerichtet. Neben Vorwürfen finden sich auch Selbstzweifel und Selbstentwertungen.

7. sich quälend	Dieses Item wird hoch eingeschätzt, wenn sich Aggressionen gegen das Kind selbst richten. Das Kind missachtet seine Grundbedürfnisse, überlastet und verausgabt sich. Es finden sich verbal deutliche Selbstentwertungen sowie massive Selbstvorwürfe bzw. Schuldzuweisungen, und nonverbal zeigen sich autoaggressive Verhaltensweisen. Wenn sich das Kind im Selbsterleben immer rasch zum Opfer macht, führt dies ebenfalls zu einer hohen Kodierung.
8. sich vernachlässigend	Dieses Item wird hoch eingeschätzt, wenn sich das Kind nicht darum kümmert, wie es sich fühlt und wie es ihm geht. Es gefährdet sich durch Leichtsinn und mangelnde Vorsicht. Die Wirkung nach außen bzw. auf andere wird nicht berücksichtigt. Aspekte der Kleidung/Körperhygiene können hier bei älteren Kindern oder Jugendlichen gewisse Hinweise geben.

7.6 Einschätzungsebene D: Triaden

Triaden, die direkt beobachtet werden können, triadische Interaktionen aus der Anamnese und auch triadische Abläufe in symbolischen Szenen (Spiel und Testung) können eingeschätzt werden. Um diese Ebene einschätzen zu können, bedarf es eines anhaltenden Wechsels zwischen einem dyadischen und einem triadischen (2 + 1 oder 3) Gesichtspunkt der einschätzenden Person. Die Einschätzung der emotionalen Bezogenheit der Interaktionspartner, der Flexibilität im Wechsel von zwei zu drei und umgekehrt sowie der fiktiven Altersnorm für Zwei- und Dreisamkeiten stehen als Beurteilungskriterien zur Einschätzung im Vordergrund.

Kommentare und Beispiele zu den einzelnen Items

Die Beschreibungen pro Item sind hier fast ausnahmslos nicht in den verschiedenen Ausprägungen aufgeführt. Beschrieben wird jeweils die typische Gestalt des Items, und es wird mit einer 4 kodiert, wenn sie die Triade dominiert. Wenn in der Triade keine Beobachtungen für ein Item zutreffen, wird hier eine 0 kodiert.

1. Es finden beliebige Besetzungswechsel im Beziehungsdreieck statt.

Das beliebige und unvorhersehbare Ein- und Ausschließen eines Beziehungspartners aus der Dreisamkeit steht im Vordergrund. Es ist kennzeichnend für die interaktionalen Verläufe. Bei starker Ausprägung entspricht das Merkmal einer «chaotischen Dreisamkeit».

2. Die Bedürfnisse aller werden respektiert.

Ein Dritter/eine Dritte ist interessiert auf die anderen beiden bezogen.

Die Interaktionen finden hauptsächlich in dyadischer Form statt, wobei die dritte Person aber nicht ausgeschlossen wird. Es handelt sich zumeist um wechselnde Dyaden. Ein zugewandtes Interesse der dritten Person ist erkennbar.

Zum Beispiel sprechen Eltern miteinander, und das Kind hört interessiert zu, dann haben vor allem Mutter und Kind Kontakt, was vom Vater aufmerksam verfolgt wird, und schließlich unterhalten sich Vater und Kind, während die Mutter, obwohl sie in der Tasche nach etwas sucht, erkennbar am Inhalt des Gesprächs teilnimmt.

3. Rhythmisch wechselnd finden in der Triade liebevolle und lebendige Dialoge statt.

Das Hauptkennzeichen hier ist der liebevolle und lebendige Affekt unter allen Beteiligten. Es kann sich um eine Aktivität aller zusammen handeln oder um wechselnde dyadische Interaktionen mit klarer positiv-emotionaler Zuwendung oder Einschluss der dritten Person. Es können durchaus Spannungen erkennbar werden. Diese sind aber von einem liebevollen Affekt getragen.

4. Der Dritte/die Dritte interessiert sich für die anderen beiden.

Er/Sie möchte und darf am Austausch teilhaben.

Es handelt sich um eine verhältnismäßig fixe, überdauernde Dyade. Die dritte Person zeigt Interesse an der Interaktion der beiden anderen und kann dort einbezogen werden. Die beobachtbaren Affekte enthalten einen freundlichen Ton.

Beispielsweise sprechen Eltern miteinander, das Kind zeichnet für sich. Das Kind verfolgt aber offensichtlich den Gesprächsablauf, wirft einmal auch etwas ein, was von den Eltern anerkennend aufgenommen wird. Das Kind fährt fort zu zeichnen, und die Eltern unterhalten sich weiter.

5. Die Besetzungen im Beziehungsdreieck sind starr und werden mit Anstrengung aufrechterhalten.

Ein überdauernd starres Interaktionsmuster mit wenigen Affekten ermöglicht zwar wechselnde Dialoge, diese haben aber keinerlei Änderungen zur Folge und weisen die Qualität einer angestrengten Beibehaltung des Bestehenden auf. Zwanghaft bemüht, bleiben die Interaktionen von karger Emotionalität.

6. Der Dritte/die Dritte wird ausgeschlossen oder schließt sich selbst aus.

Das Ausschließen oder z. B. ein entsprechender Rückzug, eine Abwendung oder ein Verstummen der dritten Person haben einen mindestens leicht feindseligen, rigiden Charakter. Die ausgeschlossene oder sich ausschließende Person bleibt stets dieselbe.

7. Mit aggressivem Affekt wird eine Dritte/ein Dritter ausgeschlossen oder schließt sich selber aus.

Hier steht der aggressiv-feindselige Affekt der ausschließenden Dyade oder des sich selbst ausschließenden Individuums im Vordergrund. Kennzeichnend ist weiterhin, dass unterschiedliche Interaktionspartner ausgeschlossen werden oder sich ausschließen.

8. Willkürlich und unberechenbar wird der/die eine oder andere ausgeschlossen oder schließt sich selbst aus.

Es vermag sich in diesem Fall keine stabile Triade auszubilden. Leicht gereizt und/oder enttäuscht zieht sich immer wieder eine der drei Personen aus der Interaktion zurück oder wird ausgeschlossen.

7.7 Spezifische Hinweise zur Befunderhebung

Die Beziehungsachse der OPD-KJ-2 kann sowohl in der klinischen Praxis als auch in wissenschaftlichen Forschungsprojekten angewendet werden. Da Kinder und Jugendliche in der Praxis fast nie allein und losgelöst von ihrem familialen und sonstigen Beziehungsumfeld untersucht werden, ergeben sich sehr viele Beziehungskonstellationen, die beurteilt werden können. Da jeder dyadischen Beziehung vier Skalen zugrunde gelegt werden (jeweils objektgerichteter und subjektgerichteter Kreis für beide Beziehungspartner), zudem noch die Resonanz des Untersuchers, die Eltern-Kind-Konfiguration (Triade) als Ganzes und die selbstreflexiven Kreise beurteilt werden können, wirkt die Zahl der Skalen unüberschaubar.

Für den klinischen Alltag sollten diese Skalen modulartig angewendet werden, d. h. der Untersucher sollte den Ausschnitt des Beziehungsgefüges beurteilen, der ihm gemäß seiner Untersuchungskonstellation zugänglich ist. Ein Minimalstandard für die klinische Diagnostik besteht in der Untersuchung des Kindes und seiner beiden Eltern. Dies würde zu einem maßgeschneiderten Modul führen, in dem das Kind in Bezug zu jedem seiner Eltern beurteilt wird, ebenso die Eltern in Bezug zum Kind sowie die Triade als Ganzes. Hinzu käme die Resonanz des Untersuchers zum Kind, zum Vater, zur Mutter und zur Familie als Ganzes sowie die selbstreflexiven Kreise für Kind, Vater und Mutter. Dieses klinische Grundmodul könnte dann noch ergänzt werden, je nachdem, ob Geschwister eine Rolle spielen oder andere wichtige Beziehungspersonen, wie Großeltern etc. Der Kliniker wählt also die Beziehungsachsen aus, denen er sich in seiner Untersuchung zugewendet hat.

Anders sieht die Anwendung im Rahmen von wissenschaftlichen Forschungsprojekten aus. Hier müsste die Auswahl und Gestaltung der Module je nach Fragestellung maßgeschneidert und auch standardisiert werden. Jede untersuchte Person und jede untersuchte Familie müsste dann in einem standardisierten Set von Skalen beurteilt werden. Nur so kann man zu vergleichbaren Ergebnissen kommen, die statistisch ausgewertet werden können. Eine weitere Besonderheit wird es im Forschungsrahmen geben: Werden Untersuchungen auf Video aufgenommen, so kann es neben dem Untersucher/Untersuchten noch diejenige Person geben, die das Video anschaut und beurteilt (Einschätzer). Für eine solche außenstehende, «beobachtende» Person gäbe es dann noch zusätzliche Möglichkeiten: Sie kann die Resonanz des Untersuchers in Identifikation mit dem Untersucher beurteilen. Das würde bedeuten, dass sie einschätzt, wie sie sich anstelle des Untersuchers fühlen würde. Sie kann aber auch die Beziehung des Untersuchers zu den verschiedenen Personen, wie Kind und Eltern, «objektiv», d. h. von außen beobachtend, einschätzen. Im klinischen Rahmen könnte diese Art der beobachtenden Einschätzung auch dem Supervisor zufallen.

8. Achse: «Konflikt»

Wie in Kapitel 5.2 *Theoretische Konzeption der Achsen – Konflikt* beschrieben, handelt es sich um zeitlich überdauernde psychodynamische Konflikte, die in entsprechenden Situationen immer wieder zu ähnlichen Verhaltensmustern führen, ohne dass dies bewusst wäre. Sie sind dysfunktional, d. h. sie behindern die Entwicklung des Kindes bzw. Jugendlichen. Sie enthalten widerstreitende Erlebens- und Handlungsperspektiven, deren Integration nicht gelingt und die das Abwehrgeschehen des Kindes oder Jugendlichen binden. Entsprechend unterscheiden wir zwischen einem passiven und einem aktiven Verarbeitungsmodus. Der aktive Modus liegt etwa dann vor, wenn kontraphobische Abwehr und Reaktionsbildung überwiegen. Beim passiven Modus überwiegen regressive Abwehrhaltungen. Die Feststellung eines aktiven oder passiven Modus stellen Prototypen dar, in der klinischen Realität finden sich häufig Mischtypen.

Wie bereits dargestellt, sind bestimmte strukturelle Voraussetzungen notwendig, damit sich Konflikte bilden können. Bei einer fragmentierten, desintegrierten psychischen Struktur kann sich kein Konfliktthema ausbilden. Ein Konfliktthema ist in Abhängigkeit von den Altersstufen ganz unterschiedlich ausgestaltet, deshalb erfolgt die Manualisierung in Abhängigkeit von den drei Altersstufen. Es ist davon auszugehen, dass sich überdauernde intrapsychische Konflikte ausbilden, wenn Bedürfnisse von den wichtigen Bezugspersonen eines Kindes unangemessen, unzureichend oder übermäßig aufgenommen und befriedigt werden. Wir gehen davon aus, dass sich innere überdauernde Konflikte ab Altersstufe 1 diagnostizieren lassen, Konfliktvorläufer können schon früher vorhanden sein.

Für die Diagnostik der OPD-KJ-2 sind folgende Themen intrapsychischer Konflikte relevant:

- Nähe versus Distanz
- Unterwerfung versus Kontrolle
- Selbstversorgen versus Versorgtwerden
- Selbstwertkonflikt
- Schuldkonflikt
- ödipaler Konflikt
- Identitätskonflikt

Im Folgenden wird die Operationalisierung jedes Konfliktthemas, differenziert nach den drei Altersstufen, dargestellt. Dabei werden jeweils der aktive und der passive Verarbeitungsmodus zur besseren Veranschaulichung einander gegenübergestellt. Da es entscheidend ist, ob der Konflikt pervasiv in verschiedenen Lebensbereichen ist oder sich nur auf wenige Bereiche bezieht, wurden Ankerbeispiele nach den Lebensbereichen Familie, Gleichaltrige sowie Körper und Krankheit formuliert. Wenn einige Bereiche konfliktfrei sind, ist dies auch als Ressource anzusehen und kann für die Therapie genutzt werden. Außerdem veranschaulichen wir jeweils an einer Fallvignette die intrapsychischen Konflikte mit einem der beiden Verarbeitungsmodi.

8.1 Nähe versus Distanz

Bindung und Beziehung sind von grundlegender Bedeutung für die Entwicklung von Kindern und Jugendlichen. Die gegensätzlichen Strebungen – einerseits nach emotionaler Nähe und einer symbiotischen Beziehung und andererseits nach dem Aufbau emotionaler Unabhängigkeit und Distanz – werden im Laufe einer gesunden Entwicklung miteinander vereinbart und ermöglichen dann die Etablierung von flexiblen, wechselseitigen und dauerhaften Beziehungen.

Bei einem Nähe-Distanz-Konflikt ist diese Integration der widerstrebenden Positionen nicht gelungen. Bindungen sind nicht sicher. Stattdessen besteht eine existenzielle Angst vor einer das Selbst gänzlich vereinnahmenden Nähe oder vor emotionaler Distanz/Trennung/Alleinsein; sie bestimmt das Erleben und Verhalten dieser Kinder und Jugendlichen. So etwa kann bei Kindern und Jugendlichen auf «Borderlineniveau» (vgl. Strukturachse: gering integriert) sowohl das «zu nah» als auch das «zu fern» nicht ausgehalten werden.

Ein Nähe-Distanz-Konflikt als lebensbestimmendes Thema sollte nur dann diagnostiziert werden, wenn er alle anderen Konflikte überragt und seine Zuordnung eindeutig ist. Er liegt nicht vor, wenn die Kinder und Jugendlichen zu Beziehungen mit variierender Nähe und Distanz in der Lage sind. Wesentliches Merkmal dieses Konfliktes ist eine Beziehungsgestaltung, in der eine durch Nähe und/oder Distanz ausgelöste Angst vorherrschend ist. Im Zusammenhang mit Vorstufen für diesen Konflikt sollten Eltern und die sozialen Bedingungen beachtet werden, die beim Streben nach Nähe und Distanz in der frühesten Entwicklungsphase Störungen verursacht haben können.

Klinische Ankerbeispiele

Passiver Modus	Aktiver Modus
Der passive Modus ist durch eine das Erleben bestimmende Angst vor Trennung und Einsamkeit gekennzeichnet. Bei Kindern und Jugendlichen führt dies zu einer Suche nach engen dauerhaften Beziehungen, weshalb eigene (Distanz-Abgrenzungs-)Wünsche nur unzureichend wahrgenommen werden. Selbstabgrenzung, eine eigene Meinung, ein konturiertes Auftreten fallen diesen Kindern und Jugendlichen schwer, da sie Angst vor Verlust des Objektes haben. So vermitteln diese Kinder und Jugendlichen häufig in der Untersuchung ein sehr undifferenziertes Bild und wirken zu jung für ihr Alter. Im Mittelpunkt des Selbsterlebens stehen Hilflosigkeit, das Gefühl, nicht alleine sein zu können und später die Sehnsucht nach einer ausschließlichen, engen Freundschaft, die Angst bindende Funktion hat. In der Gegen-Übertragung stellen sich Sorge und Mitleid angesichts der Abhängigkeit	Der aktive Modus ist durch Angst vor Nähe und Vereinnahmung gekennzeichnet. Dies führt zu einem ständigen Streben nach Distanz und dem Aufbau einer übersteigerten emotionalen Unabhängigkeit. Eigene Bedürfnisse nach Anlehnung und Zärtlichkeit werden unterdrückt. Im Selbsterleben schildern sich diese Kinder und Jugendlichen als unabhängig von anderen und aktiv. Ihr Motto könnte lauten: «Ich brauche niemanden, am besten verlasse ich mich nur auf mich selbst.» Nur selten spüren sie das Verlangen nach mehr Nähe. Für die jüngeren Kinder dieser Altersgruppe stellt der Kontakt zu Gleichaltrigen weniger Bedrohung durch die emotionale Nähe dar und mag deshalb auch weitgehend unproblematisch erscheinen. In der Untersuchung präsentieren sich diese Kinder als (pseudo-)unabhängig und distanziert. In der Gegenübertragung stellen sich neben Sorge auch Rat- und Hilflosigkeit

Passiver Modus	Aktiver Modus
dieser Kinder und Jugendlichen ein. Der Leitaffekt ist die durch Trennung/Distanz ausgelöste Angst.	ein angesichts ihrer Distanz wahrenden Haltung und scheinbaren emotionalen Unabhängigkeit. Leitaffekt ist die durch Nähe ausgelöste Angst.

Altersstufe 1 (3 bis 5 Jahre)

Starke Reaktionen zeigen sich bei Trennung und in Anwesenheit Fremder, u. a. in Form von Anklammern, Protest/Angst bei Trennungen bzw. Rückzug und Pseudounabhängigkeit. Bedeutsam ist die elterliche Haltung gegenüber der Individuation des Kindes (z. B. überprotektiv-ängstlich oder wenig Anteil nehmend, vernachlässigend).

Lebensbereiche	
Familie	
In der *Familie* sind diese Kinder oft brav und umgänglich. Die in diesem Alter üblicherweise zu beobachtenden Entwicklungsschritte, z. B. in zunehmenden Maße die Trennung von den Eltern zu verkraften, fremde Umgebung zu explorieren oder Dritte zu integrieren, ist auffällig verzögert. Bei neuen Anforderungen (alleine zu Hause bleiben, Eintritt in den Kindergarten) treten Trennungsangst und Somatisierungstendenzen auf.	In der *Familie* fallen diese Kinder früh aufgrund ihrer Selbstständigkeit und ihrer emotional Distanz wahrenden Haltung auf («Ich weiß gar nicht, was in meinem Kind vorgeht»). Sie sind verschlossen und wehren körperliche Nähe ab.
Gleichaltrige	
Im Kontakt zu *Gleichaltrigen* fallen diese Kinder durch Zurückhaltung und anklammerndes Verhalten auf. Sie vermitteln den Eindruck von Unselbständigkeit und bewegen in der Regel andere, ihnen zu helfen. Dies kann mit ausgeprägter Hinwendung zu erwachsenen Bezugspersonen einhergehen.	Die Kontakte zu *Gleichaltrigen* werden wenig gesucht, sind aber weniger bedrohlich als Beziehungen zu Erwachsenen. Die Kinder können sich schlecht auf andere Kinder einlassen; die Angst vor Nähe und Abhängigkeit kann das spielerische freie Einfinden in eine Kindergruppe beeinträchtigen.

Kindergarten

Im *Kindergarten* zeigen sich diese Kinder oft stark belastet durch die Trennung von den Eltern und überfordert im eigenständigen Handeln. Sie sind überangepasst und ordnen sich langsam in die Gruppe ein. Erwachsene Bezugspersonen sind das Ziel ihrer ausgeprägten Wünsche nach Nähe und Bindung.

Im *Kindergarten* zeigen die Kinder auffällig wenig Belastung durch die Trennung von den Eltern. Hier besteht im Gegensatz zur Familie die Möglichkeit, Bedürfnisse nach Nähe unbefangener zuzulassen, da diese Beziehungen weniger exklusiv sind. Im Allgemeinen werden diese Kinder aber auf Spielmaterialien zurückgreifen, welche sie alleine nutzen können.

Körper/Krankheit

Krankheit, die nicht mit einer Trennung von Bezugspersonen verbunden ist, geht häufig mit ausgeprägter Regression einher und beinhaltet einen hohen sekundären Krankheitsgewinn. *Körperliche* Symptome können entdeckt werden, um die Nähe der Bezugspersonen zu binden. Längere krankheitsbedingte Trennungen von den Bezugspersonen stellen eine besonders schwere Belastung dar.

Krankheit und das damit verbundene Leid des *Körpers* kann aufgrund der meist erfolgenden verstärkten Zuwendung von Bezugspersonen einen Einbruch des Gefühls der eigenen Unabhängigkeit bedeuten und verbunden sein mit verstärktem Rückzug und «stillem Leid». Je nach Ausprägung des Konflikts sind Bagatellisieren oder Verleugnung der damit einhergehenden Einschränkungen zu beobachten.

Altersstufe 2 (6 bis 12 Jahre)

Der um die emotionale Nähe vs. Distanz kreisende Konflikt lässt sich gut anhand der Beziehungsgestaltung beschreiben. In dem neu zu erschließenden Leistungsbereich Schule finden Kinder im aktiven Modus die Möglichkeit, die nur zurückhaltend und oberflächlich gestalteten Beziehungen zu kompensieren und sich ihre Selbstständigkeit zu beweisen. Der Schuleintritt und die Übernahme neuer (Selbst-)Verantwortlichkeiten bedeutet im passiven Modus eher eine Konfliktverstärkung.

Lebensbereiche

Familie

Diese Kinder benötigen häufig altersunangemessene Unterstützung durch die Eltern und ordnen ihre Tagesgestaltung der Teilnahme an familiären Aktivitäten oder der gemeinsam verbrachten Zeit mit der bedeutenden Bezugsperson unter (z. B. mit der Mutter einkaufen gehen, obwohl es Spielangebote von Gleichaltrigen gibt, welche dann als «zu langweilig» abgewertet werden). Aufgrund der in Folge abnehmenden Kontakte zu Gleichaltrigen wächst ihr Anspruch gegenüber den Eltern, die Bedürfnisse nach Nähe zu befriedigen.

Häufig zeichnen sich diese Kinder im *familiären* Zusammenleben durch ihre emotionale und soziale Zurückgezogenheit und ihre anscheinende emotionale Teilnahmslosigkeit aus. Bezugspersonen erleben, dass sie nicht wissen, was in ihren Kindern vorgeht, und dass ihr Kind sich nicht an familiären Aktivitäten beteiligt.

Gleichaltrige

Diese Kinder wirken in ihrer Beziehungssuche zu *Gleichaltrigen* zurückhaltend und unsicher. Altersunangemessene intensive Bindungswünsche mit Suche nach sicher erlebten Beziehungen zu Einzelpersonen/Erwachsenen werden deutlich. Sie passen sich der Mehrheit an, um ihre Wünsche nach Nähe nicht zu gefährden und ein Alleinsein zu vermeiden.

Diese Kinder zeigen wenig Interesse an der Beschäftigung mit *Gleichaltrigen*, sie sind Einzelgänger. So können sie z. B. Einzelsportarten gegenüber Mannschaftssportarten bevorzugen. Versuche, die Sozialkontakte der Kinder, z. B. durch Eintritt in einen Verein, zu fördern, schlagen oft fehl. In der Regel können die Kinder sich gut alleine beschäftigen.

Schule

Diese Kinder werden oft als brave, überangepasste *Schüler* geschildert und werden häufig für ein (vermeintlich) ausgesprochen gutes Sozialverhalten im Rahmen von Gruppenarbeiten und gestellten Aufgaben gelobt. Bei jüngeren Kindern fällt eine starke Bezugnahme zum Klassenlehrer/Klassenlehrerin auf. Schulverweigerung aufgrund von Trennungsangst von den Eltern kann auftreten.

Je nach Begabungsstruktur entdecken diese Kinder den Leistungsbereich *Schule* für sich, sind motiviert und ehrgeizig. Dies stellt einen Ausgleich zu den nur oberflächlich gestalteten Beziehungen zu Mitschülern und ihre mangelnde Teilnahme in der Gruppe dar. Schwierigkeiten können sich an Anforderungen zur Kooperation und Gruppenarbeit entzünden.

Körper/Krankheit

Krankheiten schaffen die Möglichkeit zur Regression und zum Ausleben verstärkter Nähewünsche. Das Leiden des Körpers kann entdeckt werden, um die Nähe der Bezugspersonen zu binden. Eine ängstlich aufmerksame Wahrnehmung des *Körpers* und seiner Funktionen kann sich entwickeln (Somatisierungstendenzen).

Krankheit bedeutet zu viel Nähe durch andere und daher Einschränkung der emotionalen Unabhängigkeit. Diese Kinder versuchen, ihre Hilfsbedürftigkeit vor sich und anderen zu verleugnen oder zu überspielen. Einschränkungen durch körperliches Leid werden ignoriert, da sie Abhängigkeit und Nähe zu intensivieren drohen. Es bildet sich ein eher vernachlässigender Umgang mit den eigenen körperlichen Bedürfnissen heraus.

Altersstufe 3 (13 bis 18 Jahre)

Die zunehmende Fähigkeit zur Selbstreflexion bedingt eine intensive Auseinandersetzung mit dem Thema Nähe und Distanz zu anderen Menschen. Um die in der Pubertät andrängenden Bedürfnisse nach Sexualität und Nähe realisieren zu können, sehen sich die Jugendlichen gezwungen, mit anderen in Beziehung zu treten. Als Auslöser akuter Symptomatik sind häufig Trennungserlebnisse in Beziehungen zu Freunden und romantischen Partnern zu eruieren. Zu bedenken ist aber auch, dass die Ablösung von den Eltern den Konflikt verschärft.

Lebensbereiche

Familie

Innerhalb der *Familie* verhalten sich die Jugendlichen auffallend kindlich und nehmen keine Angebote an, die Umwelt zu explorieren. Sie bleiben Mutter-Sohn bzw. Mutter-Tochter, um die emotionale Nähe nicht zu gefährden («Nesthocker»). Konflikte müssen verleugnet werden, um die Beziehungsnähe nicht zu gefährden. Im Extremen verspüren diese Jugendlichen eine Trauer über das Älterwerden (nicht mehr Kind und abhängig sein) und versuchen, durch Manipulationen, z.B.

Diese Jugendlichen suchen eine schnelle Lösung für die erwünschte Distanz von der *Familie*. Dies kann zu gefährlichem Agieren führen («Nestflüchter»). Das forcierte Bemühen zum Aufbau einer übersteigerten emotionalen und existenziellen Unabhängigkeit ist auffällig und löst nicht selten bei Eltern Sorge aus.

Krankheit oder Selbstgefährdung, die Nähe der familiären Beziehung aufrechtzuerhalten.

Gleichaltrige

Die Anbahnung neuer Freundschaften kann hinausgeschoben werden, da sie Distanz von den Eltern bedeutet. In der weiteren Adoleszenzentwicklung verbinden diese Jugendlichen mit einer ausschließlichen, engen *Freundschaft/Partnerschaft* die Erfüllung ihrer kaum stillbaren Sehnsucht nach Nähe und sind geängstigt durch Autonomiebestrebungen ihrer Partner/Freunde.

In der Beziehung zu *Gleichaltrigen* wird eine ausgeprägte, Distanz wahrende Unabhängigkeitsposition angestrebt. Unter dem Eindruck der pubertätsbedingten Veränderungen suchen diese Jugendlichen Kontakt zu *Gleichaltrigen* und erleben die Nähe zugleich als gefährlich und vereinnahmend. Beziehungswünsche von Freunden und Partnern nach zu viel Nähe erleben sie als bedrohlich.

Schule/Beruf

Die Jugendlichen haben in der Klassengemeinschaft bzw. im Betrieb meist eine nachgeordnete Rolle, ohne dass dies mit beruflicher oder schulischer Insuffizienz einhergeht. Zusammenhalt ist ihnen wichtiger als Einzelleistung. Da sie ihre eigenen Bedürfnisse häufig nicht wahrnehmen und durchsetzen, fallen sie durch ein ausgesprochen gutes Sozialverhalten auf. Schulwechsel oder Abschluss der *Schulzeit* und damit Trennung von der Bezugsgruppe stellen besondere Belastungen dar. Abnehmende Motivation und Leistungsabfall können auftreten, um den Schulabschluss und damit die Trennung von den Eltern hinauszuschieben.

Schule bzw. *Ausbildung* ist Raum für Leistung, weniger sozialer Begegnungspunkt. Kooperation und Gruppenarbeit fällt ihnen schwer. Diese Jugendlichen sind leistungsbezogen, ehrgeizig oder zeichnen sich oft auf einem Gebiet besonders aus. Sie haben Probleme mit Teamarbeit, die erreichte Leistung ist für sie auch eine Möglichkeit, unabhängig von anderen zu sein.

Körper/Krankheit

Der *Körper:* Sexualität kann bei Jugendlichen entdeckt und eingesetzt werden, um die Sehnsucht nach Nähe zu befriedigen. In *Krankheiten* finden diese Jugendlichen die Möglichkeit zur ge-

Der *Körper* mit seinen sexuellen Bedürfnissen kann als bedrohlich erlebt werden, da er das Konzept der emotionalen Unabhängigkeit («ich brauche niemanden») in Frage stellt. *Krankheit*

rechtfertigten Abhängigkeit. Regression und Stagnation des Gesundungsprozesses sind die Folge. Die Krankenrolle wird daher gerne eingenommen und kann auch eingesetzt werden, um elterliche Sorge, Aufmerksamkeit und Nähe zu erreichen. Eine zugleich ängstliche Fixierung auf körperliche Vorgänge kann erfolgen.

und körperliche Bedürfnisse allgemein bedeuten ebenfalls eine Bedrohung der Unabhängigkeit. Dies kann durch fehlende Krankheitseinsicht und Bagatellisieren der Schwere der Symptomatik Ausdruck finden. Hilfsangebote von Ärzten oder Eltern werden als Einmischung abgelehnt. Körperliche Leistungsfähigkeit hingegen kann zur Demonstration der eigenen Stärke und Unabhängigkeit dienen.

Nähe versus Distanz – Aktiver Modus

Fall-Vignette: Janine, 16 Jahre

Janine, 16 Jahre alt, kommt in Begleitung ihrer Mutter zur Erstvorstellung. Diese erfolgt, da Janine im vergangenen Jahr zehn Kilogramm abgenommen habe und nun bei einer Körpergröße von 1,63 m nur noch 42 kg wiege. Zeitlich falle der Beginn des Abnehmens mit dem Eintritt der Mutter in eine neue Partnerschaft zusammen. Dies habe einen Umzug zur Folge gehabt. Die Mutter sei in das Haus des neuen Lebensgefährten gezogen, und Janine bewohne seitdem ein kleines Appartement mit separater Eingangstür im gleichen Haus. Dadurch hätten sich Mutter und Tochter weniger gesehen, und so sei das Abnehmen für lange Zeit unbemerkt geblieben. Janine habe sich gegen die Vorstellung gesträubt, auch im Gespräch mit dem Untersucher signalisiert sie, dass sie die Aufregung um ihr Gewicht nicht verstehe, sie fühle sich gut so. Wenn es aber unbedingt sein solle, so nehme sie auch wieder etwas zu, dafür brauche sie keine Therapie.

Janine besucht das Gymnasium mit schwankenden, aber insgesamt befriedigenden Leistungen. Sie beschreibt sich selbst als Einzelgängerin, eine feste Freundin im Klassenverband habe sie nicht. Sie komme jedoch mit allen ganz gut aus. Die letzte Klassenfahrt sei eine unangenehme Erfahrung gewesen, da sich alle so gut verstanden hätten, und sie hätte sich irgendwie so außen vor gefühlt.

Die Mutter habe schon mehrere Partnerschaften gehabt, die alle nicht länger funktioniert hätten. Dies sei schon mal mit einem Umzug in eine benachbarte Kleinstadt und auch mit einem Schulwechsel verbunden gewesen. Sie sei mit den neuen Partnern der Mutter meist gut ausgekommen. Hauptsache sei gewesen, dass sie sich nicht als «Papa aufgespielten», sondern sie in Ruhe gelassen hätten. Vom leiblichen Vater habe die Mutter sich in Janines drittem Lebensjahr getrennt. Dieser wohne im Ausland, und Janine könne ihn nur in den Ferien besuchen. Zeitweise lebe sie mit der Mutter alleine, wenn eine neue Beziehung anstehe, sei die Mutter aber auch schon früher immer mal tagelang bei ihrem neuen Partner gewesen, und Janine habe sich um ihre Sachen alleine kümmern müssen.

Ihr Wunsch abzunehmen sei nach der Klassenfahrt dringender geworden. Janine wirkt in den ersten Gesprächsterminen abwartend und zögerlich. Sie berichtet eher emotionsarm von den Beziehungsabbrüchen zur Mutter. Einerseits rufen die Schilderungen beim Untersucher das Gefühl wach, sich um Janine kümmern zu wollen, zum anderen fühlt er sich durch ihre «coole Art» auf Abstand gehalten.
Von der Mutter wird Janine als pflegeleichtes Kind beschrieben. Mit dem leiblichen Vater sei die Beziehung nie gut gewesen. Dieser habe viel im Ausland gearbeitet und sei letztlich nach dem dritten Geburtstag Janines einfach dort geblieben. Sie selber habe in den neuen Partnerschaften bislang noch kein Glück gehabt, so dass sie Janine keine «heile Familie» habe bieten können. Sie habe sich früher schon gefragt, ob dies für Janine belastend gewesen sei. Manchmal sei sie regelrecht erstaunt gewesen, wie schnell sich Janine mit einer neuen Wohnsituation, einer neuen Partnerschaft arrangiert habe. Manchmal könne sie gar nicht einschätzen, was in ihrer Tochter vor sich gehe. Das Kind habe jedoch nie den Eindruck vermittelt, dass sie unter den Umzügen oder Schulwechseln gelitten habe. Im Gegenteil seien die Lehrer der neuen Schulen immer auf sie zugekommen und hätten gesagt, was für eine selbständige und reife Tochter sie hätte.

8.2 Unterwerfung versus Kontrolle

Vor dem Hintergrund der Erfahrung, dass Beziehungen sicher sind und Verhaltensnormen zunehmend verinnerlicht werden, kreist dieser Grundkonflikt um die Auseinandersetzungen *Gehorsam/Unterwerfung versus Kontrolle/Sich-Auflehnen.* Für diesen Konflikt besitzen Verhaltensnormen, d. h. familiäre, schulische und gesellschaftliche Regeln und damit die Unterwerfung unter diese Regeln bzw. das Aufbegehren dagegen einen hohen Stellenwert. Die Konflikthaftigkeit ist umso ausgeprägter, je rigider bzw. je gewährender (verwöhnender) die familiären und gesellschaftlichen Regeln sind.

In der ersten Altersstufe treten Spannungen im Wesentlichen interpersonell auf (Unterwerfung versus Auflehnung) und zeigen sich erst mit zunehmender Reife intrapsychisch (Spontaneität versus Rigidität). Dementsprechend findet man je nach Entwicklungsphase unterschiedliche Affekte. Bei den interpersonellen Konflikten und Konfliktvorläufern überwiegen Ärger, Wut und Furcht. Mit dem Aufbau des Über-Ichs, in dem u. a. solche Verhaltensnormen kodiert sind, und der Fähigkeit zur Internalisierung des Konfliktes entwickeln Kinder und

Jugendliche reifere Affekte wie Angst, Scham und Schuld. Bei den Vorstufen für diesen Konflikt ist besonders darauf zu achten, ob das Verhalten der Eltern der Patienten aufgrund eigener innerer Konflikte ausgeprägte Nachgiebigkeit oder extremes Kontrollieren zeigen.

Klinische Ankerbeispiele	
Passiver Modus	**Aktiver Modus**
Die Kinder und Jugendlichen wirken übermäßig gefügig, zurückgezogen und kontrolliert. Sie sind brav und folgen in der Regel ohne Widerrede den Anforderungen der Erwachsenen. Aufgrund ihrer Unauffälligkeit besteht die Gefahr, dass sie «vergessen» werden. Widerstand wird allenfalls in Verhaltensweisen wie Trödeln, Vergesslichkeit, Schlampigkeit etc. deutlich. Ihr Selbsterleben ist geprägt von dem Gefühl, nicht wirksam sein zu können. In der Untersuchung sind sie fügsam, bringen wenig eigene Ideen ein und versuchen es dem Untersucher recht zu machen. Leitaffekte sind Furcht und Angst. In der Gegenübertragung können sich Schuldgefühle, Ratlosigkeit und Ohnmacht einstellen, aber auch Tendenzen, das Kind, den Jugendlichen zu aktivieren.	Hier finden wir Kinder und Jugendliche, die ein ständiges Aufbegehren gegenüber Einschränkungen, Pflichten und Kontrolle zeigen und regelhaft dagegen rebellieren. Sie wirken ungeduldig fordernd. Andere Personen sollen sich unterordnen und sich ihren Wünschen fügen; die Eigenwilligkeit kann sich bis zur trotzigen Aggressivität steigern. In der Untersuchungssituation versuchen sie zu dominieren, zu bestimmen und Macht auszuüben. Ihr Selbsterleben ist geprägt von der Vorstellung, sich ständig behaupten und für Ordnung sorgen zu müssen. Leitaffekte sind Trotz, Wut und Ärger. In der Gegenübertragung können sich Gefühle von Ärger einstellen sowie das Bestreben, es dem Kind oder Jugendlichen recht zu machen.

Altersstufe 1 (3 bis 5 Jahre)

Die Kinder haben in gewissem Umfang die Wahl, sich in Auseinandersetzungen zu unterwerfen oder zu behaupten. Ein Überwiegen des passiven Modus (fehlende Trotzphase) muss in diesem Alter eher als ungünstig angesehen werden.

Hinweise auf einen internalisierten, entwicklungshemmenden Konflikt im passiven Modus sind ängstlich, devotes und überangepasstes oder verweigerndes Verhalten. Im aktiven Modus stehen häufige und ausgeprägte Auseinandersetzungen im Vordergrund sowie der Versuch, andere zu steuern und über sie zu verfügen.

Lebensbereiche

Familie

Es besteht eine *Familientradition* der strengen, geordneten Hierarchie und Ruhe. Vom Kind wird erwartet, dass es funktioniert und sich – auch entgegen seinen eigenen Bedürfnissen – in dieses Muster einfügt.

In den *Familienbeziehungen* fällt die trotzig aggressive Eigenwilligkeit auf und der Wunsch dieser Kinder, alles nach ihren Vorstellungen zu gestalten. Die Kinder versuchen, über die Eltern zu verfügen und «ihnen auf der Nase herum zu tanzen». Aufgrund unklarer Rollen (Eltern/Kinder) kommt es zu Machtkämpfen. In den Familien herrschen rigide Regeln oder eine sich jeder Ordnung entziehende Willkür.

Gleichaltrige

Unter *Gleichaltrigen* wirken die Kinder fügsam und unterwürfig und dadurch weniger initiativ. Auffällig ist die Unfähigkeit, «Nein» zu sagen. Widerstand zeigen sie indirekt in passivem Verhalten wie Zögern, Trödeln oder durch Eigensinn.

Die Beziehung zu *Gleichaltrigen* ist durch das Bestreben, zu dominieren, zu kontrollieren und gemeinsame Aktivitäten nach den eigenen Vorstellungen zu gestalten, geprägt. Es besteht geringe Flexibilität im Aushandeln von Kompromissen.

Kindergarten

Im *Kindergarten* und bei anderen sozialen Aktivitäten sind sie von untergeordneter Rangreihe, erscheinen passiv und folgsam. Da sie Anforderungen durch Zögern, Trödeln und Verweigern passiv unterlaufen, verstärken sie ärgerliche Reaktionen und kontrollierendes Verhalten der Erwachsenen.

Im *Kindergarten* übernehmen die Kinder die Rolle von «Bestimmern». Es fällt ihnen schwer, Vorschläge anderer Kinder zu tolerieren oder sich ihnen unterzuordnen. Auch in den Spielinhalten zeigen sich die Themen Macht, Kontrolle und Unterwerfung. Anforderungen kommen die Kinder nur nach, wenn sie mit den eigenen Vorstellungen kompatibel sind.

Körper/Krankheit

Krankheiten werden gefügig hingenommen, Symptome und *Körperfunktionen* aber genau beobachtet und kontrolliert.

Im Umgang mit dem *Körper* und bei *Krankheit* entbrennen heftige Kämpfe gegen das elterliche Fürsorgegebot (Zähneputzen, Kleidung) mit erheblichem Widerstand gegen elterliche Anweisungen.

Altersstufe 2 (6 bis 12 Jahre)

Mit den durch die Einschulung verbundenen Anforderungen, sich flexibel auf unterschiedliche Werte- und Regelsysteme (Familie, Schule, Kita) einzulassen, werden Konflikte im Bereich «Kontrolle versus Unterwerfung» verstärkt. Hinzu kommen die schulischen Leistungsanforderungen. Kinder, die dem passiven Modus folgen, neigen dazu, sich auch in der Schule anzupassen und zu unterwerfen. Bei den Hausaufgaben kann es durch Versagensängste und/oder Trödeln zu heftigen Auseinandersetzungen mit den Eltern kommen. Kinder, die dem aktiven Modus folgen, neigen zu Besserwissern und verwickeln Eltern und Lehrer in Machtkämpfe. Leistungen können in dem Bestreben, andere zu beherrschen, instrumentalisiert oder auch aktiv verweigert werden. Leitaffekte sind Ärger und Wut, aber auch Versagensängste und Schamgefühle.

Lebensbereiche

Familie

Die Kinder haben die *familiären Werte* der strengen, geordneten, konservativen Hierarchie im Wesentlichen übernommen, zeigen aber passiven Widerstand in Form von Trödeln und Vergessen.

Die verinnerlichten Werte und Regeln führen in der *Familie* zu ständigen Spannungen, Kämpfen und Besserwisserei bis hin zu einer Distanzierung zwischen den Generationen.

Gleichaltrige

Die Kinder ordnen sich *Gleichaltrigen* unter und gehen enge Zweierbeziehungen ein, die sie nach ihrem Konfliktmuster gestalten. Auch hier ordnen sie sich unter und zeigen ihren Widerstand lediglich in passiver Form.

Mit der Internalisierung des Konflikts und der zunehmenden kognitiven Reife zeigen sich die Verhaltensweisen sowohl interpersonal wie intrapsychisch. Es besteht eine ständige Besserwisserei, Regeln und Normen werden selbst gesetzt, aber nicht problematisiert, und es werden *Freunde* gesucht, die komplementär diesem Verhalten entsprechen.

Schule

In der *Schule* fällt es den Kindern schwer, eigene Positionen zu vertreten. Entscheidungen werden hin- und hergewendet aus Angst vor Festlegung

Das Einfügen in der *Schule* bereitet Schwierigkeiten. Die Anregungen und die Autorität von Erwachsenen und Gleichaltrigen werden nur widerwillig

und Machtausübung. Sachliche Anforderungen werden entweder gefügig erledigt oder auch passiv verweigert.

oder gar nicht akzeptiert. Sachliche Leistungen können im Streben nach Dominanz und Kontrolle über andere instrumentalisiert werden.

Körper/Krankheit

Krankheit wird gefügig ertragen, als ein Schicksal, dem man sich ergeben muss. Das Kind fühlt sich dem *Körper* ohnmächtig ausgeliefert; es können Schuld- und Schamgefühle wegen des Versagens des Körpers auftreten.

Der *Körper* kann für sportliche Leistungen instrumentalisiert werden. Ein durch *Krankheit* bedingter Verlust körperlicher Stärke wird nicht akzeptiert. Gegen unterstützende und kontrollierende Maßnahmen durch Eltern oder Ärzte wird protestiert, diese werden trotzig abgelehnt.

Altersstufe 3 (13 bis 18 Jahre)

Die pubertäre Entwicklung verstärkt die intrapsychischen Konflikte. Jugendliche, die dem passiven Modus folgen, ordnen sich gefügig bestehenden Regeln unter und fühlen sich ohnmächtig. Jugendliche, die dem aktiven Modus folgen, verstärken ihren Kampf und ihre Rebellion gegen die herrschenden Regeln in allen sozialen Bereichen und üben Macht aus.

Lebensbereiche

Familie

Die jugendtypischen Auseinandersetzungen in der *Familie* zur Aushandlung neuer Regeln finden nicht statt. Die Familien scheinen ruhig und geordnet, aber auch langweilig. Eigene Wünsche und Ansichten werden nachgeordnet oder unterdrückt.

In den *Familien* verstärken sich im Zuge der pubertären Entwicklung die Bestrebungen nach Kontrolle und Dominanz. Mit den Eltern besteht ein ständiger Kampf gegen als fremdbestimmt wahrgenommene Regeln und Ordnungen. Allgemein gültige Regeln werden nicht anerkannt, die eigenen Regeln werden nicht hinterfragt und für richtig angesehen.

Gleichaltrige

Die Jugendlichen gehen verbindliche Zweierbeziehungen mit *Gleichaltrigen* ein, in denen sie sich anpassen und

Unter *Gleichaltrigen* streben die Jugendlichen Führungsrollen an und suchen Freunde, die sie beherrschen und über

unterordnen. Übermäßige Konformität mit Gruppennormen kann auftreten.

die sie bestimmen können. Macht ist für sie wichtig, und sie achten darauf, die Kontrolle über ihre Gefühle nicht zu verlieren. Es kann zu dissozialen, ich-synton erlebten Handlungen kommen.

Schule/Beruf

In *Schule und Ausbildung* fällt es den Jugendlichen schwer, eigene Vorstellungen und Perspektiven zu entwickeln. Sie passen sich den Anforderungen von Schule und Arbeitswelt kritiklos an bzw. leben sie passiv etwa durch Verweigerung aus.

Schule und Arbeit haben einen hohen Stellenwert. Die Inhalte werden im Sinne des Strebens nach Macht und Dominanz instrumentalisiert, sind aber wegen der Diskrepanz der zunächst zur Verfügung stehenden Rolle (Schüler, Auszubildender) und der angestrebten Rolle (Anleiter, Chef) besonders konfliktträchtig.

Körper/Krankheit

Der *Körper* mit seiner sich entwickelnden Sexualität wird eher als ängstigend erlebt; der Jugendliche erlebt sich dem Körper ohnmächtig ausgeliefert. Sexuelle Beziehungen werden aus Angst vor Überwältigung gemieden oder angepasst an die Konventionen der Herkunftsfamilie gelebt. *Krankheit* kann durch regressive Aspekte entlastend wirken, aber auch Schamgefühle auslösen, wenn der Körper seinen Dienst versagt.

Sexuelle Beziehungen werden im Sinne des Strebens nach Dominanz und Macht eingegangen, können aber aus Angst vor Kontrollverlust als ängstigend erlebt und dann vermieden werden. Auch *Krankheiten*, die den eigenen Macht- und Kontrollanspruch über den *Körper* gefährden, sowie medizinische Eingriffe, die ein erhöhtes Maß an Gefügigkeit erfordern, können aus Angst vor Regression und Kontrollverlust negiert bzw. verweigert werden.

Unterwerfung versus Kontrolle – Aktiver Modus

Fall-Vignette: Mira, 6 Jahre

Die sechsjährige Mira wird kurz nach ihrer Einschulung vorgestellt, weil sie «extrem an ihrer Mutter hängt». Diese müsse sie jeden Abend ins Bett bringen und könne nie allein oder mit dem Vater zusammen ausgehen. Versuche sie es dennoch, schreie und weine die Tochter und/oder sie übergebe sich und mache in die Hose. Sie verwickle die Eltern in ausgiebige Diskussionen um Kleinigkeiten z.B. über ihre Kleidung oder die Körperpflege, wolle es dann besser wissen als die Mutter und immer «das letzte Wort» haben. In diesen Situationen sei sie ihrer Mutter gegenüber sehr aggressiv und könne Grenzsetzungen nur schwer akzeptieren. In der Beziehung zum Vater falle es ihr leichter, aber auch mit ihm gebe es heftige Auseinandersetzungen,

Konflikt

weil beide «auf ihr Recht pochten». In der Schule, die Mira seit einigen Wochen besucht, sei sie eine der besten Schülerinnen, und innerhalb der Klasse habe sie aufgrund ihrer kreativen Ideen schnell eine Führungsrolle eingenommen. Allerdings gebe es auch mit den Mitschülern und den Lehrerinnen Konflikte, wenn es darum gehe, sich unterzuordnen oder nachzugeben.

Zum ersten Termin kommt die Patientin an der Hand ihres Vaters. Aufgrund der Vorinformationen hatte die Therapeutin ein blasses, scheues, bockiges oder schüchternes Kind erwartet und sich auf eine komplizierte Trennungssituation eingestellt. Stattdessen steht sie einem «blonden Engel» gegenüber, einem überaus hübschen Mädchen, das sie zwar blass und ängstlich, aber durchaus interessiert und erwartungsvoll ansieht. Das Mädchen verabschiedet sich im Wartezimmer von ihrem Vater und begleitet die Therapeutin ohne zu zögern ins Behandlungszimmer. Hier wendet sie sich spontan den Handpuppen zu, wobei sie besonders dem Polizisten und der Prinzessin ihre Aufmerksamkeit schenkt. Dann erzählt sie, auf die Frage nach dem Grund ihres Kommens antwortend, zuerst von einem Klassenkameraden, der im Kindergarten ihr Freund gewesen sei, aber jetzt nur noch mit den Jungen spiele und sie immer ärgere. Das mache sie traurig, aber auch wütend. Dann berichtet sie von ihren nächtlichen Ängsten und von Drachen, Krokodilen und Schlangen, die in ihrem Zimmer seien, weswegen sie dann nach der Mama rufe. Nur die könne sie beruhigen. Der Papa schimpfe dann mit ihr, weswegen sie die Mama auch ein bisschen lieber habe.

Zum familiären Hintergrund ist zu erfahren, dass die Mutter der Patientin ihre Mutter verlor, als sie selbst erst zwölf Jahre alt war, und dass sie dann beim Vater und einer «ungeliebten» Stiefmutter aufgewachsen ist. Miras Vater hat den Kontakt zu seiner psychisch kranken Mutter abgebrochen, da er sie als unberechenbar, willkürlich und vernachlässigend erlebt hat. Mira ist ein Einzelkind, das von ihren Eltern sehr geliebt, umsorgt und gefördert wird. Die Mutter verhält sich verwöhnend aus Angst, die Zuneigung der Tochter zu verlieren, der Vater eher kumpelhaft und in Konfliktsituationen willkürlich und unberechenbar, was die Patientin verunsichert, ängstigt und zur Gegenwehr auffordert.

Die Therapeutin fühlt sich aufgefordert, die Patientin gegen den Vater in Schutz zu nehmen und zu verteidigen. Außerdem ist sie verblüfft über deren Offenheit und fragt sich, warum sie den Vater so negativ darstellt, obwohl sie sich doch offensichtlich gut mit ihm versteht. Sind die Träume Ausdruck eines ungelösten ödipalen Konflikts? Aber warum die Rechthaberei, die Wutanfälle und die panikartige Angst? Es zeigt sich dann in den folgenden probatorischen Sitzungen ein unbewusster innerer Konflikt zwischen dem Wunsch, sich aus der engen Beziehung zur Mutter zu lösen, und der Angst, diese dann zu verlieren, möglicherweise auch der Angst vor deren Rache. Solange Mira die Kontrolle behält, ist ihr das Objekt sicher, alles andere würde Unterwerfung bedeuten, und sie wäre den Objekten und deren Willkür ausgeliefert.

Die Therapeutin ist einerseits fasziniert von Mira und beginnt um ihre Zuneigung zu werben, andererseits spürt sie Skepsis und Vorsicht in Erwartung eines Wutanfalls, wenn sie nicht das tut, was der Patientin gefällt.

8.3 Selbstversorgen versus Versorgtwerden

Selbstversorgen versus Versorgtwerden bezieht sich auf das grundsätzliche Bedürfnis von Kindern und Jugendlichen, etwas zu bekommen, einer Zuwendung sicher zu sein oder etwas zu geben. Versorgung bezieht sich auf Materielles und Immaterielles, alles, was der lebenserhaltenden Entwicklung dient. Damit sind nicht nur die Oralität (Triebtheorie), sondern auch die sorgende Zuwendung (Pflegehandlungen und Taktilität) sowie das Angebot eines interaktiven Austausches gemeint.

Die zunehmende Übernahme der Versorgung durch Kinder und Jugendliche in eine Eigenständigkeit ist ein langer Prozess. Die gesunde Entwicklung beinhaltet die Vereinigung der Wünsche, versorgt zu werden, sich selbst versorgen zu können und andere zu versorgen.

Dieser Konflikt setzt voraus, dass Kinder und Jugendliche grundsätzlich zu einer Beziehungsaufnahme in der Lage sind; das Thema in Beziehungen ist dabei stark durch «Selbstversorgung versus Versorgtwerden» gekennzeichnet bzw. eingeschränkt. Die Abgrenzung zum «Nähe- vs. Distanz-Konflikt» kann schwierig sein, beide Motivationssysteme bestehen von Beginn der Entwicklung an und überschneiden sich. Während es beim «Nähe- vs. Distanz-Konflikt» um eine existenzielle Seins-Angst und Abhängigkeit von der Beziehung selbst geht, steht im Konflikt *Selbstversorgen vs. Versorgtwerden* das Haben, das Bekommen oder Geben als thematische Ausgestaltung der Beziehung im Vordergrund.

Im Konflikt *Selbstversorgen vs. Versorgtwerden* dominiert im Selbsterleben das Gefühl des Mangels und nicht genug Versorgung erhalten zu haben. Die Verarbeitung schwankt zwischen dem Streben, dass andere diesen Mangel ausgleichen sollen (passiv), oder aber der Mangel wird angenommen, die eigenen Versorgungsbedürfnisse werden unterdrückt und in der Versorgung anderer ausgelebt (aktiv). Wenn auch eine hintergründige Unzufriedenheit spürbar bleibt, ermöglicht der selbstgenügsame Pol die stellvertretende Teilnahme an der Versorgung als Gebender und das Gefühl, nicht mehr von der Versorgung anderer abhängig zu sein. In der passiven Position wird alles, was erhältlich ist, gierig vereinnahmt. Materielles wird mit Zuwendung gleichgesetzt. Die Unzufriedenheit mit dem, was man bekommen hat, bleibt.

Konflikte können bei entsprechender Disposition des Kindes entstehen, wenn Eltern wegen eigener zeitlich überdauernder Konflikte um «Selbstversorgen vs. Versorgtwerden» konflikthafte Beziehungen herstellen (Schlaraffenland-Verhalten oder vernachlässigendes Verhalten) wie auch bei außerordentlichen Belastungen der Eltern (Krankheiten, intensive Partnerprobleme, wirtschaftliche Verunsicherung), die eine längere unzureichende Versorgung des Kindes oder Jugendlichen zur Folge haben.

Klinische Ankerbeispiele

Passiver Modus	Aktiver Modus
Im Selbsterleben ist der Wunsch, versorgt zu werden, ständig präsent. Die Kinder bzw. Jugendlichen ertragen kaum Einschränkungen der Versorgung. Sie zeigen sich fordernd («viel und sofort») und wirken klebrig und anklammernd im Kontakt. Ein Gefühl von «es ist anstrengend mit diesem Kind» stellt sich ein. Die adoleszente Auseinandersetzung findet über Ansprüchlichkeit und Verweigern von sich-selbst-versorgender Entwicklung statt. Leitaffekte sind Trauer und auch die Angst, Versorgung zu verlieren, nicht genug oder das Falsche zu bekommen. In der inneren Resonanz bzw. der Gegenübertragung des Untersuchers stellen sich Gereiztheit und Ärger aufgrund der unstillbaren Gier ein. Verlusterlebnisse sind häufig Auslöser der Symptomatik.	Die Kinder zeigen sich bescheiden und selbstgenügsam. In der Interaktion wird die Bereitschaft der Kinder, keine Versorgungsansprüche zu haben, sehr deutlich: «Ich kann alleine für mich sorgen». Sie geben bereitwillig ab, zeigen aber anfangs noch deutlich ihre Wünsche. Sie sind leicht lenkbar auch im Spiel, obwohl ständige Unzufriedenheit zu spüren ist. Im Selbsterleben ist anfangs der Mangel noch spürbar, später versorgen sie fleißig andere und kommen nicht zur Ruhe. Die Jugendlichen streben übermäßig nach Selbstversorgung, können aber auch eine extreme Einsatz- und Opferbereitschaft für andere an den Tag legen. Sie überfordern sich und neigen zu depressiven Einbrüchen, wenn ihr Verhalten nicht anerkannt wird oder wenn eigene Versorgungswünsche zu stark werden. Aus der Enttäuschung resultieren Leitaffekte wie Unzufriedenheit, Gereiztheit und Angst vor der eigenen Gier. Die Gegenübertragung des Untersuchers ist durch Sorge aufgrund der sich selbst aufopfernden Haltung und Mitleid bestimmt. Der hin-

Passiver Modus	Aktiver Modus
	tergründige Wunsch nach Versorgung kann spürbar werden, meist zugleich mit der Unzufriedenheit über das, was sie real erhalten. Verlusterlebnisse und andauernde Überforderung können Auslöser für die Symptomatik sein.

Altersstufe 1 (3 bis 5 Jahre)

Der Eintritt in den Kindergarten, die Auseinandersetzung mit Kindern und Erwachsenen außerhalb des familiären Versorgungsgefüges, lässt das Hin- und Hergerissensein der betroffenen Kinder zwischen den Erlebnispolen, mehr versorgt werden zu wollen oder die eigenen Wünsche zurückzustellen und andere zu versorgen, deutlich werden.

Lebensbereiche	
Familie	
Ansprüchliches Verhalten und Ängste vor Verlust jeglicher Art, verbunden mit intensiven Versorgungswünschen prägen *familiäre* Beziehungen. Gegenüber Geschwistern kann das Ringen um Versorgung zu Gefühlen von Neid, Rivalität, Benachteiligung führen und die Beziehung schwer belasten.	In der *Familie* sind die Kinder angepasst an die sparsame Versorgung und die Angst vor gierigen Impulsen, die sie jedoch in der Beziehung zu anderen Erwachsenen wieder verlieren können. Dort können sie sich ausgehungert zeigen. Ältere Kinder mögen eigene Versorgungsansprüche hinter denen ihrer jüngeren Geschwister zurückstellen.
Gleichaltrige	
Die Kinder zeigen wenig Interesse an *Gleichaltrigen.* Im Spiel sind sie unstet und keine verlässlichen Mitspieler, da ein reziprokes Miteinander ihren Versorgungsanspruch provoziert. Sie wollen «eine Extrawurst bekommen», d. h. mehr als andere Kinder, und nehmen den Besitz anderer Kinder, wenn diese ihn gerade nicht beachten.	In Beziehungen zu *Gleichaltrigen* werden die selbstversorgenden Bemühungen dieser Kinder eher bestätigt und anerkannt durch ihre Haltung, gern zu geben. Für diese Kinder ist Besitz etwas sehr Ambivalentes. Sie spüren die Verlockung des Besitzes, können sich jedoch nicht recht daran freuen aus Angst vor der eigenen Gier.

Kindergarten

Im *Kindergarten* sind die Kinder ansprüchlich und fordernd. Es sind nörgelige Kinder, die nicht mit dem zufrieden sind, was sie bekommen («Der hat mehr!»). Da die anderen Kinder ihren Versorgungsbedürfnissen nicht entgegenkommen, wenden sie sich an Erwachsene, die sie meist auch nicht zufrieden stellen können.

Die Kinder fallen im *Kindergarten* durch die Haltung «gern zu geben» auf. In diesem Alter ist jedoch auch das Gegenteil, sich übermäßig versorgen zu lassen, noch möglich. Im Spiel zeigen sich ihre Versorgungswünsche deutlich. Sie sind in ihrer Selbstversorgung forciert entwickelt, aber neigen doch zu grenzüberschreitenden Impulsdurchbrüchen, wenn die Bedürfnisse nach Versorgung zu groß werden.

Körper/Krankheit

Die Kinder zeigen sich besonders wehleidig und pflegen ihre *Krankheiten,* um sich die erhöhte Versorgung so lange wie möglich zu erhalten.

Wenn die Kinder erkranken, dann vermögen sie sich noch in fremder Umgebung regressiv versorgen zu lassen. In häuslicher Umgebung zeigen sie sich jedoch unzufrieden, drängen nach Aktivität und leugnen eher die *Krankheit*.

Altersstufe 2 (6 bis 12 Jahre)

Der Eintritt in die Schule konfrontiert die Kinder mit der Herausforderung, Leistung zu erbringen, aktiv teilzunehmen und den altersgemäß gestiegenen Erwartungen an ihre Impulskontrolle und die Fähigkeit zum Bedürfnisaufschub zu entsprechen. Besitz nimmt einen größeren Stellenwert ein, doch alles, was man bekommen kann, ist nicht genug oder falsch. In den sozialen Bezügen «Schule» und «Freundschaften» entstehen Konflikte, die ihre Ansprüchlichkeit oder deren Abwehr ins Zentrum der Beziehung stellen.

Lebensbereiche

Familie

Sie sind gern zuhause. Häufig fordern und erfahren sie eine unangemessene Unterstützung durch die *Familie*, was ihre Unselbständigkeit fördert und zu erpresserischem Verhalten führen kann («kleine Tyrannen»). Eltern können

Die Kinder sind im *familiären* Versorgungsrahmen fest eingebunden. Sie sorgen häufig für die jüngeren Geschwister, unterstützen die Eltern und wirken selbstgenügsam. Sie opfern sich für familiäre Belange, lassen aber

generervt aufgeben und durch materielle Versorgung versuchen, das Kind «ruhigzustellen».

manchmal noch bedürftige Seiten spüren, die wegen der Abwehr zu gespannter Haltung führen.

Gleichaltrige

Sie suchen *Gleichaltrige*, von denen keine Versagung zu befürchten ist. Sie zeigen sich begehrlich und versuchen, den Besitz anderer ohne Gegenleistung zu erhalten. In Spielen sind sie nicht bereit, Einsatz zu zeigen. Da sie sich unersättlich und ausbeuterisch zeigen, wenden sich die anderen eher von ihnen ab.

Bei *Gleichaltrigen* und Freunden sind diese Kinder beliebte Mitspieler oder werden als angenehm empfunden, da sie keine Versorgungsansprüche stellen. Die Kinder können sich nicht mit ihrem Besitz zeigen und sind ausgesprochen bescheiden. Sie zeigen keinen Neid, wenn die anderen mit ihrem Besitz angeben. Dennoch ist Begehrlichkeit bei diesen Kindern wahrzunehmen.

Schule

Die *Schule* stellt sie vor die Schwierigkeit zu geben, d.h. Leistung zu erbringen, statt die von ihnen gewünschte Versorgung zu bekommen. Sie zeigen sich anklammernd, klagend («Hilf mir bei den Hausaufgaben!») und wenig aktiv.

Sie sind für die *schulische* Leistungssituation gut vorbereitet, da sie geben dürfen. Sie werden wegen ihrer Anspruchslosigkeit häufig als sozial und angepasst benannt. Bei Leistungen zeigen sie große Bereitschaft, sich zu übernehmen, und sie können sich überheblich zeigen, wenn die anderen zu ihren Versorgungsbedürfnissen stehen.

Körper/Krankheit

Die *Krankenrolle* wird gerne angenommen, die erlebte Versorgung erfüllt aber nur kurz die Sehnsucht nach grenzenloser Versorgung, und es stellt sich Unzufriedenheit ein. Bedürfnisse auch des *Körpers* werden beachtet, solange sie zu einer Zunahme des «Versorgt-Werdens» führen. Sich selbst gegenüber werden die Kinder nicht versorgend aktiv, und es bildet sich kein fürsorglicher Umgang mit dem eigenen Körper heraus.

Eine *Krankheit* ist für Kinder dieses Alters schwer auszuhalten. Sie zeigen sich mit allem unzufrieden und können sich auf die verpflegende Versorgung nicht einlassen. Gleichzeitig signalisieren sie Bedürftigkeit und Unersättlichkeit. *Körperliche* Bedürfnisse werden nicht wahrgenommen, da sie meist zu einer Zunahme der Versorgung führen und die Angst vor den bislang unterdrückten Versorgungswünschen reaktivieren.

Altersstufe 3 (13 bis 18 Jahre)

Die pubertäre Entwicklung bringt eine Konfliktverstärkung hervor, die vor allem bei Jugendlichen mit passivem Verarbeitungsmodus zum Vermeiden der Ablösung von den versorgenden Objekten führt. Bei Jugendlichen mit aktivem Verarbeitungsmodus vollzieht sich eine forcierte Verselbstständigung mit altruistisch-asketischen Zügen.

Beziehungen werden nach dem Muster «Behalten-Wollen» und/oder «Hergeben-Müssen» gestaltet.

Lebensbereiche	
Familie	
Innerhalb der *Familie* stellen sich bei diesen Jugendlichen depressiv-resignative Stimmungen ein. Sie leiden still, da ein nicht zu benennender Mangel ständig präsent ist. Sie können die Ablösung von den versorgenden Objekten vermeiden in der stillen Hoffnung, doch noch etwas von den Eltern zu bekommen.	In der *Familie* engagieren sich die Jugendlichen aufgrund ihrer Selbstversorgungs- und Selbstgenügsamkeitshaltung, um ihre Versorgungsängste zu lindern. So können sie sich um Geschwister oder die Eltern kümmern, möchten aber selbst niemanden zur Last fallen. Gleichzeitig besteht eine Neigung zu früher Verselbstständigung («Danke, ich versorge mich schon selbst»). In Ersetzung der Familie engagieren sie sich dann in Gemeinschaften, die für andere sorgen.
Gleichaltrige	
In den Beziehungen zu Gleichaltrigen ist die Fähigkeit zum Explorieren neuer Lebens- und Beziehungsformen eingeschränkt. Andere werden eher als Besitz gesehen und erlebt, so dass parasitäre Beziehungen das Leben zunehmend stärker bestimmen. Im Freizeitverhalten und Spiel fallen sie auf, weil sie von anderen immer so viel bekommen wollen. Auch in romantischen Beziehungen fällt ein Habenwollen, ein ausbeuterisches Verhalten auf («Ich hole es mir woanders»).	Die Jugendlichen zeigen sich in den Beziehungen zu *Gleichaltrigen* anspruchslos und pflegeleicht. Bei den Jugendlichen ist der Besitz etwas zu Verachtendes, und sie äußern dies in asketisch orientierten Ideologien, die ihre Abwehr von Versorgungswünschen und Geborgenheit verbergen. Der Besitz dieser Ideologie ist Ersatz für den Verzicht. Die Jugendlichen sind geachtete Personen, lassen sich aber aufgrund ihrer völligen Selbstgenügsamkeit auch leicht ausnutzen.

Schule/Beruf

Die *schulischen* Beziehungs- und Leistungssituationen – wie die des beginnenden *Arbeitslebens* – lassen die Bedürftigkeit so stark werden, dass passiv verweigernde Haltungen und Rückzug an den heimischen Herd vorkommen sowie die Klage, dass andere mehr bekommen oder vom Chef/Lehrer bevorzugt werden. Sie suchen eine Gruppe, die ihren Versorgungsansprüchen gerecht wird.

In *Schule und Arbeitsleben* sind die Jugendlichen in ihrem Verhalten altruistisch gegenüber ihren Mitschülern oder Erwachsenen. Sie sind engagiert, wenn sie an sozial versorgenden Aktivitäten teilnehmen können, und ziehen daraus sichtbare Befriedigung. Sie neigen bei diesem Engagement jedoch zu leicht gereizter Anspannung, die ihre Ansprüchlichkeit deutlich werden lässt. Sie sind bei Lehrern und Ausbildern beliebt, da sie sich meist bereitwillig zeigen, etwas für andere zu tun.

Körper/Krankheit

Krankheit bedeutet zumeist das «gerechtfertigte» Ausleben aller noch so weit reichenden Versorgungswünsche und geht mit ausgeprägter Regression einher. Sie sind anstrengende und unzufriedene Patienten, deren aktive Mithilfe an der Behandlung oft ausbleibt. Der *Körper* und seine Bedürfnisse werden beachtet, wenn sie Anlass sind, mehr versorgt zu werden, und um dem anderen zu zeigen, was man braucht. Selbst versorgen sie sich nicht. Allenfalls wird versucht, den empfundenen Mangel mit übermäßigen Essen oder Suchtmitteln auszugleichen. Sexualität bietet manchmal die Möglichkeit, kompensatorisch Versorgung zu erleben, was bis zu «Sexhunger» gehen kann. Es besteht der starke Wunsch, den versorgenden Partner zu (be-)halten.

Diese Jugendlichen können die *Krankenrolle* und das Versorgtwerden nicht annehmen. Hilfen von anderen werden abgelehnt. Die hintergründig bestehenden Wünsche nach Versorgung äußern sich häufig in der Unzufriedenheit mit dem realen Angebot und in Nörgeleien. Der eigene *Körper* hat zu funktionieren, er wird in der Regel nicht versorgt. In der Sexualität kann der Wunsch nach Versorgung (verborgen und meist wenig freudvoll) ausgelebt werden.

Selbstversorgen vs. Versorgtwerden – Aktiver Modus

Fall-Vignette: Michelle, 14 Jahre

Die 14-jährige Michelle kommt in Begleitung beider Eltern zur Erstvorstellung. Sie berichtet zögerlich und immer wieder verschämt zu Boden blickend, dass sie an Bulimie leide. Vor etwa einem Jahr habe sie begonnen, nach den Mahlzeiten zu erbrechen. Auslöser sei gewesen, dass der Vater eine Bemerkung über ihre Figur während des Strandurlaubs gemacht habe. Sie habe sich aber auch schon zuvor mit der Überlegung beschäftigt, abnehmen zu wollen. Sie betreibe trotz einer rheumatischen Erkrankung Leichtathletik leistungsmäßig und habe etwas Gewicht zugelegt und in Folge weniger gute Ergebnisse bei den Wettkämpfen erzielt. Außerdem habe sie sich im Vergleich mit den anderen Mädchen in ihrer Klasse unattraktiv gefühlt. Die würden sich schon für Jungs interessieren, sie selber wolle das noch überhaupt nicht. Ihr Problem vor den Eltern zu verheimlichen, habe sie sehr belastet. Vor etwa drei Wochen sei sie zusammengebrochen und habe sich zunächst der Mutter unter Tränen anvertraut. Sie wolle nun alles tun, um wieder gesund zu werden.

Die Eltern berichten voller Stolz, dass Michelle den Leichtathletiksport mit großem Erfolg betreibe. Aufgrund ihres Rheumas sei ihr von der Krankengymnastik seinerzeit dazu geraten worden. Überdies sei sie immer ein sehr braves Mädchen gewesen.

Ihr vier Jahre jüngerer Bruder sei aufgrund eines Geburtsfehlers körperlich behindert und habe immer sehr viel Aufmerksamkeit und Unterstützung durch die Eltern verlangt. Michelle habe sich früh um ihre eigenen Belange gekümmert, sei immer sehr selbständig gewesen. In der Schule und auch zu Hause habe es nie Konflikte oder Streitigkeiten gegeben, im Gegenteil habe Michelle immer gewissenhaft ihre Krankengymnastik absolviert, die Hausaufgaben gemacht und sich nach Möglichkeit auch noch um den jüngeren Bruder gekümmert.

Michelle berichtet selbst in einem Folgegespräch, dass sie im zurückliegenden Jahr ein wenig die Lebensfreude verloren habe. Sowohl ihre sportlichen Aktivitäten als auch ihre schulischen Erfolge hätten sie nicht mehr zufrieden gestellt. Sie habe sich mit allem unzufrieden gefühlt. Anfangs habe sie versucht, dies über größeren Einsatz auszugleichen, jedoch habe sie den Spaß an den Dingen verloren. Dann sei der Wunsch abzunehmen immer beherrschender geworden, sie habe anfänglich auch eine gute Gewichtsabnahme von etwa vier Kilogramm erreicht, jedoch seien dann die Heißhungerattacken gekommen. Sie habe immer größere Mengen an Nahrungsmitteln verschlungen, die sie dann erbrochen habe. Sie habe sich sehr geschämt, da sie jetzt ihren Eltern Kummer bereite, und diese weiter belaste. In der vergangenen Woche sei der Druck jedoch zu groß gewesen, und sie habe sich der Mutter offenbart und wolle jetzt aktiv an dem Problem arbeiten.

Der Untersucher verspürt anfangs ein deutliches Mitgefühl mit der jungen Patientin, die anscheinend zeitlebens ihre Bedürfnisse zurückgestellt hat und niemandem zur Last fallen wollte. Auch in dem weiteren Gespräch «versorgt» die junge Patientin den Untersucher mit ihrer aktiven Mitarbeit und der offenen Gesprächsbereitschaft.

Später kann die Patientin formulieren, dass sie den Sport und die guten Leistungen in der Schule vor allen Dingen verfolgte, um den Eltern eine Freude zu bereiten und sie angesichts der Mühe mit dem jüngeren behinderten Bruder zu entlasten.

8.4 Selbstwertkonflikt

Die Regulation des Selbstwertgefühls ist von grundlegender Bedeutung für das Wohlbefinden von Kindern und Jugendlichen und abhängig von der narzisstischen Zufuhr durch andere. Kränkungen, Misserfolge, das Ausbleiben gewohnter Zuwendung und Aufmerksamkeit, aber auch die Auseinandersetzung mit persönlichen Grenzen (z. B. im Falle eines Misserfolges oder einer Erkrankung) können den Selbstwert in Frage stellen.

Eine überdauernde konflikthafte Beeinträchtigung des Selbstwertgefühls ist aufgrund der erhöhten Selbstbezogenheit und der damit eingeschränkten Fähigkeit, in eine Beziehung zu investieren, immer mit einer Störung der zwischenmenschlichen Beziehungen verbunden.

Im Laufe ihrer Entwicklung lernen Kinder und Jugendliche in zunehmendem Maß, ihr positives Selbstwertgefühl zeitlich überdauernd und weniger abhängig von anderen zu regulieren. Hier geht es um Kinder und Jugendliche, bei denen die Anstrengungen zur Regulierung des Selbstwertgefühls übermäßig stark, in besonderer Weise erfolglos oder deutlich konflikthaft sind. Ihr Erleben und Verhalten werden weitgehend von dem Thema der eigenen Wertigkeit bestimmt und bewegen sich zwischen den Polen «geringer vs. übersteigerter Selbstwert» und entsprechend «geringer vs. übersteigerter Objektwert» («Ich bin nichts – andere können alles»). Kränkungserlebnisse sind als Auslöser häufig zu eruieren.

Da psychisch kranke Kinder und Jugendliche oftmals einen niedrigen Selbstwert haben, ist ein Selbstwertkonflikt nur dann zu diagnostizieren, wenn die Beeinträchtigung des Selbstwertgefühls sehr stark ist und die polare Spannung erkennen lässt.

Klinische Ankerbeispiele

Passiver Modus	Aktiver Modus
Diese Kinder und Jugendlichen zeichnen sich durch einen deutlich fehlenden Aufbau oder Einbruch des Selbstwertgefühls aus. Daraus resultieren eine starke Verunsicherung und Ängste vor weiteren befürchteten Kränkungserlebnissen. Diese Kinder und Jugendlichen entziehen sich den kritischen (Konkurrenz-)Situationen, um eine befürchtete Bloßstellung zu vermeiden, bleiben jedoch hintergründig vergleichend. Die Wichtigkeit einer Wertung, das «Besser-oder-schlechter-Sein-als-andere» bleibt als Thema immer spürbar. Das Selbsterleben ist bestimmt durch das Gefühl, nichts wert zu sein und keine Beachtung zu bekommen. Verdeckt kann eine Schuldzuweisung an andere erfolgen. In der Gegenübertragung empfindet der Untersucher Sorge und Mitleid sowie den Wunsch, unterstützen zu wollen. In der Übertragung ist Idealisierung/Bewunderung für den Untersucher, aber auch Entwertung spürbar. Der Leitaffekt ist eine deutlich wahrnehmbare Scham.	Beim Vorherrschen dieses Modus dominieren Reaktionsbildungen als Versuche zur Bewältigung einer befürchteten oder realen Selbstwertkrise. Es resultiert eine grandiose Selbstüberschätzung (auch in der Phantasie), die nicht konform mit den sozialen Normen sein muss (z.B. Delinquenz). Im Erleben dieser zunächst selbstsicher wirkenden Kinder und Jugendlichen dominiert anfangs eine hintergründige Unsicherheit bezüglich der eigenen Bedeutung und des eigenen Wertes. Mit zunehmendem Alter bestimmt der Drang, sich ständig beweisen zu müssen, den Kontakt zu den Mitmenschen. Das Gefühl, nicht genug wertgeschätzt zu werden, und der Glaube an die eigene Besonderheit beherrschen das Selbstverständnis in den folgenden Entwicklungsphasen. In der Gegenübertragung kann sich der Untersucher u.a. klein, inkompetent und abgewertet fühlen. Die Wichtigkeit einer Wertung, das «Besser-oder-schlechter-Sein-als-andere» bleibt als Thema immer spürbar. Leitaffekt bei Kritik oder bei Infragestellung des positiven narzisstischen Selbstbildes sind Ärger und Gereiztheit (narzisstische Wut). Das Motto könnte lauten: «Ich bin ein besonderes Kind/Jugendlicher, habe ein Recht auf Bewunderung, und für mich gelten nicht die gleichen Regeln».

Altersstufe 1 (3 bis 5 Jahre)

Eine partielle Unabhängigkeit der Selbstwertregulation und die wachsende Fähigkeit, sowohl die Grenzen der eigenen Möglichkeiten als auch die Kritik seitens Gleichaltriger und Erwachsener zu ertragen, sind entwickelt. Schwierig sind alle Situationen, in denen die Kinder die Aufrechterhaltung ihrer grandiosen Selbstbilder in der Auseinandersetzung mit der Realität bedroht sehen.

Lebensbereiche

Familie

Die Kinder vermeiden aus Angst vor Versagen Aufgaben oder wollen bei einer Aufgabe alles sofort erreichen. Sie schämen sich ihrer altersangemessenen Schwierigkeiten beim Erwerb neuer Fertigkeiten und zeichnen sich durch überzogene Ansprüche an sich selbst aus. Im Extrem vertrauen sie auch innerhalb der *Familie* niemandem ihre Selbstzweifel an und fühlen sich gegenüber Geschwistern minderwertig.

Diese Kinder reagieren in der *Familie* sehr empfindlich auf Kritik, wollen alles sofort erreichen und sind nicht in der Lage, Frustrationen zu ertragen. Neben ihren hohen Ansprüchen imponiert das sofortige Aufgeben der Bemühungen, wenn ihnen nicht schnell Erfolg beschieden ist. In der Regel wollen sie für Routineaufgaben Lob. Wutausbrüche sind häufig.

Gleichaltrige

Diese Kinder begegnen *Gleichaltrigen* mit dem Gefühl, im Kontakt nicht bestehen zu können, aus Unsicherheit bezüglich ihrer Wertigkeit. Sie behaupten ihre Interessen nicht aus Angst vor Bloßstellung und davor, abgelehnt zu werden.

Häufig versuchen diese Kinder, die Spielkontakte mit *Gleichaltrigen* zu dominieren («die anderen sind dafür da, dass ich schön spielen kann»), und sie können sich nicht mit der Begrenzung durch die Wünsche der Mitspieler abfinden. Sie sind vorlaut und wissen alles besser. Sie zeigen Unverständnis, wenn es nicht nach ihrem Willen geht, und machen nicht selten den Versuch, diesen gewaltsam (schlagen, beißen, kratzen) durchzusetzen. Wutausbrüche kommen häufig vor.

Kindergarten

Die Kinder haben Schwierigkeiten, sich in die *Kindergartengruppe* einzufinden. Sie wirken unsicher und misstrauisch.

Auffallend ist das Mittelpunktstreben in der *Kindergartengruppe*. Die Integration fällt aufgrund des Empathiemangels

Wünsche nach Anerkennung werden deutlich. Sie vergleichen sich mit den anderen Kindern, die bewundert und beneidet werden. Sie können im Spiel schlecht verlieren und meiden solche Aktivitäten («keine Lust»).

und der fehlenden Bereitschaft, sich einzuordnen und zu teilen, schwer. Diese Kinder können schlecht verlieren und Frustrationserlebnissen wird mit Wut, Abwertung und Flucht in Größenphantasien begegnet. Sie fordern eine Sonderrolle und die ständige Beachtung der Bezugspersonen. Aufgrund ihrer Selbstbezogenheit bestehen eine ausgeprägte Spielhemmung und wenig Kreativität in der Freizeit, was mit Langeweile rationalisiert wird. Regelspiele beenden sie angesichts einer drohenden Niederlage vorzeitig (z.B. Figuren umwerfen, Karten aufdecken).

Körper/Krankheit

Die Einschränkung durch *Krankheit* kann von diesen Kindern aufgrund ihrer «Wertlosigkeit» als «verdient» erlebt werden. Sie fügen sich daher leicht in die Krankenrolle, u.a. auch in die Zuschreibung als Sündenbock in der Familie.

Die Einschränkung durch *Krankheit* kann eine Bedrohung der Grandiosität darstellen und zur Selbstwertkrise führen. Kinder können auch die Schwere der Symptomatik verleugnen und sich gegen die Behandlung wehren.

Altersstufe 2 (6 bis 12 Jahre)

Die Regulierung des Selbstwertgefühls gelingt zunehmend, unterliegt aber den altersgemäßen Schwankungen von Selbstüberhöhung und Selbstentwertung im Vergleich zu anderen (Selbst- versus Objektwert).

Lebensbereiche

Familie

In der *Familie* meiden die Kinder die Auseinandersetzung mit neuen Anforderungen und Konkurrenzsituationen. Es bestehen eine ausgeprägte Geschwisterrivalität und eine geringe Frustrationstoleranz. Selbstabwertungen sind häufig. Sie können sich u.a. in der Rolle des «schwarzen Schafs» in der Familie erleben.

In der *Familie* gibt es unkontrollierbare Wutausbrüche, wenn Wünsche nach Bestätigung nicht erfüllt werden. Aggressives Verhalten richtet sich gegen Geschwister und Eltern, die für ein Scheitern verantwortlich gemacht werden. Diese Kinder reagieren sehr empfindlich auf Kritik und können im Extrem auch keine Hilfestellung oder

Anleitung ertragen. Sie haben unangemessene Ansprüche und Vorstellungen von der eigenen Leistungsfähigkeit und brechen Bemühungen sofort ab, wenn ihnen nicht schnell Erfolg beschieden ist.

Gleichaltrige

Sie begegnen *Gleichaltrigen* zurückhaltend und abwartend, da sie sich nicht vorstellen können, dass diese sie zum Freund haben wollen. Sie trauen sich nicht, eigene Ansprüche zu vertreten. Sie bewundern und beneiden andere Kinder um die Anerkennung, die diese erfahren.

Sie streben immer eine Sonderrolle an und wollen der oder die Beste sein. In der Regel haben sie viele Kontakte, jedoch selten enge Freundschaften zu *Gleichaltrigen* aufgrund der fehlenden Bereitschaft, sich mit der Kritik und den Ansprüchen anderer auseinander zu setzen. Kleidung, Spielsachen (Statussymbole) können der «Sicherung» des Selbstgefühls dienen. In Regelspielen können die Kinder schlecht verlieren. Sie reagieren mit narzisstischer Wut, beenden das Spiel vorzeitig, erfinden neue Regeln oder kommentieren die «Ungerechtigkeit» des Spielverlaufs.

Schule

Die Kinder vergleichen sich (heimlich) ständig mit den Mitschülern und neiden ihnen den Erfolg. Ängste, nicht die erforderliche Leistung erbringen zu können oder von den anderen daher ausgelacht zu werden, und Klagen über ungerechte Behandlung durch Lehrer kennzeichnen die *schulische Situation*. Angst vor Bloßstellung und ihr Ehrgeiz motivieren sie zur Hausarbeit, und so mögen sie gute Leistungen erzielen, die sie jedoch allenfalls kurz befriedigen können.

In der *Schule* kommt es zu Überschätzungen der eigenen Leistung. Wegen ihrer heftigen emotionalen Reaktion bezüglich ihrer eigenen Unwissenheit treten Lernstörungen und Schwierigkeiten auf, sich am Lernprozess zu beteiligen. Beim Scheitern werden Aufgaben nicht zu Ende gemacht und abgewertet. Es fällt den Kindern schwer, sich an die Klassenregeln zu halten, da sie diese als Bewertung erleben. Sind sie leistungsfähig, orientieren sie sich am Ergebnis, um sich mit anderen zu vergleichen.

Körper/Krankheit

Die Einstellung zum *Körper* ist ebenfalls geprägt vom Gefühl der Unzulänglich-

Der *Körper* mag für ältere Kinder schon als Mittel wahrgenommen werden, Auf-

keit; er wird versteckt. Dies drückt sich meist auch in der *Körperhaltung* aus (z.B. hängende Schultern, Blick auf den Boden). Diese Kinder wirken im Krankheitsfall hilfsbedürftig, aber auch selbstabwertend («geschieht mir gerade recht»).

merksamkeit zu erlangen, und er gerät in den Focus der Selbstbezogenheit. Die Einschränkung durch Krankheit kann eine Bedrohung des Selbstwertgefühls darstellen und zur Selbstwertkrise führen. Kinder können auch die Schwere der Symptomatik verleugnen und sich gegen die Behandlung wehren.

Altersstufe 3 (13 bis 18 Jahre)

Die in der Altersstufe 3 stattfindende intensive Auseinandersetzung mit Selbstbildaspekten forciert den Vergleich «Selbstwert versus Objektwert». Die Zentrierung auf sich selbst einschließlich des Körperbildes erschwert die Beziehungsaufnahme.

Lebensbereiche

Familie

In der *Familie* fallen ihre ständigen Selbstabwertungen auf bzw. können diese dazu benutzt werden, eine Position als «schwarzes Schaf» zu etablieren. Aus dem Gefühl der eigenen Wertlosigkeit heraus können diese Jugendlichen die *Familie* für eigene Fehlschläge verantwortlich machen («schlechte Voraussetzungen, kein Geld, keine Bildung»).

Der Jugendliche kann den Status seiner *Familie* zur Stabilisierung seines Selbstwertgefühls nutzen: «Wir sind etwas Besonderes». In der Regel fordern die Jugendlichen Bewunderung und eine Sonderstellung, ohne dass sie bereit sind, einen eigenen Beitrag für das Familienleben zu leisten. Der *Familie* mag auch die Schuld für eigene Rückschläge und Kränkungen gegeben werden.

Gleichaltrige

Die Jugendlichen bevorzugen Beziehungen zu *Gleichaltrigen*, in denen sie sich nicht mit dem Gefühl der eigenen Wertlosigkeit konfrontiert sehen. Sie glauben, die Wertschätzung anderer kaum verdient zu haben.

Die Grandiosität in Phantasie und Verhalten kann durchaus Anziehung auf *Gleichaltrige* ausüben. Diese Jugendlichen können ein charismatisches Auftreten haben, das einen guten Stand in der Gleichaltrigengruppe bewirkt, jedoch kaum engere Freundschaften ermöglicht. Wichtig ist vor allem die Bestätigung durch andere, was zu rasch wechselnden Beziehungen und zu Beziehungsabbrüchen beitragen kann, die die narzisstische Bestätigung liefern sollen («flatterhaft»). Bei fehlender narzisstischer Bestätigung werden die Beziehungen oft durch emotional überschießende Reaktionen (narzisstische Wut, starke Abwertung der anderen) beeinträchtigt.

Schule/Beruf

Ein ständiger Vergleich mit den Mitschülern findet statt. In *Schule oder Ausbildung* erreichen die Jugendlichen fast nie die von ihnen angestrebten (zu hohen) Leistungen, es besteht aber meist eine große Leistungsbereitschaft. Um die starken Minderwertigkeitsgefühle zu mildern, führen sie ihr «Versagen» auf die Umstände zurück und fühlen sich falsch bewertet. Häufig sind solche Kränkungen (Bloßstellung, schlechte Noten) Auslöser der Symptomatik.

Die Jugendlichen treten in der *Schule oder Ausbildung* hochmütig auf und erleben sich eher als «Kollegen» der Lehrer. In der Regel überschätzen sie ihr Leistungsvermögen deutlich. Neben einem ausgeprägten Konkurrenzdenken und dem Streben, sich auszuzeichnen, zählen nur Leistungen, die zur Demonstration ihrer Überlegenheit gegenüber anderen herangezogen werden können. Wenig Ausdauer und intrinsischer Spaß führen zu einem häufigen Wechsel der Interessen auch in der Freizeit.

Körper/Krankheit

Die Aufnahme sexueller Beziehungen ist durch die Sorge um körperliche Unzulänglichkeiten erschwert. Der *Körper* wird schamvoll versteckt. Die *Krankenrolle* nehmen diese Jugendlichen oft bereitwillig an und mögen sich dadurch entweder in ihrer defizitären Sicht bestätigt fühlen («geschieht mir recht»), oder sie können ein Scheitern in anderen Bereichen auf die körperliche Symptomatik zurückführen («Hätte ich keine Bauchschmerzen, könnte ich zur Schule gehen und gute Noten schreiben»).

Der *Körper* kann als Mittel wahrgenommen werden, Bewunderung zu erhalten, und wird im Zuge der übersteigerten Beschäftigung mit sich selbst gehegt und gepflegt. Eine Fixierung auf den Körper, das Aussehen (Schlankheitswahn, Extremsport, Bodybuilding) als Mittel, andere zu beeindrucken, kann erfolgen. Besitz als Statussymbol stützt das Selbstwertgefühl. Auch die Aufnahme sexueller Beziehungen dient der Selbstaufwertung. Einschränkung durch *Krankheit* kann eine Bedrohung der Grandiosität darstellen und zur Selbstwertkrise führen. Schwere Erkrankung kann daher bagatellisiert werden. Psychische Bedürftigkeit fügt sich kaum in das narzisstisch überhöhte Selbstkonzept, und Hilfe kann schwer angenommen werden.

Selbstwertkonflikt – Aktiver Modus

Fall-Vignette: Maximilian, 7 Jahre

Maximilian, sieben Jahre alt, kommt in Begleitung seiner Eltern zur Erstvorstellung. Maximilian nimmt keinen Blickkontakt auf und gibt durch seine insgesamt mürrische abweisende Körperhaltung zu verstehen, dass er mit dem gemeinsamen Gespräch nicht einverstanden ist. Auf Fragen des Untersuchers antwortet er anfangs noch mit einem Nicken oder Kopfschütteln. Die Mutter begleitet die Eingangsszene eher besorgt, der Vater lehnt sich zurück und beginnt, den Untersucher unterbrechend, seine Schilderung: Er sei eigentlich nicht davon überzeugt, dass Maximilian einen Therapeuten bräuchte. Die Schule habe Druck gemacht, die Lehrerin komme mit ihm und seiner Art zu denken nicht zurecht, vielleicht sei sie überfordert. Er habe sich informiert, und man solle auf alle Fälle einen Test auf Hochbegabung durchführen lassen.

Weiter wird berichtet, dass die Familie aufgrund der beruflichen Tätigkeit des Vaters bis vor kurzem im Ausland gelebt habe. Maximilian habe dort einen privaten Kindergarten und die deutsche Privatschule in der ersten Klasse besucht. Das Leben im Ausland, so der Vater, sei zwar mit der Trennung von der Familie und den Freunden verbunden gewesen, habe jedoch auch viele Annehmlichkeiten wie Dienstboten, Chauffeur etc. geboten. Aufgrund einer beruflichen Veränderung und damit der Sohn die Grundschule in Deutschland besuchen könne, sei die Familie nun wieder zurückgekehrt.

Nachdem Maximilian die Schule in Deutschland anfangs etwas zögerlich widerstrebend besucht habe, sei es aufgrund eines «Missverständnisses» zu einer Auseinandersetzung mit der Klassenlehrerin gekommen, die ihn auf einen Fehler hingewiesen habe. Seitdem habe er in der Klasse kein Wort mehr gesprochen und sich nach dem darauf folgenden Wochenende geweigert, in die Schule zu gehen. Die Schule habe dann der Familie die dringende Kontaktaufnahme zur Praxis empfohlen.

Als die Mutter auf Fragen hin eingehender von der schulischen Situation und den ersten Beobachtungen der Lehrerin berichtet, wird Maximilian zunehmend unruhig, springt schließlich zornig auf, tritt gegen das Tischbein und verlässt das Untersuchungszimmer und ist nicht zu einer Fortsetzung des ersten Termins zu bewegen.

In einem Folgetermin berichten die Eltern alleine zur Vorgeschichte, dass Maximilian immer einen besonders engen Kontakt zum Vater gehabt habe, der jedoch beruflich viel außer Haus gewesen sei. Im Alter von zwei Jahren sei der Umzug ins Ausland erfolgt. Mit der Geburt des drei Jahre jüngeren Bruders habe Maximilian sich zu Hause extrem eifersüchtig gezeigt. Die Mutter berichtet, sich auf das jüngere Geschwister sehr gefreut zu haben, da sie immer das Gefühl gehabt habe, in die Allianz zwischen Vater und Sohn nicht recht eindringen zu können.

Maximilian sei immer schon sehr ungeduldig mit sich gewesen. So habe er z. B. entweder eine neue Tätigkeit sofort gekonnt oder sie nie wieder probiert. Das Erlernen von Fahrradfahren und Schwimmen sei nur mit viel Druck der Eltern und vielen Wutausbrüchen seinerseits möglich gewesen. Noch heute könne er nicht gut verlieren, flippe regelrecht aus, wenn er verloren habe, und entwickle bei sportlichen Wettkämpfen einen übermäßigen Ehrgeiz. Feste Freundschaften werden auch für das Kindergartenalter nicht berichtet. Maximilian sei zwar stets respektiert gewesen, habe sich aber in der Gruppe eher etwas einzelgängerisch, dominant und besserwisserisch gegeben.
In einer eine Woche später stattfindenden Spielstunde des Untersuchers mit Maximilian wird die Selbstwertthematik im Spiel gut deutlich. Maximilian entwickelt wenig Freude am gemeinsamen Tun oder Aufbauen von Spielszenen. Ihm ist das Siegen sehr wichtig. So werden fast alle Spielangebote zu einem Wettstreit umfunktioniert. Der Untersucher fühlt sich in eine Konkurrenzsituation hineingezogen. Die spürbar erhöhte Kränkbarkeit Maximilians verleitet den Untersucher, Maximilian «mit Samthandschuhen anzufassen», andererseits reagiert der Untersucher auch ärgerlich auf die geäußerten «Größenphantasien» («ich kann das Spiel viel besser als du»).

8.5 Schuldkonflikt

Das Gefühl von Schuld tritt auf, wenn man andere tatsächlich oder vermeintlich verletzt und die Bedürfnisse oder Rechte beeinträchtigt hat. Solche Gewissens- oder Über-Ich- und Loyalitätskonflikte hängen eng mit egoistischen oder prosozialen Tendenzen zusammen und können nicht nur reale Verletzungen und Beeinträchtigungen anderer betreffen, sondern auch Verletzungen von internalisierten Normen und Werten umfassen. Voraussetzung dafür ist, dass das Kind, der Jugendliche, solche internalisierten Normen ausgebildet hat.

Kinder der Altersstufe 2 (6 bis 12 Jahre) haben mit der Einschulung ausreichend Ge- und Verbote im Sinne von sozial erwünschten Pro-Objekt-Tendenzen internalisiert. Vorrangig sind für sie jedoch die internalisierten Beziehungen zu den Eltern, deren Werte und Normen, und damit der Schutz dieser Beziehung und die Loyalität zu den Eltern. Sie übertreten prosoziale Ge- und Verbote trotz Wissens um Gut und Böse, wenn es darum geht, die Beziehung zu den existenziell bedeutsamen Eltern zu sichern. Ihr Schuldkonflikt wird also bestimmt durch das

Streben, die Beziehung zu den Eltern zu sichern. Die Wahrung der familiären Loyalität kann so wichtig sein, dass die Realität verfälscht wird. Diese Kinder bzw. Jugendlichen sind bereit, ihre Glaubwürdigkeit und ihren Realitätssinn preiszugeben, wenn es darum geht, die Eltern bzw. deren Werte und Normen vor Angriffen von außen zu schützen.

Ein Schuldkonflikt ist demnach durch eine permanente Übernahme von verzerrter Realitätswahrnehmung und Schuld vor allem in Beziehungen zu den Eltern bzw. deren Abwehr gekennzeichnet, während außerfamiliäre Beziehungen relativ konfliktfrei sein können. Häufig damit verbunden sind unangemessen wirkende Schuldgefühle und Abwehrmaßnahmen gegen diese Schuld.

Die Abgrenzung von den Selbstwertkonflikten kann schwierig sein. Hierbei ist die Berücksichtigung des herrschenden Affekts von großem Nutzen: Während es beim Schuldkonflikt vorwiegend um Schuldgefühle geht, bezieht sich die Selbstwertproblematik vorwiegend auf Scham (bzw. auf ihre Abwehr). Dort geht es also nicht so sehr (wie bei der Schuld) um Gut und Böse, sondern um Stark und Schwach, Groß und Klein.

Klinische Ankerbeispiele

Passiver Modus	Aktiver Modus
Diese Kinder und Jugendlichen zeichnen sich durch eine überzogene Treuebindung an ihre Familie aus. Sie können außerfamiliären Personen gegenüber unauffällig realistisches Beziehungsverhalten zeigen, solange es nicht die familiäre Bindung betrifft. Der Familie und deren Belangen gegenüber sind sie sehr bereit, ein überzogenes Wiedergutmachungsverhalten zu entwickeln, hinter das sogar ihre eigenen primären Interessen zurücktreten. Sie vermitteln den Eindruck, dass sie schwere Schuld auf sich geladen haben und deshalb nur über ihr Selbstopfer Sühne leisten können, zeigen gewissermaßen einen masochistischen, selbstbestrafenden Verarbeitungsmodus. Der	Bei diesen Kindern und Jugendlichen beeindrucken anklagende, entwertende Äußerungen und Verhaltensweisen gegenüber den familiären Bezügen. Obwohl dies illoyal wirkt, ist es aus psychodynamischer Sicht loyal, d. h. es stellt den Versuch dar, sich von den schuldhaften Loyalitätsgefühlen zu befreien. Diese Grundhaltung, sich immer kritisch anklagend bis entwertend zu äußern, prägt auch die außerfamiliären Beziehungen. Dadurch erscheinen diese Kinder und Jugendlichen eher aus dem sozialen Rahmen fallend und egozentrisch. Trotz dieses Verhaltens besteht, wenn auch in negativer Ausprägung, eine klare Bindungsfähigkeit. Die Abwehr von Loyalität und sich da-

Passiver Modus	Aktiver Modus
Leitaffekt besteht in Schuldgefühlen, zusätzlich können Strafängste und Traurigkeit beobachtbar sein. In der Gegenübertragung kommen Mitleid und das Bemühen, den Bestrafungstendenzen des Patienten entgegen zu arbeiten, zum Ausdruck.	mit mitverantwortlich für das Wohl der anderen zu erleben, ist so bestimmend, dass sie oft unmoralisch und gewissenlos erscheinen. Als Leitaffekt tritt Ärger auf die Eltern oder andere auf, bei Jugendlichen eine zynische Haltung. In der Gegenübertragung kann man versucht sein, die Kinder bzw. Jugendlichen mit ihrem «amoralischen» Verhalten zu konfrontieren.

Altersstufe 1 (3 bis 5 Jahre)

In dieser Altersstufe werden zunehmend innere Werte und Normen der wichtigsten Beziehungen verinnerlicht. In der «Trotzphase» kommt es zur ersten Aktualisierung von prosozialen versus egoistischen Tendenzen und zur Entstehung erster Schuldgefühle.

Lebensbereiche	
Familie	
In der *Familie* fallen die Kinder mit einem sich entwickelnden passiven Modus durch eine forcierte Ich-Entwicklung auf, etwa durch ihre Fähigkeit, den Eltern oder Geschwistern, den der Familie nahe stehenden Personen, in einem Ausmaß zu helfen, das über das in diesem Alter übliche hinausgeht.	Kinder, die eher zu einem aktiven Modus tendieren erscheinen in der *Familie* unzufrieden, anklagend und wenig gebunden an die Eltern.

Altersstufe 2 (6 bis 12 Jahre)

Die Entwicklung der internalisierten Werte und Normen (Über-Ich) geht mehr und mehr über die primären Beziehungen hinaus, und es kann zu zunehmenden Widersprüchen zwischen der Wertewelt der Eltern und der sozialen Umgebung kommen. Je nach Entwicklung werden Schuldgefühle erlebt und integriert bzw. erlitten oder verleugnet.

Lebensbereiche

Familie

In der *Familie* sind sie willige und sich aufopfernde Kinder. Sie stellen kaum Ansprüche, sondern sind immer bereit, sich für elterliche und familiäre Belange einzusetzen. Probleme in der *Familie* (Tod, Scheidung, Krankheit) erleben sie als schuldhaft und machen sich Gewissensbisse, was sie hätten «besser» machen können und wie sie die Probleme hätten verhindern können («Wenn ich nicht so unartig gewesen wäre, wäre meine Mutter nicht krank geworden»).

Der *Familie* fallen sie dadurch auf, dass sie darstellen, wie viel besser es die anderen Kinder haben. Eltern und Geschwister bemühen sich, es ihnen recht zu machen, fühlen sich aber immer ungenügend, da sie mit ihren Bemühungen keinen Erfolg haben, oder sie begegnen dem Kind mit derselben Haltung («Du bist schuld»).

Gleichaltrige

In Beziehungen zu *Gleichaltrigen* sind sie gern gelitten und werden mit ihrer Bereitschaft, anderen zu helfen, von den anderen benutzt und ausgenutzt.

In *Gleichaltrigenbeziehungen* sind sie wie in der Familie voller Vorwurf und klagen anderen gegenüber, sie selbst sind immer die Unschuldigen.

Schule

In der *Schule* zeigen sie sich leistungsstark, da sie gewissenhaft und viel arbeiten. Ihre Bereitschaft, anderen im Schulalltag eine Unterstützung zu sein, ist auffällig.

In der *Schule* sind sie bei den Leistungsanforderungen voller Vorwürfe den unmöglichen Zumutungen und Umständen gegenüber, die ihnen das Lernen schwer machen, und sie sehen nicht ihre eigenen Anteile.

Körper/Krankheit

Krankheit kann sie sehr beunruhigen, da sie von ihrer Haltung, zu helfen und für andere da zu sein, abgehalten werden. Sie sind lieber schnell gesund und achten nicht auf die für die Genesung nötigen Verhaltensweisen.

Bei *Krankheit* zeigen sie sich anklagend und vorwurfsvoll, dass man nicht besser aufgepasst habe, weswegen sie nun krank geworden seien. Diese Beschuldigung richtet sich besonders an die Eltern, die sich damit als ungenügend und schuldig an der Krankheit ihres Kindes erleben.

Altersstufe 3 (13 bis 18 Jahre)

Die Entwicklung der inneren Werte- und Normenwelt (Über-Ich) findet im Wechselspiel mit dem Identitätserwerb ihren vorläufigen Abschluss und ähnelt mehr und mehr den Konfliktbedingungen des Erwachsenen. Im Rahmen der beginnenden Loslösung von den Eltern können sich Schuldprobleme konflikthaft ausgestalten, u.a. in Form von Autonomieschuld.

Lebensbereiche

Familie

In ihren *Familien* sind sie Helfer und Unterstützer bei allen familiären Problemen («Für meine Eltern mache ich alles»). Die altersangemessene Distanzierung gelingt ihnen nicht oder nur in beschränktem Maße. Sie werden deshalb über Gebühr in ihren *Familien* gebunden, gebraucht und eingesetzt; es entsteht der Eindruck, sie müssten Buße leisten und Schuld abarbeiten. Das kann zur Übernahme zugeschriebener Parentifizierung bzw. zur Übernahme einer «Sündenbock-Rolle» für familiäre Probleme führen.

In der *Familie* zeigen diese Jugendlichen selbstgerechtes Verhalten. Eine negativistische Haltung und die Tendenz, die Schuld bei den anderen zu suchen, bestimmen ihren Umgang in der *Familie* («Wegen euch …»). Sie klagen die *Familie* auch gegenüber außerfamiliären Personen an. Einen eigenen Anteil an all den Unzulänglichkeiten können sie sich nicht zugestehen.

Gleichaltrige

In ihren Beziehungen zu den *Gleichaltrigen* sind diese Jugendlichen zurückgezogen und anspruchslos. Erst wenn sie aufgefordert werden oder jemand Hilfe braucht, sind sie da und zeigen Zugewandtheit und aufopfernde Hilfsbereitschaft. Beziehungen zum anderen Geschlecht können aus Loyalität gegenüber den Eltern zurückgestellt werden, in engen *Freundschaftsbeziehungen* zeigt sich oftmals eine «altruistische Abtretung» («Ich freu mich für dich»).

In den Beziehungen zu *Gleichaltrigen* sind sie immer unzufrieden und stellen Gesetzlichkeiten auf, wonach immer die anderen schuld sind. Sie sind ständig anklagend, so dass sie häufig in der Gleichaltrigengruppe isoliert sind. *Partnerbeziehungen* werden aktiv gesucht, können jedoch wegen der abgewehrten Loyalität zu den Eltern belastet sein; sie machen ihren *Partnern* häufig Schuldgefühle und sind anklagend.

Schule/Beruf

Im *Schul-* oder *Arbeitsbereich* bestechen sie durch geflissentliche Hilfsbereitschaft und durch ihre Verfügbarkeit in Krisensituationen mit dem gleichzeitigen Gefühl, es dennoch nicht richtig gemacht zu haben («mein Fehler»). Es kann auch zu Leistungs- und Arbeitseinbrüchen kommen, wenn sie nicht mit ihrem «Zur-Verfügung-Stehen» gefragt sind oder ihnen Fehler zur Last gelegt werden, die sie bereitwillig auf sich nehmen. Autonomieschuld kann auch zu Leistungsverweigerung/Leistungsabfall führen, um die Ablösung von den Eltern hinauszuzögern.

In der *Schule* oder *Arbeit* sind es in ihren Augen immer die äußeren Bedingungen, die es ihnen so schwer machen, oder die bösen Absichten der anderen, die ihnen den Erfolg verderben. Auch hier sehen sie den Grund eher in Benachteiligungen und unterstellen anderen, ihnen gegenüber etwas schuldig zu sein.

Körper/Krankheit

Bei *Krankheit* erleben sie ihre Bedürftigkeit eingeschränkt, und sie erleben die angemessene Pflege eher als Schuldbelastung, die es wieder gutzumachen gilt («Ich will euch nicht zur Last fallen»). Sie achten aus diesem Grund wenig auf ihre körperlichen Belange, das gilt auch für sexuelle Interessen.

Krankheiten erscheinen ihnen als Folge von bösen Wünschen oder Fehlverhalten der anderen. Die pflegenden Personen machen grundsätzlich alles falsch und wollen ihnen nicht wirklich helfen.

Schuldkonflikt – Passiver Modus

Fall-Vignette: Katharina, 15 Jahre

Die 15-jährige Katharina hat mit elf Jahren den plötzlichen Tod ihrer besten gleichaltrigen Freundin erlebt und war zur Trauerbewältigung über einen längeren Zeitraum bei einer Verhaltenstherapeutin. Nach einer Urlaubsreise letzten Sommer, die Katharina erstmalig ohne Eltern mit einer Freundin verbrachte, traten fast jede Nacht Alpträume auf, in denen sie der toten Freundin begegnete.

Zum Erstkontakt erscheint die sehr besorgte Mutter mit der etwas übermüdet wirkenden Tochter, die aber mit ihren roten Wangen, leuchtenden Augen und dem sympathisch wirkenden «Babyspeck» sehr lebendig wirkt. Katharina berichtet, sie könne schlecht einschlafen, wache dann in Panik auf und bliebe meist bis zum Morgengrauen wach. In der Schule (Klasse 10, Gymnasium) könne sie sich aufgrund ihrer Müdigkeit schlecht konzentrieren, die Eltern hätten jetzt Angst, dass ihre Schulleistungen darunter leiden würden. Vor der Reise nach Spanien, die sehr schön gewesen sei («nur Party»), habe sie nur gelegentlich von ihrer Freundin geträumt, jetzt wieder-

hole sich jede Nacht der gleiche Traum: Im Traum sieht sie alle Familienmitglieder schlafen, geht dann in den Garten und dort auf ihre Freundin zu, die plötzlich weggerissen wird. Vor vier Jahren hatte Katharina sich von der wohl sehr fröhlichen und abenteuerlustigen Freundin, mit der sie viel im Freien gespielt hatte, abends verabschiedet, am Morgen danach war die Freundin verstorben.
Im Einzelgespräch mit der Jugendlichen (im tief ausgeschnittenen T-Shirt) erfährt die Therapeutin, dass viel Trauerarbeit in der Gemeinde und dem streng katholischen Gymnasium geleistet worden sei. Die Trauer ist überlang gepflegt worden, wird bis heute nicht beendet. Katharina hat auch in der Schule die Phantasie, dass die Freundin neben ihr säße. Sie habe Angst, dass sie ihre Stimme vergessen könne. Im Moment mache sie sich auch Sorgen um eine weitere Freundin, die magersüchtig sei. Sie habe Angst, dass diese auch sterben könne. Mit einer anderen Freundin unternehme sie viel, da gebe es manchmal Konflikte mit den Eltern. Sie müsse abends sehr früh zu Hause sein. Auf die Frage nach einem Freund antwortet sie, sie wolle sich auf die Schule konzentrieren, brauche die «nächsten Jahre» keine Beziehung. In den probatorischen Sitzungen gähnt sie immer wieder, als ob sie verdeutlichen müsse, dass es ihr schlecht gehe, atmosphärisch ist dagegen Aufbruchsstimmung und Heiterkeit, zwischendurch auch Wut zu spüren. Auffällig ist, wie sehr sie die Eltern idealisiert und bemüht ist, in der Rolle der kleinen braven Tochter zu bleiben. Katharina ist allgemein sehr sozial eingestellt, ist Schulsanitäterin und in der Kirche sehr engagiert.
Katharina wurde als Nachzügler nach drei Geschwistern geboren, als man «aus dem Gröbsten schon raus war». Die Mutter war wegen Depression während der Schwangerschaft in Behandlung, hatte viel Angst vor der Entbindung. Postpartal sei sie nicht depressiv gewesen, nur sehr erschöpft. Die Säuglings- und Kleinkindzeit wird als unauffällig geschildert, Katharina sei allerdings immer sehr ängstlich gewesen. Letztes Jahr sei die Schwester (+ 9) ausgezogen, darunter habe sie sehr gelitten. Seit dieser Zeit entwickele sie sich rasant, sei damit selbst überfordert, habe auch Probleme mit ihrem Körper («zu kurvig»). Auf die Frage nach der eigenen Kindheit sagt die Mutter, sie habe selbst «viel Power gehabt, hätte gern auf den Putz gehauen, wenn man mich gelassen hätte». Auch der Vater berichtet, alte Eltern gehabt zu haben, die wenig erlaubt haben.
Katharina lebt in einer Familie, die hohe moralische Anforderungen an sich und andere stellt und aufgrund eines eher rigiden Über-Ichs alles Impulshafte in Schach hält. Die internalisierten Gebote der katholischen Kirche mit einem rächenden Gott, der Buße verlangt, bestätigen und verstärken das hohe Ich-Ideal der Familienmitglieder. Katharina trifft auf eine Mutter, die selbst Triebhaftes abwehrt bzw. nicht ausleben durfte und möglicherweise auch deshalb depressiv reagiert. In der verstorbenen Freundin scheint sie eine Verbündete gefunden zu haben, beide sind «wilde» Mädchen, die den sicheren Hafen verlassen und «im Freien» spielen. Zu Beginn der Pubertät und der Ablösung von den elterlichen Idealen erlebt sie nun den plötzlichen Tod der Freundin, den sie unbewusst als Bestrafung und Warnung empfindet.

Sie reagiert zunächst mit erhöhtem sozialem Engagement, erst als sie im Alter von 15 Jahren erneut mit einer Freundin und fern von den Eltern Spaß hat, meldet sich das Über-Ich-Verbot. Ablösung und Entwicklung werden mit dem Tod bestraft, als Warnung erscheint die verstorbene Freundin. Inwieweit auch unbewusster mütterlicher Neid auf die ins Leben aufbrechende Tochter eine Rolle spielt, kann im Moment nur vermutet werden. Im weiteren Therapieverlauf versucht Katharina, die Therapeutin zum «Mitwisser und Verbündeten» zu machen, so dass diese in der Gegenübertragung zwischen Verführungsphantasien und Schuldgefühlen den Eltern gegenüber pendelte.

8.6 Ödipaler Konflikt

Der ödipale Konflikt als verinnerlichter, überdauernder Konflikt bewegt sich im Spannungsfeld zwischen der Befriedigung erotischer und sexueller Wünsche und deren Abwehr. Trotz einer liberaleren Erziehung und Sozialisation hat dieser Konflikt auch heute noch breite klinische Bedeutung. Den Eltern kommt als den ersten wichtigen Liebesobjekten für die Kinder eine prägende Bedeutung zu, so wie umgekehrt auch die Kinder wichtige Liebesobjekte für ihre Eltern darstellen. In die Beziehung von Kindern zu ihren Eltern sowie der Eltern zu ihren Kindern müssen kontinuierlich sexuelle Motivationen, die mit anderen Motivationen eng verflochten sind, integriert werden. Die ödipale Konstellation setzt die reale oder phantasierte Präsenz von drei Personen voraus, die sich im Spannungsfeld von Anerkennung, Rivalität und Erotik befinden. Im Unterschied zum Selbstwertkonflikt geht es beim ödipalen Konflikt nicht um die Anerkennung des «Wertes», sondern um die Anerkennung als Junge/Mann bzw. Mädchen/Frau. Es geht darum, den anderen durch besondere körperliche Attraktivität zu gewinnen, Rivalen auszustechen und Lust zu empfinden bzw. um die Abwehr all dieser Aspekte.

Vom Entwicklungsniveau her ist ein verinnerlichter, überdauernder ödipaler Konflikt am präzisesten diagnostizierbar zu Beginn der Pubertät, wenn der Ödipuskonflikt endgültig gelöst werden muss; Vorläufer dieses verinnerlichten Konflikts finden wir aber bereits nach Abschluss der ödipalen Phase. In der Latenz können sich solche Konflikte ebenfalls mit der Tendenz zur Entwicklungsbehinderung andeuten. In der

Adoleszenz schließlich ist die verinnerlichte, überdauernde Qualität dieses Konfliktes – einschließlich seiner Entwicklungsbehinderung – klar diagnostizierbar. Auf dieser Altersstufe entsteht eine besondere Dynamik durch die Tatsache, dass die physisch reifen Genitalien im Prinzip eine Umsetzung dieser Triebwünsche zulassen.

Klinische Ankerbeispiele

Passiver Modus	Aktiver Modus
Es handelt sich um Kinder und Jugendliche, denen die altersentsprechende Neugier in Bezug auf Sexuelles fehlt. Sie ziehen sich auffallend unattraktiv an bzw. versuchen, sich körperlich besonders unkenntlich zu machen, was in einer verhüllenden Bekleidung Ausdruck finden kann. Diese Kinder und Jugendlichen können sich nicht berühren und zeigen eine entsprechend starke Abwehr von sexuellen Bedürfnissen, was sich u.a. in Befürchtungen im Zusammenhang mit Masturbation ausdrücken kann. Sie vermeiden Gespräche über den Körper und Sexualität, halten sich auch bei Spielen mit sexuellen Themen auffallend heraus und bleiben betont auf der sachlichen Ebene. In der Gegenübertragung des Untersuchers deutet sich als Leitaffekt eine besonders geschlechtsneutrale, sachliche Ausstrahlung an.	Es handelt sich um Kinder und Jugendliche, die sich besonders geschlechtsbetont anziehen, ständig neugierig und erkundend in Bezug auf die eigenen Geschlechtsorgane und die Geschlechtsmerkmale von anderen Gleichaltrigen vorgehen, im Spiel ungewöhnlich häufig die unterschiedlichen Geschlechtsrollen betonen bzw. sexuelle Szenen spielen. Sie können in der Latenz unangemessen kokett und verführerisch auf Erwachsene zugehen. In der Adoleszenz können sie ihren Körper besonders bezüglich seiner sexuellen Merkmale provokant präsentieren. Auf der Beziehungsebene sind Dreieckskonstellationen und ein ständiges Rivalisieren auffallend. In der Gegenübertragung des Untersuchers ist die unangemessene Sexualisierung deutlich wahrnehmbar.

Altersstufe 1 (3 bis 5 Jahre)

Das Kind erkennt sich als Junge oder Mädchen und beschäftigt sich in der ödipalen Phase mit der eigenen Sexualität und der Sexualität der Eltern. Vor dem Hintergrund eines überdauernden ödipalen Konfliktes der Eltern kann dies eine besondere Dynamik erhalten. In dieser Altersstufe werden von Kindern Zuschreibungen als männlich oder weiblich aufgenommen, wie auch überdeutlich eine starke Anlehnung an männliche oder weibliche Rollenaktivitäten erfolgt. Beobachtbar ist am Ende dieser Entwicklungsphase eine übertrieben starke oder auffällig fehlende Beschäftigung des Kindes mit Sexualität. Grunderfahrung ist, dass Beziehungen immer eine ödipale Konnotation haben bzw. dass Beziehungen ohne eine sexuelle Dimension nicht möglich sind. Am Ende dieser Phase sind Rivalitäten mit dem gleichgeschlechtlichen Elternteil um das elterliche Liebesobjekt deutlich wahrnehmbar.

Altersstufe 2 (6 bis 12 Jahre)

Die Geschlechtsidentität ist jetzt klar, Jungen spielen nur mit Jungen, Mädchen spielen nur mit Mädchen und necken das andere Geschlecht bzw. werten es ab. In der Latenz kann ein verinnerlichter ödipaler Konflikt bereits zu einer starken Entwicklungsbehinderung führen. Im passiven Modus zeigt sich dies in einer ängstlichen Ausklammerung aller sexuellen Inhalte. Im aktiven Modus ist im Spiel, Verhalten und Kontakt zu anderen eine Zentrierung auf das Thema Sexualität auffällig. Ihr Verhalten gegenüber Gleichaltrigen und Erwachsenen ist auf körperlicher Ebene grenzüberschreitend und unangemessen neugierig. In der Gegenübertragung ist der Eindruck typisch, dass etwas in der Beziehung «nicht stimmt», dass kindgemäße Elemente fehlen. Auf der Beziehungsebene deuten sich Dreieckskonstellationen an. Die starke Betonung von Sexualität zeigt sich auch in Form von Tagträumen und Masturbation.

Lebensbereiche

Familie

Die Beziehungen in der *Familie* wirken sachlich oder kindlich. Diese Kinder fallen durch ihre Überzeichnung des Latenzhaften auf: Beziehungen werden sehr sachlich gestaltet, erotisch-sexuelle Aspekte haben darin keinen Platz. Verführerische Aspekte wirken störend und werden ignoriert oder abgewertet. Probleme und Spannungen in der *Familie*, besonders solche mit sexuellem Hintergrund, können nicht wahrgenommen werden.

Es bestehen enge Bindungen an die *Familie*, besonders an den gegengeschlechtlichen Elternteil mit entsprechenden Rivalitäten gegenüber dem gleichgeschlechtlichen Elternteil («Muttis kleiner Mann»). Im Kontakt mit Erwachsenen wird der Körper besonders angeboten. Geschwisterrivalitäten bekommen eine besondere Konnotation des «Kampfes» um den geliebten Elternteil.

Gleichaltrige

In den Beziehungen *zu Gleichaltrigen* fällt die Neutralität und Sachlichkeit auf («graue Maus»), aber auch das sehr kindliche Schutzbedürfnis. Auch Situationen mit deutlich sexuellem Gehalt können nicht als solche wahrgenommen werden bzw. wecken Angst und Ablehnung. Es fällt das altersunangemessene Beharren auf geschlechtsneutralem und kindlichem Spielzeug auf.

Die Beziehungen zu *Gleichaltrigen* sind widersprüchlich und konflikthaft. Die Betonung der Geschlechtsrolle («Macho» und «Prinzesschen») wirkt altersunangemessen aufgesetzt. Bei Aktivitäten in Spiel und Freizeit wird eine altersunangemessene Verarmung in Richtung auf ausschließlich männliche bzw. ausschließlich weibliche Rollenaspekte zunehmend deutlicher.

Schule

In der *Schule* können diese Kinder wegen ihres starken Sachbezugs bei Lehrern sehr beliebt sein. Schulkameraden sind eher durch die Neutralität und Abwehr gegenüber sexuellen Späßen irritiert. Die fehlende Neugier kann sich auch negativ auf die Schulleistungen auswirken.

Die Beziehungen in der *Schule* sind durch die sich andeutende Sexualisierung und Rivalität beeinträchtigt. Es können Lernprobleme auftreten aufgrund der Ablenkung durch eine übermäßige Beschäftigung mit ödipalen Inhalten.

Körper/Krankheit

Eine *Krankheit* kann für diese Kinder problematische Aspekte enthalten, weil sie die abgewehrte Beschäftigung mit dem *Körper* in den Mittelpunkt stellt. Der *Körper* wird einzig bezüglich seiner Effizienz und Funktionsfähigkeit präsentiert; dass er auch ein Mittel ist, andere sexuell zu beeindrucken und anzuziehen, kann nicht wahrgenommen werden. Die altersangemessene Neugier in Bezug auf sexuelle Fragen, das Sexualleben der Erwachsenen und den Körper der Gleichaltrigen fehlt.

Eine *Krankheit* kann für diese Kinder ein willkommener Anlass sein, weil sie sich mit dem Körper, insbesondere unter sexuellen Aspekten, verstärkt beschäftigen können. Im *Körperkonzept* nehmen Aspekte von weiblichen oder männlichen Geschlechtsmerkmalen eine vergleichsweise große Rolle ein.

Altersstufe 3 (13 bis 18 Jahre)

In diesem Alter kommt es zu einer verstärkten Thematisierung des ödipalen Konflikts, ausgelöst durch die körperliche Reife und die Tatsache, dass die Genitalien jetzt direkt zur Umsetzung von Triebbedürfnissen eingesetzt werden können. Zentral ist die überstarke Sexualisierung bzw. deren Abwehr, die im Gesamtbild der Entwicklung des Jugendlichen auffällt und auf Kosten der Entwicklung in anderen Bereichen geht. In der Beziehung zu Personen des gleichen Geschlechts fällt ferner eine unangemessene Rivalität bzw. das Fehlen jeglicher Rivalität auf. Es ist zu bedenken, dass die Entwicklung des negativen Ödipus-Komplexes zu einer Veränderung der sexuellen Orientierung führen kann.

Im passiven Modus ist vor allem die enorme Kraft auffällig, die aufgewendet wird, um sexuelle Aspekte aus ihrem Leben herauszuhalten. Dies kann bis zur Selbstkasteiung und Askese in «harmloseren» Lebensbereichen führen. Dem Untersucher präsentieren sich Jugendliche, die durch Harmlosigkeit, Unschuld und Naivität auffallen. Hinweise auf die abgewehrte Sexualität sind aber vorhanden.

Im aktiven Modus sind die Jugendlichen durch eine überstarke Betonung von Sexualität in Form von häufigen Tagträumen und exzessiver Onanie, ständiger Beschäftigung mit Sexualität und deren Umsetzung geprägt. Sie scheinen wenig freie Valenzen für die Beschäftigung mit nicht-sexuellen Inhalten zu haben. Das Verhalten im Kontakt zu Gleichaltrigen und insbesondere zu Erwachsenen ist verführerisch und grenzüberschreitend bis hin zu provokant sexuellem Verhalten, bei dem der Körper zur Schau gestellt wird. In der Gegenübertragung des Untersuchers ist die Erotisierung deutlich spürbar.

Lebensbereiche	
Familie	
Die *Familienbeziehungen* werden idealisiert und enterotisiert. Familiäre Konflikte und Rivalitäten werden verleugnet.	Es bestehen enge Bindungen an die *Familie*, besonders an den gegengeschlechtlichen Elternteil. Diese können auch vollständig unbewusst und abgewehrt sein. Der gegengeschlechtliche Elternteil kann idealisiert, der gleichgeschlechtliche Elternteil massiv abgewertet werden. Die sexuellen Beziehungen der Eltern werden mit großer Neugier verfolgt. Geschwisterrivalitäten sind oft ausgeprägt und haben die Qualität des Ausstechens von Rivalen.

Gleichaltrige

In *Freundschafts- und Partnerbeziehungen* blenden diese Jugendlichen jede Form von Erotik und Sexualität aus und gestalten Beziehungen ausschließlich auf sachlicher, neutraler Ebene. Jede Möglichkeit, Personen des anderen Geschlechts kennenzulernen oder aber gleichgeschlechtliche Konkurrenten zu treffen, wird ängstlich vermieden. Dies führt zu einer starken Einengung des sozialen Lebens. Es werden erwachsene Partner und enge Beziehungen zu jüngeren oder gleichgeschlechtlichen Freunden gesucht unter Aussparung erotisch-sexueller Elemente (geschwisterähnliche Beziehungen).

Durch das widersprüchliche, sexualisierende Verhalten («Locken, Blocken») sind Beziehungen zu *Gleichaltrigen* (Freundschafts- und Partnerbeziehungen) konflikthaft oder unbefriedigend. Die Beziehungen werden so konstelliert, dass sich die Jugendlichen in bestehende Beziehungen hereindrängen, aber dauerhafte Paarbeziehungen besonders vermeiden. Die Partnerwahl ist oft an den Primärobjekten orientiert, der gewählte Partner enttäuscht jedoch durch seinen Kontrast zu diesen Primärobjekten. Es werden gezielt Freizeitaktivitäten aufgesucht, die Konkurrenz und Sexualisierung zulassen, die eigene Potenz wird u.a. auch symbolisch (Besitz, Kleidung, Fahrzeuge) zur Schau gestellt. Das Bestreben, Rivalen aus dem Feld zu schlagen, macht sich u.a. auch in Abwertungen der *Körperlichkeit* anderer bemerkbar.

Schule/Beruf

Beziehungen in *Schule* und *Beruf* gleichen den Familienbeziehungen mit unauffälligen, teilweise guten Beziehungen. Vorrangig ist die Vermeidung von Rivalitäten sexueller Herkunft, die die «Arbeit stören». Auffallend ist eine übergroße Sachlichkeit auch in Bereichen von Schule und Beruf, die erotisch-sexuelle Elemente nicht zulassen (Pausen, Feiern).

Beziehungen in *Schule/Ausbildung/Beruf* sind ebenfalls durch starke Sexualisierung und kaum abgewehrtes Konkurrenzverhalten problematisch. Offene Konflikte und Anfeindungen können auftreten, z.B. Eifersucht auf Mitschüler/Mitarbeiter und Sexualisierung der Beziehung zu Vorgesetzten.

Körper/Krankheit

Der Umgang mit *Krankheit* kann als bedrohlich erlebt werden, ärztliche Maßnahmen werden ängstlich ertragen, *körperliche* Untersuchungen stark vermieden. Diese Jugendlichen haben

Krankheiten und die damit verbundene Krankenrolle bieten die Möglichkeit der Beschäftigung mit dem eigenen *Körper*. Sie sind in der Arzt-Patient-Beziehung mit Erotisieren und Konkurrieren ver-

Angst, zu masturbieren, bzw. Angst, heterosexuelle Kontakte aufzunehmen. Eine unangemessen große Angst vor sexuell übertragbaren *Krankheiten* (AIDS) kann auftreten.

bunden. Die Patienten können in gleicher Weise verführend wie bedrohend erlebt werden, in der Regel überwiegt eine der Dimensionen. Der *Körper* wird aufreizend und besonders bezüglich seiner Geschlechtsmerkmale dargeboten; exzessive Onanie ist möglich.

Ödipaler Konflikt – Aktiver Modus

Fall-Vignette: Daniel, 9 Jahre

Daniel, 9 Jahre zum Zeitpunkt der Vorstellung, ist Erstgeborener und hat zwei kleine Schwestern. Er macht den Eltern große Sorgen, weil er «wiederholt klaut». Wortlaut der Mutter: «Tütenweise Spielzeug der Cousine, Plüschtiere, Lieblingssachen («persönliche Trophäen»), aber auch Geld (bis 500 €).» Schon während des Kindergartens habe er hin und wieder etwas mitgehen lassen, z.B. Modeschmuck der Mutter.
Daniel ist das erste Kind einer noch sehr jungen und ausgesprochen ambivalenten Paarbeziehung. Die Mutter habe ihn mit drei Monaten abgestillt und in die Krippe geben müssen, weil sie sonst ihre Arbeit verloren hätte; die Mutter weint, als sie das erzählt. Bis zum zweiten Lebensjahr habe er immer geweint, wenn die Mutter aus dem Zimmer ging; bis heute schlafen alle Kinder im Bett der Eltern.
Im Erstgespräch geht der Patient fast ein bisschen zu partnerschaftlich auf die Therapeutin zu, wirkt altklug, sieht klein und kompakt, aber schon recht männlich aus, drahtig, muskulös; allerdings ist er fast kahlgeschoren; der Vater hat ebenfalls eine Vollglatze. Der Patient erzählt wie ein Wasserfall über seine derzeitigen Bauvorhaben in der Bau-Ecke im Tagesheim. Er baue eine Stadt, und er sei der Chef. Wiewohl er durch seine zielstreberischen phantasievollen Pläne beeindruckt, fühlt sich die Therapeutin von ihm in Schach gehalten.
Ebenfalls war während der Vorgespräche auffällig: Wenn er erzählt, wie er mit den anderen Kindern spielt, klingt das einerseits lebendig und phantasievoll. In der inneren Resonanz der Therapeutin stellt sich aber ein hoch spannungsgeladenes Gefühl ein, das die Therapeutin erst später deuten kann: Er spricht nicht davon, dass er mit den anderen Jungs spielt, sondern das Wichtigste ist, dass er der Boss sein kann, und dazu braucht er die anderen, die an seinen Lippen hängen.
Die Familie in Tieren (FIT) ist sehr auffällig. Alles beherrschend ist der Vater-Elefant links im Bild, er steht auf den Vorderbeinen wie im Handstand, Schwanz hoch in die Luft, den riesigen Kopf der Bildmitte zugeneigt mit großen Zähnen, einem spitzen geschwärzten Stoßzahn und ebenfalls große geschwärzten Augen. Kopf an Kopf ist der Mama-Hund, der aber viel kleiner ist, geschwärzte Kehle und Geschwärztes zwischen den Vorderbeinen, er schaut zurück zu den Kindern. Schon beim Zeichnen kommt Daniel in eine Unruhe, während er acht Hamster (er, seine Geschwister und Cousins), 17 Vögel (Onkel und Tanten), fünf Hunde (Opa, Omas) klein dazu malt. Das Sprechen über das Bild ist kaum möglich, weil er so sehr in eine Unruhe gerät, dass

nur noch der Gang zum Boxball helfen kann. Im weiteren Therapieverlauf bestätigt sich das «innere Achtungszeichen». (Vorsicht: Die Beziehungsebene stimmt nicht, er präsentiert sich der Therapeutin als Macho, versucht sie zu verführen, seine Männlichkeit zu bewundern.) Im Spiel mit Kasperlpuppen, die relativ zufällig auf beide verteilt werden, spielt sich sehr nah dem Bauch der Therapeutin ein Kampf ab. Er versucht ohne Zweifel mit allen Tricks und Mitteln, dass der Kampf zu seinen Gunsten ausgeht und zur völligen Vernichtung der Kasperlpuppen führt, die die Therapeutin vergeblich zu beschützen versuchten. Es stellt sich in der Gegenübertragung der Therapeutin das Gefühl ein: Wir beide sind sehr eng zusammen im erotisch gefärbten, sadistischen Kampf vereint.

Die Mutter des Patienten ist ein leistungsbetontes, zartes Geschöpf und berührbar. Der Vater betont seine Sachlichkeit. Wie er spricht (ironisch, sarkastisch) – sowohl über sich als auch über die Kinder – erlebt die Therapeutin als brutal. Die Mutter beklagt sich über die Messersammlung ihres Mannes, und dass er ständig Waffenzeitschriften herum liegen lasse. Eine Beziehung zwischen den Eltern mag sich die Therapeutin nicht vorstellen. Ihr ist sehr unwohl zumute, sie hat das Gefühl, mitten im Schlafzimmer zu stehen und bei Zeugung und Geburt der Kinder zusehen zu müssen.

Erst im weiteren Therapieverlauf bestätigen sich ihre gleich zu Beginn des Kontakts zu den Eltern aufdrängenden Phantasien von sadistischen Zügen des Vaters. So bestraft er seinen Sohn (ganz cool und sachlich), indem er ihn mitsamt seinem Stuhl in den Garten trägt und ihn in den Schnee kippt, nachdem dieser mit seinen kleinen Geschwistern um den begehrten Platz zwischen den Eltern gestritten hatte. Gegen den ödipalen Hass seines Sohnes setzt der Vater ein kumpelhaftes Angebot: Seit er ganz klein ist, darf der Sohn mit ihm durch Musikkneipen ziehen, bekommt Cola und Kaffee zu trinken – auch um ihn direkt im Konflikt zu beruhigen.

Es gibt einen Moment ziemlich zu Beginn der Therapie, als die Therapeutin von einem sehr gerührten Gefühl überfallen wurde, als nämlich Daniel in Lederhose und Trachtenjoppe direkt von einem Oktoberfestbesuch mit den Großeltern kommt. Er war schon länger nicht mehr von seinem Vater kahlgeschoren worden und hatte von daher eine richtig nette blonde Frisur. Die Rührung hatte den Hintergrund, dass er zum ersten und bisher einzigen Mal ausschaute wie ein normaler kleiner Junge.

8.7 Identitätskonflikt

Die Identität von Kindern und Jugendlichen umfasst die Gesamtheit der inneren Bilder von sich selbst und besteht aus zahlreichen, differenzierten und auch widersprüchlichen, positiven wie negativen Selbstaspekten. Im Verlauf der Entwicklung werden durch Erfahrungen neu erworbene Bilder des Selbst in das bereits vorhandene Identitätssystem integriert. Durch diesen kontinuierlichen Integrationsprozess, der durch stützende und spiegelnde Maßnahmen der anderen differenziert und stabilisiert wird, entsteht schließlich ein Gefühl von Kohärenz und Kontinuität der Identität über die Zeit. Auch widersprüchliche innere Bilder können mit zunehmender Entwicklung nebeneinander bestehen und ausgehalten werden.

Erst wenn widersprüchliche Selbstrepräsentanzen zu einer lebensbestimmenden Verwirrung, Orientierungslosigkeit und Angst vor Selbstdissonanz führen, kann von einem Identitätskonflikt gesprochen werden. Im Falle eines Identitätskonflikts ist die Identitätsfindung und -sicherung erlebens- und verhaltensbestimmend. Es besteht ein chronisches Ringen um eine kohärente Identität und zugleich die Angst, die eigene Identität könnte durch Widersprüchlichkeiten gefährdet werden bis hin zur Selbstdissonanz.

Die Ausbildung eines Identitätskonflikts setzt ein mindestens mäßig integriertes Strukturniveau und differenzierte Selbstrepräsentanzen voraus. Vom Identitätskonflikt ist die Identitätsdiffusion zu unterscheiden; hier liegt ein strukturelles Defizit vor, das über die Strukturachse einzustufen ist.

Durch eine (transgenerationale) Migrationsproblematik kann die Ausbildung eines Identitätskonflikts bei Kindern und Jugendlichen forciert werden. Es sollte jedoch beachtet werden, dass ein Migrationshintergrund durch eine kulturell bedingte Mehrzahl von Identitätsformen auch größere Potenziale für die Identitätsentwicklung beinhalten kann. Wie bei Kindern und Jugendlichen ohne Migrationshintergrund spielen die vorhandenen Ressourcen die entscheidende Rolle: Sind im Konfliktfall die Abwehrmechanismen funktionell und flexibel, wird sich kein überdauernder Konflikt herausbilden.

Klinische Ankerbeispiele

Passiver Modus	Aktiver Modus
Die regressive Abwehr der Angst vor Selbstdissonanz verhindert eine identitätsstiftende Exploration seitens des Kindes oder Jugendlichen. Sie zeigen	Eine kontraphobische Abwehr der Angst vor Selbstdissonanz führt zu unkritischen und ständig wechselnden Identifikationen («Chamäleon»). Kinder

Passiver Modus	Aktiver Modus
auch kein Verlangen nach der Erprobung identitätsfördernder Ich-Funktionen wie z.B. Sprache, Motorik, Phantasie. Ebenso meiden sie identitätsfördernde Objektbeziehungen, sowohl zu Erwachsenen als auch zu Gleichaltrigen. In der Untersuchung wirken diese Kinder und Jugendlichen interessenlos, gleichgültig und angepasst. Ihr Selbsterleben ist bestimmt von Unsicherheit und Orientierungslosigkeit. Zugewiesene Rollen (Identitäten) werden vordergründig übernommen, ohne diese aber wirklich auszufüllen und identitätsstiftend zu nutzen. Die Leitaffekte sind Angst, Verwirrtheit und Orientierungslosigkeit. In der Gegenübertragung stellen sich Ratlosigkeit, Mitleid, aber auch das Gefühl von Angestrengtheit ein.	und Jugendliche, die dem aktiven Modus folgen, versuchen identitätsfördernde Ich-Funktionen zu nutzen, um zu einem kohärenten Selbstbild zu gelangen. Sie gehen dabei wahllos und nicht zielgerichtet vor und versuchen, den Mangel an einem kohärenten inneren Selbstbild durch äußere Bilder, Rollen, mit denen sie sich identifizieren, zu ersetzen (wechselnde «Idole»). Auch der eigene Körper und dessen Präsentation werden zum Ausdruck der (Pseudo-)Identität genutzt, was aber durch einen schnellen Wandel der Rollen befremdlich wirken kann («heute so, morgen so»). In der Untersuchung wirken die Kinder und Jugendlichen getrieben, rastlos. Ihr Selbsterleben ist geprägt von Ruhelosigkeit und wechselnden Identifikationen. Die Leitaffekte sind kontraphobisch abgewehrte Angst, Rastlosigkeit und Getriebenheit. In der Gegenübertragung stellen sich Sorge und Mitleid, aber auch Befremdung und der Impuls ein, das Kind oder den Jugendlichen in einer bestimmten Identität zu fixieren.

Altersstufe 1 (3 bis 5 Jahre)

Die Fähigkeit des Kindes, zwischen dem Selbst und den Objekten zu differenzieren und den Raum zwischen dem Selbst und den Objekten für Symbolisierungen zu nutzen, entwickelt sich. Im Alter von drei Jahren benutzt und versteht das Kind die Worte «ich», «du», «mein», «dein».

In dieser Entwicklungsphase sind ständige Rückversicherungen bei den Eltern bzgl. der Stabilität und Kohärenz des eigenen Bildes vom Selbst häufig und notwendig. Zum Ende dieser Entwicklungsphase sind erste verinnerlichte Konflikte bereits vorhanden.

Lebensbereiche	
Familie	
Das Kind ist in der *Familie* bzgl. seines Selbst unsicher und erfährt häufig, dass seine Bestrebungen nach Spiegelung und Kohärenz nicht auf zuverlässig wiederkehrende Reaktionen der Eltern stoßen.	In der *Familie* beginnen die Kinder, die reale familiäre Situation durch eine fiktive idealisierte zu ersetzen («Papa ist ein König»), was zu interaktionellen Konflikten führt. Die realen Eltern können sich abgewiesen fühlen durch die Anstrengungen der Kinder, in einer phantasierten Rolle Identität zu gewinnen. Im Falle der Anpassung des Kindes an Vorstellungen («Prinzessin») und Ideologiebildungen der Eltern entstehen keine interaktionellen Konflikte.
Gleichaltrige	
Unter *Gleichaltrigen* fällt es dem Kind schwer, aktiv Beziehungen aufzunehmen. Es hat Schwierigkeiten, sich selbst im Vergleich zu anderen zu erkennen; der Kontakt zu identitätssicheren dominanten Kindern wird vermieden. Das Kind zeigt kein Verlangen nach Erprobung identitätsfördernder Ich-Funktionen. Es bleibt motorisch und sprachlich inaktiv.	Unter *Gleichaltrigen* greifen die Kinder jede Möglichkeit, eine Rolle zu übernehmen, begierig auf, wirken dabei jedoch oft angestrengt und verlieren Eigenes aus den Augen. Sie übernehmen ständig neue Rollen beim Spielen, haben aber keine Lieblingsrolle oder -figur. Diese Beliebigkeit kann andere Kinder irritieren.
Kindergarten	
Im *Kindergarten* werden Konflikte deutlich. Das Kind fällt durch angepasstes Verhalten auf und ergreift selten die Initiative. Es steht am Rande der Gruppe, wirkt gleichgültig, manchmal ratlos und in sozial komplizierten Situationen verwirrt, übernimmt andererseits zugemessene Rollen bereitwillig. Das Kind hat wenig Freude am eigenen Spiel und ist unsicher und phantasielos.	Die Kinder fallen im *Kindergarten* dadurch auf, dass sie sich im Sinne einer Identitätssuche an Erwachsene und dominante Gleichaltrige anschließen und von ihnen begehrte Eigenschaften anzunehmen versuchen. Da dies im Sinne der eigenen Identitätssuche stattfindet, sind die Kinder in Beziehungen «treulos», denn sie folgen demjenigen, der ihnen die stärkeren Identifizierungen anbietet. Die Nachahmung wirkt oftmals befremdlich, weil sie wenig realitäts- und situationsangemessen erscheinen.

Körper/Krankheit

Bei *Krankheit* werden Äußerungen und Einschätzungen der behandelnden Ärzte zur Stabilisierung der Identität verwendet. *Krankheiten* können einerseits Rollenunsicherheiten verstärken und zu Ratlosigkeit führen oder andererseits eine «sichere», regressive Rolle ermöglichen («ich kann nicht»).

Krankheit stellt für die Kinder eine regressive Einschränkung ihrer Handlungsmöglichkeiten dar. Andererseits kann die Krankenrolle identitätsfördernd wirken im Sinne einer Übernahme der zugeschriebenen Krankenrolle.

Altersstufe 2 (6 bis 12 Jahre)

Umfassende Störungen in der Beziehung zu sich selbst und zu den Objekten werden nun deutlicher. Es besteht eine grundlegende Unsicherheit in dem durch die Einschulung enorm erweiterten sozialen Kontext. In den meisten Fällen führt dies nicht zur Regression in die familiären Strukturen, da einerseits der Wunsch nach Identifizierung vorhanden ist, andererseits die Erfahrung gemacht wird, dass die familiären Strukturen dies auch nicht gewährleisten oder in starkem Gegensatz zu den umgebenden gesellschaftlichen Identitäten stehen (bewusste/unbewusste Dissonanzen wie z. B. bei Migranten der zweiten und dritten Generation).

Lebensbereiche

Familie

Die Kinder sind oft nicht gern zuhause, da in der *Familie* unklare Identitäten vorherrschen oder ziehen sich nach zuhause zurück, um Rollenkonflikten in anderen Kontexten aus dem Wege zu gehen. Es gibt keine bzw. widersprüchliche und hochproblematische Rollenangebote von beiden Eltern, so dass die Kinder nicht wissen, mit wem sie sich identifizieren sollen. Identifikationen der Kinder mit außerfamiliären Strukturen und Personen werden von der *Familie* oft abgewertet und nicht gefördert.

In diesem Alter erkennen die Kinder die Identitätsstörungen im *Familienbereich*. Oft konstruieren sie eine fiktive und idealisierte Familiengeschichte oder -legende («Familien-Roman»). Dahinter steht der unbewusste oder bewusste Wunsch, sich abzusetzen von den als bedeutungslos oder verwirrend erlebten familiären Identitätssystemen, die ihnen kein sicheres Identitätsgefühl vermittelt haben. Die Kinder orientieren sich nach außen, suchen Ersatzfamilien und streben die enge Freundschaft mit rollensicheren Gleichaltrigen an.

Gleichaltrige

In den Beziehungen werden *Freunde* vermieden, die aufgrund ihrer klaren und beständigen Eigenschaften den Kindern den eigenen Identitätsmangel zum Bewusstsein bringen. Diese Diskrepanz ist schwer auszuhalten. Es werden *Gleichaltrige* gesucht, die aus ähnlichen oder anderen Gründen ebenfalls am Rande des sozialen Geschehens stehen. Die Kinder wenden sich an Erwachsene mit dem Wunsch nach Bestätigung ihres Selbst und wirken in diesen Beziehungen im Vergleich zu anderen Kindern farblos.

In Beziehung zu *Gleichaltrigen* sind die Kinder beliebte Mitspieler, da sie Spielangebote und Unternehmungsangebote begeistert aufgreifen. Bei ausreichender Empathiefähigkeit kann es auf dieser Basis zu einem kontinuierlichen kreativen Miteinander kommen. Es kann jedoch auch bei punktuell enthusiastischen Kontakten bleiben, die zu keiner kontinuierlichen Beziehung führen. Gruppenzugehörigkeiten, die Identität vermitteln, werden von den Kindern gesucht und gepflegt (Pfadfinder, Sportvereine).

Schule

In der *schulischen Situation* haben die Kinder besondere Schwierigkeiten mit Fächern, die Identitätsdissonanzen berühren (s. aktiver Modus). Auch fällt es ihnen schwer, einen Standpunkt einzunehmen und eine Meinung in einer Diskussion zu äußern. In schulischen Bereichen, die Identitätsdissonanzen weniger tangieren, haben sie mehr Erfolg. In schweren Fällen gelingt den Kindern die Identifikation mit der Schülerrolle überhaupt nicht, und sie ertragen die Situation angepasst mit äußerlicher Gefügigkeit.

Dem *schulischen Bereich* kommt für diese Kinder eine unangemessen identitätsstiftende Rolle zu. Sie begreifen die *Schule* als Chance, im Lern- und Leistungsbereich ein befriedigendes Selbstgefühl aufzubauen. Die Möglichkeit zur Ideologiebildung und Meinungsbildung in Fächern wie Deutsch, Geschichte, Sachkunde, Gemeinschaftskunde, Religion greifen sie begeistert auf. Auch in diesem Bereich kann es zu bleibenden oder wechselnden inhaltlichen Anbindungen kommen, je nachdem, wie lange ein Thema zur Förderung der Identität taugt.

Körper/Krankheit

Identitätsstiftende *körperliche* Aktivitäten (z. B. ein guter Kletterer sein) werden nicht gesucht und Angebote zu diesen zwar angenommen, aber nicht weiter verfolgt. Durch *Krankheit* wird der Mangel an Identitätsgefühl (mangelnde körperliche Stabilität und Kohärenz) verstärkt. Die Entfernung vom sozialen Umfeld wird größer und führt

Körperliche Aktivitäten werden begeistert gesucht und ausgeübt, allerdings nur so lange diese eine identitätsstiftende Wirkung haben. Dies kann u. a. zu rasch wechselnden sportlichen Aktivitäten führen, ohne dass eine Aktivität kohärent vertieft wird. Der *Körper* wird bzgl. der aktuell bevorzugten Identität/Rolle angemessen gekleidet. Eine

zur Verstärkung der Isolation. Auch als Patienten wirken die Kinder gleichgültig und distanziert von ihrem eigenen Zustand.

Krankheit ist für manche Kinder dieses Alters schwer auszuhalten, da sie mit einer Einschränkung identitätsfördernden Handelns verbunden ist und eine festgelegte Rolle («der Kranke») übernommen werden muss. Von anderen Kindern wird die Krankenrolle dagegen aktiv aufgegriffen und im Sinne der Identitätsstiftung ausgestaltet.

Altersstufe 3 (13 bis 18 Jahre)

In dieser Entwicklungsphase liegt die innere Hauptaufgabe im Aufbau eines stabilen eigenen Selbstgefühls, in dem frühere Identifizierungen hinterfragt und neue Identitätsaspekte, bezogen auch auf die körperlichen Veränderungen, aufgenommen werden. Die pubertäre Entwicklung bringt eine Konfliktverstärkung hervor, die bei Jugendlichen entweder zu einer Verstärkung von sozialer Isolation führt mit einer Ratlosigkeit, wer man selbst ist bzw. sein möchte, oder es werden in raschem Wechsel Rollen und Beziehungen eingegangen, die den eigenen Identitätsmangel kompensieren sollen. Diese werden enttäuscht fallengelassen, wenn der Identitätsmangel weiter spürbar bleibt.

Lebensbereiche

Familie

Auch innerhalb der *Familien* ziehen sich die Jugendlichen zurück und entwickeln auf das Selbst bezogene Ängste. Sie verhalten sich scheu und unsicher, verstehen sich selbst nicht und fühlen sich nicht verstanden. In der *Familie* gibt es unklare bzw. widersprüchliche Identitäten, es gibt keine attraktiven Identifizierungsmöglichkeiten.

Aufgrund der Ablösung von den *elterlichen Objekten* und damit dem Hinterfragen früherer Identifizierungen können Phantasien über fiktive und idealisierte Familiengeschichten und der eigenen Identität stark zunehmen. Die Jugendlichen phantasieren sich in verschiedenen Rollen und entwickeln ein ausgeprägtes Interesse für Biografien. Sie setzen Utopien an die Stelle konkreter lebensgeschichtlicher Perspektiven. In einigen Fällen besteht auch der bewusste Wunsch, im künftigen Leben eine andere Rolle einnehmen zu wollen als die, die sie in ihrer *Herkunftsfamilie* hatten.

Gleichaltrige

Die Fähigkeit zum Explorieren neuer Lebens- und Beziehungssituationen ist eingeschränkt. Diese Einschränkung wird schmerzhaft bewusst («Ich weiß nicht, wer ich bin»). Die Beziehungen zu *Freunden* und *Partnern*, die aufgrund ihrer klaren bewunderten Eigenschaften Identität und Unterstützung geben könnten, werden vermieden. Die Diskrepanz zwischen dem eigenen Identitätsmangel und der Rollensicherheit der *Gleichaltrigen* ist schwer auszuhalten. Altersentsprechende sexuelle Beziehungen werden eher gemieden und sind beängstigend, da das unsichere Selbst droht, mit dem anderen zu verschmelzen oder sich aufzulösen.

Die Jugendlichen zeigen sich in ihren Beziehungen zu *Gleichaltrigen* rastlos und ungeduldig. Sie halten ständig Ausschau nach weiteren Identifikationsmöglichkeiten und neigen mehr dazu, ihre Energien zu zerstreuen, als sie zu konzentrieren. Im günstigen Fall entstehen jedoch in der Beziehung zu *Freunden* und *Partnern*, die aufgrund ihrer Eigenschaften Identität und Unterstützung geben können, stabile Beziehungen. Es besteht eine erhöhte Bereitschaft, sich mit Gruppen zu identifizieren, die eine starke Identität versprechen (Goths, Emos). Diese Jugendlichen sind anfällig für Ideologien, die sie jedoch rasch wechseln. Ebenso kann aber auch eine starke Betonung von gelebtem Asketismus als identitätsstiftende Daseinsform vorherrschen.

Schule/Beruf

In den *schulischen Beziehungs-* und *Leistungssituationen*, wie in der Situation des beginnenden Arbeitslebens, treten Fragen der Lebensperspektive und der Berufswahl in den Vordergrund und können von den Jugendlichen nicht beantwortet werden. Ihre Rat- und Orientierungslosigkeit und die Unfähigkeit, eine als befriedigend empfundene eigene Zukunftsperspektive zu entwickeln, wird bemerkt und macht sie betroffen («Ich weiß nicht, was ich will»). Das Selbst in seiner Kontinuität über die Zeit kann nicht gesehen werden.

Der *Schule* und *Arbeitswelt* kommt bei den Jugendlichen eine unangemessen identitätsstiftende Rolle zu (übersteigertes Engagement, «immer im Dienst»). Die Jugendlichen ergreifen jede Lern- und Leistungsmöglichkeit und jede angebotene soziale Rolle als Chance, das eigene Identitätsgefühl zu stabilisieren. Sie verfolgen dabei Werte und Vorstellungen im Sinne überwertiger Ideen, erscheinen als fanatische Verbesserer, Entdecker, Erfinder. Sie nehmen z. B. gern an Schüleraustauschprogrammen teil, suchen das Selbst in der Fremde.

Körper/Krankheit

Es findet äußerlich und innerlich keine Identifizierung mit einer entsprechen-

Durch Kleidung und Styling werden sowohl geschlechtsspezifische als auch

den Peergruppe statt. Der *Körper* wird nicht Alters- und Geschlechtsrollen entsprechend, sondern neutral gekleidet. Aufgrund ihrer Unsicherheit gelingt es den Jugendlichen bei *Krankheit* nicht, eine adäquate Krankenrolle zu finden und zu akzeptieren. Sie verhalten sich gegenüber ihrer Krankheit gleichgültig, passiv-indolent oder benutzen sie als regressive Fluchtmöglichkeit.

rollenspezifische Merkmale hervorgehoben. Oft wechselt jedoch das Styling, und die jeweiligen Identitäten gewinnen nicht an Substanz und Tiefe, daher wirken die Jugendlichen oft wie verkleidet. Es werden sexuelle Beziehungen – auch von Normen abweichende Beziehungen – eingegangen in der Hoffnung, an Identität zu gewinnen und in ihnen bestätigt zu werden. Bei *Krankheit* neigen die Jugendlichen dazu, ihre Krankenrolle aktiv aufzugreifen und auszugestalten. Sie nutzen sie im Sinne der Selbstfindung und Selbstdarstellung, wodurch einer Chronifizierung Vorschub geleistet werden kann.

Identitätskonflikt – Passiver Modus

Fall-Vignette: Samira, 5 Jahre

Die knapp fünfjährige Samira erscheint zum Erstgespräch mit der Mutter und dem jung wirkenden Großvater mütterlicherseits. Die Therapeutin denkt spontan: «Ein Vater mit seinen zwei Töchtern».

Die Mutter berichtet, Samira spreche nur mit den Eltern und Großeltern, einzelne Wörter manchmal mit einer Kindergartenfreundin. Sie spreche auch mit türkischen Familienangehörigen kein Wort. Samira sei ein ruhiges Kind gewesen, das gut geschlafen und von jeher nur sehr wenig gegessen habe. Im Alter von 1,5 Jahren habe sie bereits schon viel gesprochen – zu Hause mit ihren Eltern und Großeltern, jetzt «wasserfallartig». Die Tochter sei außerhalb des familiären Umfeldes insgesamt sehr ängstlich und nehme Nahrung nur von der Mutter an. Im Kindergarten würde sie eher verdursten, als einen Schluck Wasser zu trinken, sie sei sehr willensstark. Samira nimmt keinen Blickkontakt zur Therapeutin auf und lässt sich auch nicht dazu bewegen, ins Spielzimmer zu schauen oder Malstifte in die Hand zu nehmen. Sie wirkt insgesamt unsicher und passiv.

Die Familie stammt aus der Türkei. Die sympathische, korpulente Mutter (studierte Juristin) berichtet in perfektem Deutsch, Samira sei «ein Großelternkind». Sie wachse mit der jüngeren Schwester (14 Jahre) der Mutter geschwisterlich auf. Sie leben alle in einem Haus, quasi als Großfamilie. Der Name «D.» (kurdisch und nicht geschlechtsspezifisch), den die Mutter für ihr Kind ausgesucht hatte, wurde von der übrigen Familie abgelehnt, so dass Samira jetzt mit ihrem zweiten Vornamen gerufen werde. Seit sie sprechen könne, habe Samira allerdings ihren Namen immer wieder verändert, aktuell heiße sie jetzt «Raupe».

Konflikt

Zu Hause würde nur Türkisch gesprochen und die türkische Tradition gepflegt. Für Samira hätten sie aber bewusst einen deutschen katholischen Kindergarten ausgesucht. Bis zum Eintritt in den Kindergarten mit drei Jahren habe Samira ausschließlich türkisch gesprochen, auf Deutsch habe man keinen Wert gelegt. Zwei Geschwister der Mutter (Bruder und Schwester) seien im Alter von 14 und zwölf Jahren an Herzfehlern nach langjähriger Behandlung und vielen Klinikaufenthalten gestorben. Die jetzt 14-jährige Tante sei nach der verstorbenen Schwester benannt. Auch bei Samira sei nach der Geburt ein Herzfehler diagnostiziert worden, der sich inzwischen ausgewachsen habe. Mehrfach äußert die Mutter, Samira habe vielleicht schon einmal gelebt. Die Mutter wurde schwanger, da sich die Großmutter sehnlichst einen Enkel wünschte. Samira wurde von Anfang an größtenteils von der Großmutter aufgezogen, sie schlafe auch oft bei den Großeltern.
In der Gegenübertragung der Therapeutin war Verwirrung und Ratlosigkeit zu spüren, die Therapeutin empfand den Wunsch, «türkisch» zu werden, und erlebte sich gleichzeitig als gefährlich und invasiv. Die Familie vermittelt zwei Botschaften: Die Großeltern, als Gastarbeiter nach Deutschland gekommen, sind innerlich noch eng an ihre Heimat gebunden und wahren intensiv türkische Traditionen, die sie auch an Samira vermitteln. Der Vater von Samira scheint hier nicht voll integriert zu sein und ist ebenfalls an die Türkei gebunden. Die Mutter allerdings hat sich «eingedeutscht» und wünscht sich, dass Samira «unauffällig als deutsches Kind» aufwächst. Für Samira ist es schwierig, sich zu orientieren und zu identifizieren. Möglicherweise hätte sich dieses intelligente, wache Kind arrangieren können, wenn sie nicht in der unbewussten Aufgabe gefangen wäre, der Großmutter evtl. auch der Mutter die gestorbenen Geschwister der Mutter zu ersetzen. Möglicherweise soll sie vorrangig den toten Onkel ersetzen, da die tote Tante bereits von ihrer jetzt 14-jährigen Tante abgelöst wurde. Ihre Namensverwirrung von früh an und der geschlechtsneutrale Vorname, der ihr von der Mutter gegeben wurde, deuten darauf hin. Die Generationenverwirrung wird durch das geschwisterliche Verhältnis von Tante und Samira noch verstärkt. Die Eltern von Samira identifizieren sich nicht mit der elterlichen Rolle, sondern leben wie weitere Kinder in der Großfamilie, so dass die ursprüngliche Familie scheinbar wieder hergestellt ist. Samiras mutistisches Verhalten wurde vor zwei Jahren auffällig, also zu dem vulnerablen Zeitpunkt, als Samiras Tante ins Alter des verstorbenen Onkels und der verstorbenen Tante kam. Samira muss ihre progressiven Impulse unterdrücken, da sie diese als Bedrohung und Verrat an der Familie erlebt und Angst vor einem drohenden Unglück hat, wie z. B. vor dem Tod, der auch der Tante und dem Onkel widerfahren war.
Nach ca. 30 Sitzungen, in denen ausschließlich nonverbal kommuniziert wurde, begann Samira mit der Therapeutin erste Worte auszutauschen. In dem Versuch der Therapeutin, einzelne türkische Wörter zu lernen, gelangte sie selbst in die Rolle des «Nicht-Sprechen-Könnens», fühlte sich unsicher und selbst «fremd». In den Stunden verschwamm, wer welche Sprache spricht. In der Therapeutin entstanden Ängste, dass sie Samira invasiv zu einem deutschen Kind verändert. Im Verlauf der Therapie

konnte Samira sich aus den unterschiedlichen Delegationen lösen. Schwerpunktmäßig ging es in der Behandlung darum, dass Samira progressive Impulse nicht als Bedrohung bzw. Verrat an der Familie ansieht und erlebt, dass kein Unglück passiert, wenn sie sich weiterentwickelt, abgrenzt und eine eigene Identität findet. Die Eltern, vor allem die Mutter, mussten darin bestärkt werden, ihrer Tochter gegenüber deutlicher in der Mutterrolle aufzutreten und die Generationengrenze klar zu vermitteln. Bei der Einschulungsuntersuchung fiel Samira nicht auf, sie beantwortete flüssig alle Fragen auf Deutsch und konnte gleichzeitig ihre türkische Identität leben.

8.8 Hinweise zur Befunderhebung

Wie bereits beschrieben, enthalten zeitlich überdauernde intrapsychische Konflikte gegensätzliche Erlebnis- und Handlungsperspektiven, deren Integration nicht gelingt. Dies ist auch der Grund, warum diese Konflikte als dysfunktional und nicht etwa als entwicklungsfördernd betrachtet werden.

Es ist wichtig, dass man sich bei der Einschätzung verdeutlicht, dass damit keine *Alltagskonflikte* gemeint sind, denn sie sind in der Regel entwicklungsfördernd und normativ. So fördern Alltagskonflikte zwischen Eltern und Kindern die Autonomieentwicklung und Ablösung, besonders im Jugendalter (Seiffge-Krenke, 1999).

Es ist des Weiteren wichtig, intrapsychische Konflikte von *schweren Lebensbelastungen* zu unterscheiden, die Kinder und Jugendliche betreffen können. Zu den schweren Lebensbelastungen zählen u. a. kritische Lebensereignisse wie Trennung der Eltern, schwere Erkrankung in der Familie, Umzug, Migration (Perrez, 2004), aber auch Traumata wie Misshandlung, Missbrauch und Vernachlässigung (Egle et al., 2005). Bekanntlich weisen Kinder und Jugendliche, die um psychotherapeutische Hilfe nachsuchen, besonders hohe Raten an solchen schweren Lebensbelastungen auf. Wir unterscheiden in unserem Einstufungsschema im Anhang zwischen aktuellen schweren Lebensbelastungen, d. h. in den letzten sechs Monaten vor dem Interview, sowie schweren Lebensbelastungen, die vor dieser Zeit lagen. Die aktuellen schweren Lebensbelastungen können die Struktur erniedrigen, aber möglicherweise auch das Konfliktthema noch markanter machen, während die davor liegenden schweren Lebensbelastungen vermutlich insgesamt eher das Strukturniveau senken.

Bei der Erstellung des Befundes sollte man vor allem auf den wichtigsten Konflikt achten (Finden eines Konfliktfokus), der Hinweise für das Vorgehen in der Behandlung bzw. für die Behandlungsplanung liefern kann. Wenn sich, möglicherweise aufgrund von Strukturdefiziten, kein deutlicher Konflikt ausgeprägt hat, aber ein Konfliktthema spürbar ist, kann das ebenfalls in der Befunddokumentation festgehalten werden.

9. Achse: «Struktur»

Psychische Struktur wird operationalisiert und beurteilbar anhand von beobachtbarem und erlebbarem Verhalten von Kindern und Jugendlichen, anhand dessen, was sie uns berichten, wie sie sich in Spielsituationen verhalten (Symbolisierung) und anhand von fremdanamnestischen Angaben. Sie umfasst strukturelle Einzelfähigkeiten, die in den früheren Versionen der OPD-KJ (2003, 2007) zu drei Dimensionen zusammengefasst worden waren (s. Tabelle 1, Seite 88).

Aufgrund der Trainingserfahrungen erschien es uns sinnvoll, in der OPD-KJ-2 die Strukturdimensionen weiter zu differenzieren, wie Tabelle 2 (Seite 88) zeigt.

Die OPD-KJ-2 beschreibt gegenüber der OPD-KJ (Arbeitskreis OPD-KJ, 2003, 2007) eine Dimension mehr. Die Dimension *Steuerung* wurde ergänzt durch die *Affekttoleranz,* und die *Konfliktbewältigung* (Abwehrmechanismen) wurde herausgenommen und fließt allgemein in die Bewertung des Strukturniveaus mit ein.

Die Dimension Selbst- und Objektwahrnehmung wurde in *Identität* umbenannt und durch die strukturellen Fähigkeiten *Kohärenz* und *Zugehörigkeit* ergänzt. Die Fähigkeit zur Empathie wurde in die Dimension *Interpersonalität* (früher Kommunikative Fähigkeiten) verschoben.

Die Dimension *Interpersonalität* wurde in der OPD-KJ-2 ergänzt durch *Phantasien*, das Kernelement der Kommunikation nach innen. Die Aspekte *emotionale Kontaktaufnahme* und *Reziprozität* sind geblieben, neu hinzugekommen sind die Ansprechbarkeit für Affekte des anderen (*Affekterleben*) und die *Fähigkeit, sich zu trennen*.

Die Dimension *Bindung*, die in der alten Operationalisierung der psychischen Struktur lediglich durch die Fähigkeit zur internalisierten Kommunikation repräsentiert war, umfasst die Aspekte *Zugang zu Bin-*

dungsrepräsentationen, *sichere innere Basis*, die *Fähigkeit, allein zu sein* und das *Nutzen von Bindungsbeziehungen*.

Die Beurteilung der Struktur sollte immer ressourcenorientiert sein und jenseits des Symptoms unter Berücksichtigung der Kontextabhängigkeit dysfunktionaler oder funktionaler Reaktionsweisen erfolgen. Die Beurteilung der Verfügbarkeit von Handlungsbereitschaften sollte sich auf das letzte halbe Jahr beziehen und setzt neben der Einschätzung des situativen Verhaltens innerhalb und außerhalb der Untersuchungssituation den Bezug zum biographischen Kontext voraus.

Die vier strukturellen Beurteilungsdimensionen werden also durch bestimmte Fähigkeiten beschrieben und anhand von Ankerbeispielen für jedes Integrationsniveau eingeschätzt. Diese Zugrundelegung alterstypischer Beispiele, die der klinischen Veranschaulichung dienen, können Anpassungsleistungen an einem altersunabhängigen «Struktur-Maßstab» eingeschätzt und einem Strukturniveau zugeordnet werden. Die nicht mehr primär quantitativen, sondern qualitativen Kriterien zu Beurteilung des Strukturniveaus sind der Realitätsbezug des Kindes und Jugendlichen, der Kontakt zur Außenwelt, die Erreichbarkeit z. B. während eines Impulsdurchbruches, der Einsatz deren Abwehrmechanismen (Flexibilität, Funktionalität, Variabilität, Kontinuität), die Berechenbarkeit und Vorhersehbarkeit des Verhaltens, die Einfühlbarkeit in das, was das Kind und der Jugendliche macht, seine Bedachtheit und Bewusstheit, die Erinnerbarkeit z. B. von konflikthaften Situationen, die Reflexionsfähigkeit und der Leidensdruck.

Neben den vier Werten der Integration 1 = *gute Integration*, 2 = *eingeschränkte Integration*, 3 = *geringe Integration* und 4 = *Desintegration* sind drei Zwischenwerte möglich (1,5; 2,5; 3,5).

Die Zuordnung zu einem Strukturniveau entscheidet sich im Zweifelsfall (z. B. bei Sichtbarwerden divergenter Strukturebenen in der Untersuchungssituation) unter Hinzuziehung anamnestischer Daten über das Ausmaß der Beeinträchtigung des Kindes oder des Jugendlichen unter Alltagsbedingungen. Die vorherrschende Quelle zur Bewertung (Symbolisierung im Spiel, Interaktion, Anamnese) kann im Auswertungsbogen benannt werden.

Im Folgenden werden die einzelnen strukturellen Fähigkeiten der vier Dimensionen *Steuerung*, *Identität*, *Interpersonalität* und *Bindung* für jedes Altersfenster beschrieben und in Bezug auf die vier Strukturniveaus operationalisiert. Sie finden also für jede strukturelle Fähigkeit in Bezug auf das Alter des Kindes oder des Jugendlichen eine Beschreibung, welches Verhalten und Erleben des Kindes oder des Jugendlichen auf den einzelnen Strukturniveaus (1 bis 4) zu erwarten ist. Für die Zwischenwerte finden Sie keine Operationalisierungen, sie sind bei der Beurteilung heranzuziehen, wenn das Kind oder der Jugendliche nicht eindeutig dem besseren oder schlechteren Strukturniveau zuzurechnen ist oder das Kind/der Jugendliche zwischen zwei Strukturniveaus oszilliert.

Im Folgenden finden Sie die Ankerbeispiele für die jeweiligen strukturellen Fähigkeiten der Dimensionen *Steuerung*, *Identität*, *Interpersonalität* und *Bindung* nach den Altersstufen 1 bis 3. Auf den Auswertungsbögen am Ende des Buches können Sie Ihre Einschätzungen dokumentieren.

9.1 Steuerung

Klinische Ankerbeispiele

Dimension *Steuerung* – Altersstufe 1 (3 bis 5 Jahre)	
Strukturelle Fähigkeit *Impulssteuerung*	
Gute Integration	Das Kind kann eigene Gefühle und seinen Regulationsbedarf zum Ausdruck bringen. Es kann mithilfe der Eltern Befriedigungsaufschub ertragen. Es reagiert in seinem Verhalten und Ausdruck dabei weder über- noch untersteuert. Wenn die Anforderungen der Realität dies erfordern und wenn es dazu aufgefordert wird, kann sich das Kind aus dem Phantasiespiel wieder lösen. Das Kind kann eine bekannte Situation von altersadäquater Dauer einigermaßen – oft mithilfe eines Erwachsenen – ruhig und situationsgerecht durchhalten.
Eingeschränkte Integration	Das Kind kann Gefühle eingeschränkt in seiner Valenz erfassen (gut vs. schlecht) oder mit passenden gefühlsbezogenen Handlungen beschreiben (ich weine,…). Es kann dabei aber seinen Regulationsbedarf nur undeutlich zum Ausdruck bringen. Es kann Befriedigungsaufschub nur mithilfe und nur über einen kurzen Zeitraum ertragen.

	Teilweise kommt es zu Über- oder Untersteuerung im Verhalten, das von außen aber regulierbar bleibt. Das Kind kann sich nur schwer aus dem Phantasiespiel wieder lösen, aggressive Affekte wirken dabei teilweise ziellos. Das Kind kann eine bekannte Situation von altersadäquater Dauer nur schwer ruhig und situationsgerecht durchhalten.
Geringe Integration	Das Kind kann seine Gefühle auch in seiner Valenz nicht konsistent benennen oder beschreiben und seinen Regulationsbedarf nicht oder nur unverständlich zum Ausdruck bringen. Befriedigungsaufschub kann auch mit Hilfe von Ablenkung kaum ertragen werden. Durchgängig kommt es zu Über- oder Untersteuerungen im Verhalten, die nur schwer regulierbar sind. Das Kind kann sich nur mit erheblichem Aufwand, intensiven Aufforderungen und vorstrukturierten Übergängen aus dem Phantasiespiel wieder lösen, aggressive Affekte wirken dabei ziellos und ungerichtet. Das Kind kann auch bekannte Situationen von altersadäquater Dauer nicht ruhig und situationsgerecht durchhalten.
Desintegration	Das Kind kann weder Gefühle noch Regulationsbedarf benennen oder beschreiben. Befriedigungsaufschub kann auch mit Hilfe von Ablenkung nicht ertragen werden. Es kommt regelmäßig zu Über- oder Untersteuerung, die nicht regulierbar erscheinen. Das Kind kann sich auch mit erheblichem Aufwand, intensiven Aufforderungen und vorstrukturierten Übergängen kaum aus dem Phantasiespiel lösen. Aggressive Affekte brechen ziellos, ungerichtet und sehr heftig durch. Das Kind kann sich auch in bekannte Situationen von altersadäquater Dauer gar nicht erst hineinbegeben.
Strukturelle Fähigkeit *Affekttoleranz*	
Gute Integration	Das Kind kann negative Affekte von Angst, Wut und Trauer in angemessener Intensität aushalten. Es kann verschiedene Seiten seines Gefühls spielerisch zum Ausdruck bringen und kann Übergänge herstellen. Es erträgt dabei die Ambivalenz und kippt nicht mit der Gefühlslage hin und her, bleibt aber auch nicht starr bei einer einzigen Stimmungslage.

Eingeschränkte Integration	Negative Affekte sind für das Kind nur schwer aushaltbar und brechen situationsgebunden sehr rasch in nicht spielerische Handlungen durch. Ambivalente Gefühle werden vom Kind eher verleugnet, oder es kommt zu schnellen Gefühlswechseln. Mit Unterstützung von außen gelingt es besser. Diese kann aber nur von bestimmten sehr vertrauten Personen angenommen werden.
Geringe Integration	Negative Affekte können vom Kind kaum ausgehalten werden und brechen regelmäßig und unvermittelt durch. Dies in besonderem Maße in unvertrauten Situationen. Das Kind kann den Affekt nicht benennen, ihn nicht spielerisch umsetzen, sondern agiert ihn vorrangig aus, um ihn wegzumachen. Verschiedene Gefühle erscheinen dabei unverbunden nebeneinander und wechseln sich übergangslos und permanent ab.
Desintegration	Negative Affekte können nicht ausgehalten werden und brechen unvermittelt und meist ohne Bezug in ungerichtetem Verhalten durch. Sie erscheinen undifferenziert als intensive Erregung oder Erstarrung. Der Ausdruck wirkt völlig unpassend, skurril oder deplatziert.
Strukturelle Fähigkeit *Steuerungsinstanzen*	
Gute Integration	Das Kind kann Erlaubtes von Verbotenem unterscheiden. Die Regeln werden zumindest in Anwesenheit einer Autoritätsperson eingehalten, im Alleinsein oder unter Kindern kann es gelegentlich noch zu Regelübertretungen kommen, die aber zumindest nachträglich einsichtig sind. Es besteht ein generelles Bestreben, Normen und Gebote zu befolgen. Eine Nichteinhaltung führt zu unangenehmen Gefühlen und häufig zu Wiedergutmachungsversuchen.
Eingeschränkte Integration	Das Kind kennt die Normen und Gebote der Eltern und ist in der Regel auch bemüht, sich an diese zu halten. Es ist aber vorrangig an der Bedürfnisbefriedigung orientiert. Wenn die Regeln mit den eigenen Bedürfnissen kollidieren, werden sie außer Kraft gesetzt, ohne dass das Kind ein schlechtes Gewissen bekommt. Auch in Anwesenheit von Autoritätspersonen kommt es regelmäßig zu Normverletzungen. Eine Nichteinhaltung führt dabei selten zu Wiedergutmachungsversuchen.

Geringe Integration	Das Kind scheint wenig Vorstellung von Geboten und Verboten zu haben, es kann lediglich in der Situation auf direkte Anweisung kurzfristig Regeln einhalten, dies hat aber keinen Bestand. Das Kind gerät außer sich, wenn die äußeren Anforderungen mit der eigenen Bedürftigkeit kollidieren. Auch wenn sein Verhalten anderen Personen schadet, fühlt sich das Kind nicht schlecht, weil es kein Schuldverständnis zu haben scheint.
Desintegration	Das Kind handelt ausschließlich nach seinen eigenen Maßstäben und kann auch durch externe Aufforderungen kaum gesteuert werden. Es reagiert willkürlich und unberechenbar, ohne auf innere oder äußere Steuerungsinstanzen zurückgreifen zu können.
Strukturelle Fähigkeit *Selbstwertregulation*	
Gute Integration	Das Kind findet nach erfahrener Kritik oder Misserfolgen alleine einen Weg, sich wieder wohl zu fühlen. Auf Kritik und Kränkungen reagiert das Kind zwar mit Unwohlsein, gleichzeitig aber zeigt es Bestrebungen, wieder einen positiven Eindruck zu vermitteln. Manchmal ist zur Wiederherstellung des Gleichgewichts die zeitlich befristete Hilfe der Eltern nötig, dies gelingt dann aber regelmäßig und verlässlich.
Eingeschränkte Integration	Auf Kritik und Kränkung reagiert das Kind mit Rückzug oder Aggression, gleichzeitig ist es immer wieder auf positive Bestätigung von außen angewiesen. Das Selbstwertgefühl ist deutlich labil und störbar und wirkt sich launenhaft auf das Verhalten des Kindes aus. Selten ist ein Bestreben bemerkbar, nach Kritik wieder einen positiven Eindruck herzustellen, es besteht eher eine schambedingte Tendenz, sich zu verstecken oder sich intensiv zu verteidigen.
Geringe Integration	Auch ohne Kritik oder Kränkung reagiert das Kind bei Misserfolgserlebnissen mit Rückzug oder Aggression. Auch regelmäßige Bestätigung von außen wirkt, wenn überhaupt positiv, dann nur sehr kurz. Der Selbstwert ist durchgängig auf niedrigem Niveau. Bei Kritik und Kränkung kommt es häufig zur Entwertung oder Verletzung von anderen. Schamgefühle können dabei nicht ausgehalten werden.

Desintegration	Das Kind ist unfähig zu Selbstregulation und kann auch von außen nur schwer reguliert werden. Es gerät unabhängig von Lob oder Kritik in wechselnde Zustände, die mit kleinkindhaftem regressiven oder aber realitätsabgehobenem und wahnhaftem Erleben und Verhalten einhergehen können. Gelegentlich kommt es auch zu nicht nachvollziehbaren Zuständen der Erstarrung.

Dimension *Steuerung* – Altersstufe 2 (6 bis 12 Jahre)	
Strukturelle Fähigkeit *Impulssteuerung*	
Gute Integration	Das Kind kann Gefühle insbesondere in belastenden Konflikten steuern und verbal mitteilen. Die Konflikte sind an Personen oder Objekte gebunden. Es kann sich mithilfe der Eltern davon distanzieren und Befriedigungsaufschub ertragen (verfügt über Frustrationstoleranz). Es reagiert weder über- noch untersteuert. Das Kind kann sich aus einer spielerischen Aggressionshandlung (kindliches Raufen) wieder lösen, wenn die allgemeine Situation dies erfordert. Die aggressiven Affekte gehen nicht ziellos weiter und gehen nicht ins Leere. Das Kind kann eine bekannte Situation (z. B. Schulstunde) von Anfang bis Ende einigermaßen ruhig und situationsgerecht durchhalten. Das Kind kann Belohnungsaufschub ertragen.
Eingeschränkte Integration	In belastenden Situationen kann das Kind nicht auf steuernde und regulierende Fähigkeiten zurückgreifen, über die es sonst verfügt, intensve Unterstützung von außen ist dann nötig. Auch in für das Kind bekannten Situationen (z. B. Schulstunde) kommt es teilweise zu impulsivem Verhalten (Unruhe, Stören, Dazwischenreden) oder zu übersteuerten Verhaltensweisen. Belohnungsaufschub zu ertragen, fällt dem Kind häufig schwer.
Geringe Integration	Das Kind gerät in unstrukturierten oder bedrohlichen Situationen in Ausnahmezustände, in denen es über keine Impulssteuerung verfügt und mit selbst- und fremddestruktivem Verhalten reagiert. Alternativ kann es auch zu extremer Übersteuerung kommen, um Impulsdurchbrüche zu verhindern. Auch in für das Kind bekannten Situa-

	tionen (z. B. Schulstunde) kommt es regelhaft zu massiv unter- oder übersteuertem Verhalten. Belohnungsaufschub kann vom Kind nicht ausgehalten werden. Das Verhalten ist auf Sofortbefriedigung von Bedürfnissen ausgerichtet.
Desintegration	Das Kind ist in keinem Kontext (Kindergarten, Schule, Gleichaltrigen-Gruppe, Familie) in der Lage, seine Impulse zu steuern, und zeigt immer wieder, auch in vertrauten Situationen, Impulsdurchbrüche, die von außen betrachtet meist nicht verstehbar sind und vom Kind danach nicht reflektiert werden können.
Strukturelle Fähigkeit *Affekttoleranz*	
Gute Integration	Das Kind kann negative Affekte von Angst, Wut und Trauer wahrnehmen und aushalten. Es kann verschiedene Seiten seines Gefühls zum Ausdruck bringen und erreicht eine Balance mit fließenden Übergängen zwischen den Seiten seiner Ambivalenz. Es kippt nicht mit der Gefühlslage hin und her, bleibt aber genauso wenig starr bei einer einzigen Stimmungslage.
Eingeschränkte Integration	Negative Affekte sind für das Kind situationsgebunden nicht steuerbar und brechen teilweise in Handlungen durch. Ambivalente Gefühle können schwer ausgehalten werden und werden vom Kind eher verleugnet, oder es kommt zu schnellen Gefühlswechseln. Strukturierungen durch Personen sind partiell möglich, oder sie werden abgewehrt.
Geringe Integration	Negative Affekte brechen unwillkürlich und unbeherrschbar durch, oft in unstrukturierten Situationen. Affekte sind vom Kind nicht benennbar und werden primär ausagiert (Körper, Verhalten). Gefühle stehen unverbunden nebeneinander und wechseln sich permanent ab.
Desintegration	Negative Affekte brechen unerwartet und ggf. unbezogen durch, verbunden mit Erregung oder Erstarrung. Sie wirken unpassend, skurril oder deplatziert.
Strukturelle Fähigkeit *Steuerungsinstanzen*	
Gute Integration	Das Kind kennt sich damit aus, was erlaubt und was verboten ist. Es ist ihm wichtig, die von den Eltern und Erwachsenen vorgesehenen Normen und Gebote zu befolgen.

	Wenn es nicht gelingt, fühlt es sich schlecht, z. B. wenn es sich von Gleichaltrigen verführen lässt. Das Kind durchschaut schädliche Folgen seines eigenen Handelns auf andere, wenn auch oft erst retrospektiv. Es kann einen gemachten Fehler eingestehen.
Eingeschränkte Integration	Das Kind lässt sich von seinen Wünschen und Bedürfnissen steuern, besonders dann, wenn es mit schwierigen und belastenden Situationen konfrontiert ist. Die Eltern werden in ihrer Stützfunktion allenfalls partiell wahrgenommen. Das Kind kennt die Normen und Gebote der Eltern und ist in der Regel auch bemüht, sich an diese zu halten. Wenn die Regeln allerdings stark mit seinen eigenen Bedürfnissen kollidieren, werden sie außer Kraft gesetzt, ohne dass das Kind ein schlechtes Gewissen bekommt. Eigene Fehler werden zudem teilweise auf andere Personen geschoben, um negativen Konsequenzen aus dem Weg zu gehen.
Geringe Integration	Das Kind – konfrontiert mit Forderungen und Belastungen – kann auf keine steuernden Instanzen zurückgreifen. Es gerät außer sich und fühlt sich zumeist schlecht behandelt. Normen und Regeln der Eltern haben für das Kind keine vorrangige Bedeutung, sondern es handelt primär nach seinen eigenen (bedürfnisorientierten) Maßstäben, auch außerhalb vorgegebener Maßstäbe. Auch wenn sein Verhalten anderen Personen schadet, fühlt sich das Kind nicht schlecht, sondern sieht die Schuld immer bei den anderen bzw. im Außen.
Desintegration	Das Kind kann zwischen rigider fremdbestimmter Steuerungsinstanz und eigenen Vorstellungen nicht unterscheiden bzw. es hält sich starr an fremde Gebote.
Strukturelle Fähigkeit *Selbstwertregulation*	
Gute Integration	Das Kind findet nach erfahrener Kritik oder Misserfolgen alleine einen Weg, sich wieder wohl zu fühlen. Es kann die Kränkung ertragen, dass jemand aus seinem Umfeld die positive Selbsteinschätzung nicht teilt, ohne in eine deutliche Krise zu geraten. Es kann sich mithilfe der Eltern oder durch andere Aktivitäten wieder ins Gleichgewicht bringen.

Eingeschränkte Integration	Das Kind ist auf positive Bestätigung von außen angewiesen. Es reagiert heftig auf Kritik und Kränkung – mit Rückzug, Aggression oder Großspurigkeit. Sein Selbstwertgefühl ist leicht störbar, und dies kann sich dann negativ auf die Alltagsbewältigung (Schulleistungen, Kontaktverhalten) auswirken.
Geringe Integration	Durchgehende Infragestellung des Selbstwertgefühls bei mangelnder Kohärenz. Bei Kritik und Kränkung kommt es häufig zur Entwertung von anderen oder von sich selbst. Dabei projiziert das Kind oft eigene Zustände auf andere.
Desintegration	Das Kind ist unfähig zur Selbstregulation. Es gerät unabhängig von Lob oder Kritik in wechselnde Zustände, die mit kleinkindhaftem, regressivem, großspurigem, realitätsabgehobenem oder wahnhaftem Erleben und Verhalten einhergehen können oder in nicht nachvollziehbare starre Zustände münden können.

Dimension *Steuerung* – Altersstufe 3 (13 bis 18 Jahre)	
Strukturelle Fähigkeit *Impulssteuerung*	
Gute Integration	Der Jugendliche kann seine Impulse, z. B. im Rahmen von Aggressivität in den Dienst der Regulierung seiner Beziehungen zu sich selbst und anderen stellen. Er kann bei dieser Regulierung Übersteuerung (z. B. rigides Verhalten) und insbesondere Untersteuerung (z. B. Impulsdurchbrüche) vermeiden. Er kann Befriedigungsaufschub ertragen. Aggressive, sexuelle Impulse und materielle Versorgungswünsche haben häufig noch eher Sofortbefriedigungscharakter, können jedoch häufig unter Bezug auf Wert- sowie Moralvorstellungen aufgeschoben werden.
Eingeschränkte Integration	Der Jugendliche reagiert situationsgebunden mit Impulsdurchbrüchen oder Übersteuerung. Das übermäßige Über-Ich ist entweder stark kritisierend oder punktuell ausgeblendet. Nach Impulsdurchbrüchen kann es sich wieder selbst regulieren, sobald er in der Lage ist, die Situation objektiv zu betrachten. Die emotionale Flexibilität ist eingeschränkt.

Geringe Integration	Der Jugendliche gerät in Ausnahmezustände, in denen er über seine Impulssteuerung nicht mehr verfügt und mit fremd- bzw. selbstdestruktiven Verhaltensweisen reagiert. Sexualisierung von Beziehungslosigkeit, mangelnde Steuerung von Versorgungswünschen mit suchthaftem Verhalten und perversen Lösungen. Aufschub und Sublimierung sind eingeschränkt, daher gibt es auch Zustände von ausgeprägtem Steuerungsverlust in delinquenten Handlungen oder im Gebrauch von Alkohol und Drogen.
Desintegration	Nichtige Anlässe können zu heftigen Impulsdurchbrüchen oder unbändigem zerstörerischen Hass führen, die mit Realitätsverlust einhergehen bzw. Erstarrung oder Dissoziation.
Strukturelle Fähigkeit *Affekttoleranz*	
Gute Integration	Der Jugendliche kann negative Affekte durch Abwehrmanöver (Kritik, Sarkasmus, Rationalisierung) beherrschen. Er kann Ambivalenz tolerieren, d. h. bei sich anerkennen, bewusst erleben, mitteilen und austarieren. Auch heftige ambivalente Affekte können erlebt und ausgedrückt werden.
Eingeschränkte Integration	Affekte, insbesondere negative Affekte, sind überwiegend steuerbar, brechen aber situationsgebunden in belastenden Situationen durch. Abwehrmanöver wie Reaktionsbildung, Isolierung und Verleugnung finden partiell statt. Eine Distanzierung von den Affekten ist eingeschränkt möglich, gelingt oft mit äußerer Strukturierung. Heftige negative Affekte können schlecht ertragen werden und werden bevorzugt übersteuernd reguliert.
Geringe Integration	Affekte, insbesondere negative Affekte, brechen willkürlich, unbeherrscht und heftig durch. Spaltungsneigungen werden deutlich. Negative Affekte überfluten und sind so unerträglich, dass diese impulsives Verhalten auslösen. Der andere wird nur in seinem positiven oder negativen Anteil wahrgenommen. Unter strukturierten Bedingungen sind Affekte nicht benennbar und verfügbar.

Desintegration	Affekte brechen situationsunangemessen durch und können hochgradige Erregung auslösen, so dass sie reflektorisch durch Gegenhandlungen beantwortet bzw. starr abgewehrt werden. Sie haben keine Verbindung zu den äußeren Gegebenheiten und wirken daher unpassend und deplatziert.
Strukturelle Fähigkeit *Steuerungsinstanzen*	
Gute Integration	Der Jugendliche kann sich gut vorstellen, dass seine Wünsche mit den anderen kollidieren und sucht im Konfliktfall nach Kompromissen (vgl. auch Beurteilung der Empathie i. S. der Wahrnehmung des Bedürfnisses des anderen). Die Vielschichtigkeit mancher moralischer Fragen wird innerhalb eines gesellschaftlich geprägten Rahmens wahrgenommen, allgemeine Normen werden zunehmend individuell überprüft, unter Umständen wird eine persönlich nachvollziehbare Entscheidung getroffen.
Eingeschränkte Integration	Der Jugendliche ist partiell zur Perspektivenübernahme in der Lage, in Belastungs- und Konfliktsituationen fehlt ihm jedoch die Fähigkeit, auf diese zurückzugreifen. Der andere geht ihm dann in der Wahrnehmung verloren. Vorrangig geht es um die Befriedigung egoistischer Bedürfnisse.
Geringe Integration	Der Jugendliche verliert bei Nichtbeachtung seiner Interessen die Fähigkeit zur Steuerung und steigert sich in Zustände hinein, die der ursprünglichen Situation nicht mehr angemessen sind. Er ist jedoch grundsätzlich zur Realitätsprüfung in der Lage.
Desintegration	Es kommt zu Triebdurchbrüchen bis hin zu psychotischer Erregung, ggf. unabhängig von der äußeren Situation. Er hat eine unzureichende Vorstellung von der Urheberschaft des eigenen Handelns.
Strukturelle Fähigkeit *Selbstwertregulation*	
Gute Integration	Der Jugendliche kann ein positives Selbstwertgefühl mit konfliktbedingten Einschränkungen aufrechterhalten. Bei erfahrener Kritik findet der Jugendliche Möglichkeiten, ein positives Selbstwertgefühl wiederzufinden.

Eingeschränkte Integration	Der Jugendliche greift in Belastungssituationen auf Größenselbstkonfigurationen zurück oder reagiert mit Rückzug. Dies zeigt sich in Empfindlichkeit, Selbstüberhöhung, -entwertung oder -bestrafung und Rückzug. Diese Reaktionsweisen treten in Belastungen auf und können relativiert werden. Das Selbstwertgefühl ist nicht durchgehend herabgesetzt. Es bedarf aber der Bestätigung durch andere.
Geringe Integration	Es besteht eine durchgehende Infragestellung im Bereich des Selbstwertgefühls und Selbstgefühls mit mangelnder Kohärenz. Der Jugendliche pendelt zwischen Selbst- und Fremdentwertung. Er zeigt Kränkbarkeit, unrealistische Größenvorstellungen, Scham, Ekel vor sich selbst, Entwertung, Gereiztheit, Beziehungsabbruch und eine Unfähigkeit, eigene Grenzen zu akzeptieren.
Desintegration	Der Jugendliche verfügt über kein Selbstgefühl. Es liegt ein rigider oder fragmentarischer Zustand vor. Das zeigt sich u. a. in erheblichen Verzerrungen der eigenen Selbstbewertung (Grandiosität oder chronisch-niedriges Selbstwertgefühl), Verzerrungen der Realitätswahrnehmung.

9.2 Identität

Klinische Ankerbeispiele

Dimension *Identität* – Altersstufe 1 (3 bis 5 Jahre)	
Strukturelle Fähigkeit *Kohärenz*	
Gute Integration	Das Kind kann sich zeitlich überdauernd in unterschiedlichen Situationen und Gefühlszuständen als eine ganze Person wahrnehmen. Es erlebt auch unterschiedliche Gefühle und Bedürfnisse in konkreten Situationen als zu sich gehörig und ist in der Lage dies symbolisiert zum Ausdruck zu bringen (Spiel, Sprache etc.).
Eingeschränkte Integration	Das Kind kann sich in unterschiedlichen Situationen und Gefühlszuständen als eine ganze Person wahrnehmen. Dies zeigt sich aber stressanfällig und nicht durchgängig stabil. Es erlebt unterschiedliche Gefühle und Bedürfnisse in konkreten Situationen zumeist aber nicht immer als zu

	sich gehörig, wodurch die Fähigkeit des symbolischen Ausdrucks (Spiel, Sprache) eingeschränkt sein kann. Klinisch zeigt sich dies in widersprüchlichem oder ambivalentem Verhalten und in leichter Beeinflussbarkeit. Unterstützung von anderen wirkt sich aber positiv aus.
Geringe Integration	Das Kind ist als eigene Person wenig erkennbar, es ist stark suggestibel und zeigt wenig eigene Charakterzüge. Dies zeigt sich in sehr beeinflussbarem Verhalten. Es besteht wenig Differenzierung zwischen sich selbst und anderen. Eine intrinsische Motivation ist kaum zu erkennen und eine symbolische Darstellung seiner eigenen Person erscheint kaum möglich. Das Kind wirkt kaum eigenständig.
Desintegration	Es besteht kein stabiles zeitlich überdauerndes Selbstbild. Das Kind erscheint je nach Situation wie völlig unterschiedliche Personen. Es besteht kein inneres Bild, wer es wirklich ist.
Strukturelle Fähigkeit *Selbsterleben*	
Gute Integration	Die Beschreibung der eigenen Person gelingt mit externen Variablen (Äußeres, Kleidung, Geschlechtsmerkmal), aber auch beginnend mit Fähigkeiten (z. B. Sport). Vorstellungen der eigenen Person werden durch Wünsche mitbestimmt. Das Kind ist sich sicher, dass es ein Junge oder ein Mädchen ist. Das Kind kann sich mit positiven und negativen Eigenschaften beschreiben. Das Kind erlebt sich handlungswirksam und hat Freude an seiner Aktivität. Schuld und Schamempfinden ist erkennbar.
Eingeschränkte Integration	Zuschreibungen hinsichtlich Merkmalen und Fähigkeiten der eigenen Person sind möglich, aber beeinflusst von situativen Aspekten. Das Kind erlebt Scham, Schuld sowie Stolz und wirkt dabei sehr abhängig von äußeren Einflüssen. Es erscheint rasch und übertrieben bestätigt oder gekränkt. Beim spielerischen Darstellen von und Umgehen mit Erlebenszuständen im «Als ob» zeigen sich eher rigide Muster, die sich unter Beteiligung und Unterstützung eines Erwachsenen lockern.
Geringe Integration	Die Beschreibung der eigenen Person gelingt nur anhand von äußeren Merkmalen und bevorzugten Betätigungen (z. B. Fußball spielen, …) und zeigt eine sehr einge-

	schränkte Kontinuität. Andere können sich häufig nur schwer ein stimmiges Bild von der Befindlichkeit und dem Selbstgefühl des Kindes machen. Die Selbstgrenzen erscheinen verschwommen, es ist kein Gefühl von Selbstwirksamkeit auszumachen. Negative Gefühlslagen werden projektiv ausgelagert und können, wenn überhaupt, erst mit Unterstützung im Nachhinein als zu sich gehörig erinnert werden. «Als ob»-Situationen verunsichern das Kind, anstatt dass es diese lustvoll erlebt.
Desintegration	Die Selbstbeschreibung ist nicht möglich oder nicht nachvollziehbar, es entsteht dabei nicht einmal ein rudimentäres Bild einer Person. Gefühle und Gefühlsausdruck wirken häufig negativ unpassend und abgespalten. Das Kind scheint keine Selbstgrenzen und keine Selbstwirksamkeit zu erleben.
Strukturelle Fähigkeit *Selbst-Objekt-Differenzierung*	
Gute Integration	Das Kind erlebt sich abgegrenzt zu anderen Personen und kann entstehende Diskrepanzen zwischen eigenen und fremden Interessen und Wünschen erkennen und tolerieren. Es kann auch erkennen, dass es zur selben Situation andere Gefühle hat als andere. Das Kind hat ein Verständnis für Besitzverhältnisse («mein» und «dein»). Diese Fähigkeit muss nicht durchgehend stabil sein und kann vor allem mit der engsten Bezugsperson ein wenig einbrechen. Im Spiel und im Gespräch kann das Kind seine eigene Rolle und die des Untersuchers wahrnehmen und auch unterschiedliche Rollen ausgestalten.
Eingeschränkte Integration	Das Kind tut sich schwer, die Urheberschaft von Handlungen, Absichten und Impulsen sich selbst oder anderen zuzuordnen. Entstehende Diskrepanzen zwischen eigenen und fremden Interessen und Wünschen werden kaum toleriert und teilweise geleugnet. Das Verständnis für Besitzverhältnisse («mein» und «dein») erscheint eingeschränkt und auch die Grenzen im Spiel scheinen fließend. Durch steuernde und klärende Interventionen von vertrauten anderen verbessert sich die Differenzierungsfähigkeit allerdings signifikant.

Geringe Integration	Das Kind kann die Urheberschaft von Handlungen, Absichten und Impulsen nicht erkennen und schreibt alles der Außenwelt zu. Diskrepanzen zwischen eigenen und fremden Interessen und Wünschen werden nicht erkannt, die Wahrnehmung des anderen ist von eigenen Interessen bestimmt und geht häufig durch Projektionen und Polarisierungen verloren. Das Kind hat kein Verständnis für Besitzverhältnisse («mein» und «dein»), und auch die Grenzen im Spiel verschwimmen. Das Kind wirkt oft außer sich, aber der Kontakt zur Außenwelt bleibt erhalten. Die Entwicklung von Eigenständigkeit ist dadurch deutlich eingeschränkt.
Desintegration	Es besteht eine gravierende Störung mit Affektdurchbrüchen, Realitätsverlust und einem Konfundieren der Urheberschaft von Impulsen, Gedanken und Bedürfnissen. Das Kind erinnert sich nicht an diese Zustände, stellt sie in keinen kontinuierlichen Bezug zu Erlebtem. Die Anlässe sind schwer nachvollziehbar. Das Kind kann keine altersentsprechende Eigenständigkeit entwickeln und bewahren.
Strukturelle Fähigkeit *Objekterleben*	
Gute Integration	Die Fähigkeit des Kindes, den Untersucher als eigenständige Person zu sehen, ist gegeben. Die andere Person ist nicht nur bedürfnisbefriedigendes Objekt, sondern ein differenziertes Gegenüber. Das Kind kann erkennen, dass Objekte nicht nur gut und nicht nur böse sind, und dass man sich nach einer Prüfung der Vertrauenswürdigkeit an jemanden wenden kann. Man merkt dem Kind das Bemühen an, Objekte immer wieder zu prüfen. Es besteht keine schablonenhafte, stereotype, sondern eine objektabhängig differenzierte Haltung zu den Objekten.
Eingeschränkte Integration	Unter Belastung (körperliches Unwohlsein, Enttäuschung oder Kränkung) erscheint die Wahrnehmung des anderen in seiner Rolle und Funktion eingeschränkt. Das Kind zeigt geringes Interesse, sich ein Bild vom anderen durch Prüfung zu erarbeiten, sondern scheint das unmittelbar Sichtbare einfach hinzunehmen. Das interaktive Spiel erscheint etwas starr, das Kind kann Spielideen des anderen schwer aufgreifen.

Geringe Integration	Die Bedürfnisbefriedigung steht deutlich im Vordergrund, und das Kind unterscheidet dabei auch nicht zwischen vertraut und fremd. Das Spiel ist stereotyp, und es besteht kein Interesse daran, den anderen mit einzubeziehen oder Ideen des Gegenübers aufzugreifen. Das Kind zeigt immer wieder Zustände (Irritationen der Selbstwertregulation, Verstimmungen), in denen die ganzheitliche Objektwahrnehmung verloren geht. Dann werden andere, selbst vertraute Personen, als bedrohlich und böse erlebt.
Desintegration	Ganzheitliche Objektwahrnehmung ist nicht möglich. Die Sicht des anderen ist nur von Erfolg («gut») und Misserfolg («böse») der Bedürfnisbefriedigung geleitet. Der Kontakt zum anderen ist bedrängend, oder es wird kein Interesse an dem anderen deutlich. Es erscheint dabei ziemlich egal, um wen es sich beim Gegenüber handelt.
Strukturelle Fähigkeit *Zugehörigkeit*	
Gute Integration	Das Kind fühlt sich der *Gleichaltrigengruppe*, mit der es außerfamilial zusammen ist (Kindergarten, Krippe, Tagesfamilie etc), zugehörig, und zwar unabhängig vom Geschlecht. Es kann auf Interaktionsangebote eingehen und mitspielen (z. B. Rollenspiele) und muss dabei nicht immer «bestimmen». Es wird regelmäßig zu Geburtstagsfeiern eingeladen, und die Kinder nehmen die Gegeneinladungen an. Gegen Ende dieser Altersstufe (Übergang zur Grundschule) kann das Kind bereits deutlich zwischen guten Freunden und lockeren Bekanntschaften unterscheiden. Das Kind fühlt sich der *ethnischen* Gruppe, mit der es aufwächst, zugehörig, den Erziehungspraktiken, seiner Sprache, Kultur und Ritualen, der nonverbalen Kommunikation sowie spezifischen Interaktionsmustern (Mimik, Gestik). Es kann aber auch Rituale der aufnehmenden Kultur gutheißen und genießen (z. B. Essgewohnheiten, Geburtstagsfeiern, Weihnachtslieder), ohne dabei in Konflikte zu geraten. Gegen Ende dieser Altersstufe (Übergang zur Grundschule) kann das Kind beide Bezugssysteme zunehmend miteinander in Einklang bringen.
Eingeschränkte Integration	Das Kind fühlt sich in der *Gleichaltrigengruppe*, mit der es außerfamilial zusammen ist (Kindergarten, Krippe, Tagesfamilie etc), häufig nicht wohl, und zwar unabhängig vom

	Geschlecht. Interaktionsangebote werden immer wieder abgelehnt oder nur mitgespielt (z. B. Rollenspiele), wenn das Kind «bestimmen» darf. Es wird nicht häufig zu Geburtstagsfeiern eingeladen, und die Kinder nehmen die Gegeneinladungen nicht immer an. Gegen Ende dieser Altersstufe (Übergang zur Grundschule) kann das Kind nicht sicher zwischen guten Freunden und lockeren Bekanntschaften unterscheiden. Das Kind fühlt sich der *ethnischen* Gruppe, mit der es aufwächst, nur bedingt oder aber ausschließlich zugehörig. Das Gefühl der Zugehörigkeit ist labil und störanfällig. Das Kind scheint in seinem Erleben immer wieder zwischen den Gruppen hin- und her zu springen, ohne eine Verbindung herstellen zu können. Der Wechsel zwischen beiden Kulturen (bikulturelle Identität) bereitet Probleme oder gelingt nur schwer.
Geringe Integration	Das Kind ist in der *Gleichaltrigengruppe*, mit der es außerfamilial zusammen ist (Kindergarten, Krippe, Tagesfamilie etc), nicht gut integriert, und zwar unabhängig vom Geschlecht. Es gibt nur wenige Interaktionsangebote anderer Kinder, oder diese werden durchgängig abgelehnt oder durchgängig vom Kind dominiert. Das Kind wird nur selten zu Geburtstagsfeiern eingeladen, und die Kinder nehmen Gegeneinladungen oft nicht an. Gegen Ende dieser Altersstufe (Übergang zur Grundschule) hat das Kind wenig Erfahrungen mit Freundschaften machen können. *Ethnische Zugehörigkeit:* Der Wechsel zwischen den kulturellen Unterschieden gelingt nicht oder nur mangelhaft, eine der beiden Kulturen wird abgelehnt und entwertet, die andere überidealisiert. Eine Anerkennung der Werte der jeweils anderen Kultur oder Religion ist auch mit Unterstützung von außen kaum noch zu leisten.
Desintegration	Das Kind ist in der *Gleichaltrigengruppe*, mit der es außerfamilial zusammen ist (Kindergarten, Krippe, Tagesfamilie etc), nicht integriert, weder die gleichgeschlechtlichen noch gegengeschlechtlichen Beziehungen gelingen. Interaktionsangebote bestehen nicht, da das Kind dafür bekannt ist, durch starkes Dominieren sofort jedes Spiel zu stören. Das Kind wird nicht zu Geburtstagsfeiern oder zum Spielen eingeladen, und die Kinder nehmen die Gegenein-

	ladungen nicht an. Gegen Ende dieser Altersstufe (Übergang zur Grundschule) hat das Kind keine Freunde und ist sozial isoliert. *Ethnische Zugehörigkeit:* Komplette Ablehnung der Herkunftskultur oder derjenigen, in der das Kind lebt. Keine Anerkennung der äußeren Realität, was Normen, Regeln oder Vorschriften angeht. Kultur oder Religion wird als Vorwand genommen, vorgegebene Normen zu ignorieren.

Dimension *Identität* – Altersstufe 2 (6 bis 12 Jahre)	
Strukturelle Fähigkeit *Kohärenz*	
Gute Integration	Das Kind kann sich zeitlich überdauernd in unterschiedlichen Situationen und Gefühlszuständen als eine ganze Person wahrnehmen. Es erlebt auch unterschiedliche Gefühle und Bedürfnisse in konkreten Situationen als zu sich gehörig und ist in der Lage dies symbolisiert zum Ausdruck zu bringen (Spiel, Sprache). Es existiert ein stabiles inneres Bild von sich selbst und anderen, das Kind ist daher klar abgegrenzt von anderen, ohne sich einsam zu fühlen.
Eingeschränkte Integration	Das Kind ist in schwierigen Situationen oder Krisen nicht durchgängig als eigene Person wahrnehmbar. Die innere (mentale) Repräsentanz von sich selbst und anderen ist nur teilweise stabil und geht unter Stress verloren, was sich klinisch in widersprüchlichem oder ambivalentem Verhalten und in leichter Beeinflussbarkeit zeigt. Mit Unterstützung oder in nicht-krisenhaften Situationen kann das Kind dies jedoch erkennen und ändern.
Geringe Integration	Das Kind ist als eigene Person wenig erkennbar, es ist stark suggestibel und zeigt wenig eigene Persönlichkeitsmerkmale. Klinisch zeigt sich dies in einem chamäleonartigen Verhalten mit wenig Differenzierung zwischen sich selbst und anderen. Es zeigt wenig Anstrengungsbereitschaft im kognitiven oder motivationalen Bereich begleitet von oberflächlicher und diffuser mentaler Repräsentation von sich selbst und anderen.
Desintegration	Die mentale Repräsentanz von sich selbst und anderen ist kaum bis nicht vorhanden (Identitätsdiffusion). Es besteht ein schmerzhaftes Gefühl der Inkohärenz, was sich kli-

	nisch z. B. darin zeigt, dass das Kind eine Rolle spielt, um vermeintliche Erwartungen und Wünsche von anderen aus seiner Umgebung zu erfüllen, wobei kein inneres Bild besteht, wer es wirklich ist.
Strukturelle Fähigkeit *Selbsterleben*	
Gute Integration	Bei der Beschreibung der eigenen Person gewinnen interne, differenziertere Zuschreibungen (Fähigkeiten, Eigenschaften) zunehmend an Bedeutung und führen so zu einer genaueren Vorstellung von der eigenen Person, die das Kind auch verbal äußern kann. Das Kind nimmt wahr und setzt sich erkennbar damit auseinander, wie es von außen wirkt und angesehen wird. Es ist sich seiner Individualität sicher. Das Kind kann zwischen Gefühl und Gefühlsausdruck unterscheiden. Es kann unterschiedliche Gefühlslagen als zu sich gehörig erleben und beschreiben. Das Kind kann so tun «als ob» (besonders im Spiel erkennbar) und kann darüber reden. Dadurch sind Humor und Lüge möglich.
Eingeschränkte Integration	Differenziertere Zuschreibungen hinsichtlich Eigenschaften und Fähigkeiten sind vorhanden, aber situativ und themenbezogen (konfliktbedingt) störanfällig. Das Kind fühlt sich bei Komplimenten unrealistisch wichtig, ist andererseits sehr kränkbar in seinem Selbstgefühl und entwertet sich selbst. Durch bestätigende und anerkennende Unterstützung lässt sich das Selbstsicherheitsgefühl wiederherstellen. Negativ getönte Gefühlslagen wie Angst, Kummer oder Wut werden eher abgewehrt, können aber im Nachhinein durch Unterstützung von außen integriert werden. Beim spielerischen Umgehen mit Erlebenszuständen im «Als ob» zeigen sich eher rigide Muster, die Spielfähigkeit verbessert sich bei Beteiligung eines Erwachsenen.
Geringe Integration	Die Zuschreibungen hinsichtlich Eigenschaften und Fähigkeiten zeigen keine Kontinuität, differieren je nach Selbstzuständen. Negative Gefühlslagen werden projektiv ausgelagert und können, wenn überhaupt, erst mit Unterstützung im Nachhinein als zu sich gehörig erinnert werden. Der Umgang mit «Als ob»-Situationen verunsichert das Kind. Humor und andere Selbst-Distanzierungsvorgänge sind deutlich erschwert.

Desintegration	Die Selbstbeschreibung ist nicht nachvollziehbar und erbringt kein kohärentes Bild der Individualität des Kindes. Gefühle und Gefühlsausdruck wirken nicht authentisch.
Strukturelle Fähigkeit *Selbst-Objekt-Differenzierung*	
Gute Integration	Im Spiel und im Gespräch kann das Kind seine eigenen Rolle und die des Untersuchers wahrnehmen. In bewusster Nachahmung und Anlehnung an soziale Vorbilder gestaltet es seine sozialen Rollen aus. Es kann erkennen, dass es andere Interessen und Motivlagen gibt, und diese sowohl mit Erwachsenen als auch mit Gleichaltrigen abstimmen. Das Kind ist zunehmend in der Lage, Interessenkonflikte zu erkennen und dann auch auszuhandeln. Es kann flexibel zwischen der Ebene des «Als ob» (im Spiel und im Gespräch) und der Beziehungsebene wechseln.
Eingeschränkte Integration	Die Selbst-Objekt-Differenzierung konfundiert, wenn das Kind die reale Präsenz und Aufmerksamkeit des anderen als nicht gegeben ansieht oder selbst nicht herstellen kann. Im Spiel zeigen sich starkes Dominanz- und Überlegenheitsstreben, bei Rigidität in der Rollenzuschreibung und -ausgestaltung. Die Abstimmung mit Interessen und Motivlagen der anderen misslingt häufig, ist aber mit Unterstützung von Erwachsenen herstellbar.
Geringe Integration	Das Kind zeigt immer wieder Zustände, in denen die Selbst-Objekt-Differenzierung verschwimmt, die Wahrnehmung des anderen von eigenen Interessen bestimmt ist und durch Projektionen und Polarisierungen verloren geht. Die Reaktionen erscheinen dem Anlass nach nicht angemessen und nicht altersgemäß. Das Kind wirkt immer wieder außer sich, aber der Kontakt zur Außenwelt bleibt erhalten. Das Kind kann solche Zustände zwar erinnern, hat aber keinen emotionalen Bezug zu ihnen. Die Entwicklung von Eigenständigkeit ist dadurch deutlich eingeschränkt.
Desintegration	Häufige Einbrüche im narzisstischen Gleichgewicht mit Konfusion hinsichtlich der Urheberschaft von Handlungen und Impulsen. Das Kind wirkt in der Entwicklung und Bewahrung von Eigenständigkeit eklatant eingeschränkt.

	Es kann Interessen- und Motivationskonflikte nicht erfassen und nicht austragen.
Strukturelle Fähigkeit *Objekterleben*	
Gute Integration	Das Kind ist durchgängig in der Lage, sein Gegenüber in seiner Funktion und als Träger einer bestimmten sozialen Rolle zu erkennen. Es besteht eine Bereitschaft, sich mit den Sichtweisen des anderen auseinanderzusetzen. Gegenüber Erwachsenen und Gleichaltrigen besteht eine Abstufung des Nähe-Verhältnisses (Unbekannte, Bekannte, Freunde).
Eingeschränkte Integration	Die Wahrnehmung des anderen in seiner Funktion und Rolle ist situativ (konflikt- und themenbezogen) eingeschränkt, durch Unterstützung wiederherstellbar. In der Interaktion mit Gleichaltrigen wird eine eingeschränkte Fähigkeit, sich mit den Sichtweisen des anderen auseinanderzusetzen, manifest, wodurch die Beziehungsfähigkeit fragil und störbar ist. Die Anerkennung der Abstufung des Nähe-Verhältnisses gelingt mit Unterstützung.
Geringe Integration	Das ganzheitliche Objekterleben fällt immer wieder auseinander. Das Erleben und die Anerkennung des anderen in verschiedenen Aspekten bezüglich Funktion und Rolle zeigt keine Konstanz, kann sich unvermittelt ändern. Dann werden Feind-Projektionen vorherrschend. Die Anlässe sind schwer nachvollziehbar. Das Gefühl von Verbundenheit, auch zu nahe stehenden Personen, kann abrupt abbrechen.
Desintegration	Das Objekterleben ist von eigenen Bedürfnissen bestimmt, eine ganzheitliche Wahrnehmung des anderen in verschiedenen Aspekten steht nicht zur Verfügung. Das Kind erscheint mit den Objekten in einer beliebigen und chaotischen Weise in Kontakt. Extreme Nähe oder Distanzierung können beobachtet werden.
Strukturelle Fähigkeit *Zugehörigkeit*	
Gute Integration	Das Kind fühlt sich der *Gleichaltrigengruppe*, mit der es außerfamilial zusammen ist (Schule, Hort, Sportverein), zugehörig, jedoch zunehmend geschlechtsabhängig (gleichgeschlechtlich). Es kann auf Interaktionsangebote

	eingehen und mitspielen, kann Spielregeln meist einhalten oder kennt sie zumindest sicher und muss dabei nicht immer «bestimmen». Es wird regelmäßig zu Geburtstagsfeiern oder zum Spielen eingeladen, und die Kinder nehmen die Gegeneinladungen an. Gegen Ende dieser Altersstufe (Übergang zur weiterführenden Schule) hat das Kind feste Freunde, die nicht leicht austauschbar sind, und mit denen Vertraulichkeiten ausgetauscht werden. Das Kind fühlt sich der *ethnischen* Gruppe, mit der es aufwächst, zugehörig, den Erziehungspraktiken, seiner Sprache, Kultur, der nonverbalen Kommunikation sowie spezifischen Interaktionsmustern (Mimik, Gestik). Es besitzt aber auch ein sicheres Gefühl der Zugehörigkeit zu der Gemeinschaft/Nation, in der es lebt. Der Wechsel zwischen beiden Identitäten (bikulturelle Identität) gelingt ohne größere Probleme.
Eingeschränkte Integration	Das Kind fühlt sich der *Gleichaltrigengruppe*, mit der es außerfamilial zusammen ist (Schule, Hort, Sportverein), nur teilweise zugehörig. Oft gelingen besonders die gleichgeschlechtlichen Beziehungen nicht gut. Es kann auf Interaktionsangebote nur bedingt eingehen, da Spielregeln oft nicht eingehalten werden oder diese nicht sicher gekannt werden oder das Kind immer «bestimmen» will. Das Kind wird nicht häufig zu Geburtstagsfeiern oder zum Spielen eingeladen, und die Kinder nehmen die Gegeneinladungen oft nicht an. Gegen Ende dieser Altersstufe (Übergang zur weiterführenden Schule) hat das Kind wenige oder häufig wechselnde Freunde, die leicht austauschbar sind und mit denen wenig Vertraulichkeiten besteht. *Ethnische Zugehörigkeit:* Das Kind fühlt sich der ethnischen Gruppe, mit der es aufwächst, nur bedingt oder aber ausschließlich zugehörig, die Erziehungspraktiken, Sprache, Kultur, die nonverbale Kommunikation sowie spezifischen Interaktionsmustern (Mimik, Gestik) sind nicht oder nur teilweise bekannt und werden abgelehnt oder überidealisiert. Das Kind besitzt außerdem kein sicheres Gefühl der Zugehörigkeit zu der Gemeinschaft/Nation, in der es lebt. Der Wechsel zwischen beiden Identitäten (bikulturelle Identität) bereitet Probleme oder gelingt nur schwer. Äußere Symbole können identitätsstiftenden Cha-

	rakter haben (z. B. Kopftuch, Essvorschriften etc.), die unter Umständen situativ flexibel handhabbar sind.
Geringe Integration	Das Kind ist in der *Gleichaltrigengruppe*, mit der es außerfamilial zusammen ist (Schule, Hort, Sportverein), nicht gut integriert, weder die gleichgeschlechtlichen noch gegengeschlechtlichen Beziehungen gelingen in der Regel. Interaktionsangebote werden, wenn sie überhaupt bestehen, nicht erkannt oder nicht angenommen oder durch starkes Dominieren sofort gestört. Das Kind wird sehr selten oder nur auf Betreiben der Eltern zu Geburtstagsfeiern oder zum Spielen eingeladen, und die Kinder nehmen die Gegeneinladungen oft nicht an. Gegen Ende dieser Altersstufe (Übergang zur weiterführenden Schule) hat das Kind keine festen Freunde oder ständig wechselnde Bekanntschaften, die immer nur sehr kurz bestehen und leicht austauschbar sind. *Ethnische Zugehörigkeit:* Der Wechsel zwischen den beiden kulturellen Identitäten gelingt nicht oder nur mangelhaft, eine der beiden Kulturen wird abgelehnt und entwertet, die andere überidealisiert. Eine Anerkennung der Werte der jeweils anderen Kultur oder Religion ist auch mit Unterstützung von außen kaum noch zu leisten. Äußere Symbole haben stark identitätsstiftenden Charakter (z. B. Kopftuch, Essvorschriften etc.), die situativ nicht flexibel handhabbar sind.
Desintegration	Das Kind ist in der *Gleichaltrigengruppe*, mit der es außerfamilial zusammen ist (Schule, Hort, Sportverein), nicht integriert, weder die gleichgeschlechtlichen noch gegengeschlechtlichen Beziehungen gelingen. Interaktionsangebote bestehen nicht, das Kind wird nie zu Geburtstagsfeiern oder zum Spielen eingeladen, und die Kinder nehmen die Gegeneinladungen nicht an. Gegen Ende dieser Altersstufe (Übergang zur weiterführenden Schule) hat das Kind keine Freunde und ist sozial isoliert. *Ethnische Zugehörigkeit:* Komplette Ablehnung der Herkunftskultur oder derjenigen, in der das Kind lebt. Keine Anerkennung der äußeren Realität, was Normen, Regeln oder Vorschriften angeht. Kultur oder Religion wird als Vorwand genommen, vorgegebene Normen zu ignorieren.

Dimension *Identität* – Altersstufe 3 (13 bis 18 Jahre)	
Strukturelle Fähigkeit *Kohärenz*	
Gute Integration	Der Jugendliche besitzt die dauerhafte Fähigkeit, sich als einheitliche Person über unterschiedliche Gefühlslagen und Lebenskontexte hinweg zu erleben. Auch widersprüchliche Gefühle, Wünsche und Vorstellungen können situationsunabhängig integriert werden. Das Gefühl der Einheitlichkeit ist zeitlich überdauernd und kontextunabhängig, es kann reflektiert und symbolisiert zum Ausdruck gebracht werden. Es existiert ein stabiles inneres Bild von sich selbst und anderen. Der Jugendliche ist daher klar abgegrenzt von anderen, ohne einsam zu sein.
Eingeschränkte Integration	Der Jugendliche hat in krisenhaften Situationen (Streit mit Gleichaltrigen, körperliche Veränderungen, erste intime Begegnungen, Autonomieentwicklung etc.) Probleme, sich durchgängig als eigene Person wahrzunehmen. Die innere (mentale) Repräsentanz von sich selbst und anderen ist nur teilweise stabil und geht unter Stress verloren (Identitätskrise), was sich klinisch in widersprüchlichem oder ambivalentem Verhalten und in leichter Beeinflussbarkeit zeigt. Mit Unterstützung oder in nicht krisenhaften Situationen kann der Jugendliche dies jedoch erkennen und ändern.
Geringe Integration	Der Jugendliche ist als eigene Person wenig erkennbar, ist stark suggestibel und zeigt wenig eigene Persönlichkeitsmerkmale in Form von Abgrenzung zu anderen. Klinisch zeigt sich dies in einem chamäleonartigen Verhalten mit wenig Differenzierung zwischen sich selbst und anderen, einer sogenannten «Als-ob-Persönlichkeit». Die mentale Repräsentation von sich selbst und anderen ist wenig bis nicht integriert, was sich klinisch in oberflächlicher und diffuser Beschreibung von sich selbst und anderen zeigt (Identitätsdiffusion) und zu einem schmerzhaften Gefühl von Inkohärenz führt.
Desintegration	Es besteht eine durchgehende Unfähigkeit, sich selbst zu beschreiben, ein Verlust an Zielen, Werten und Normen, eine Unfähigkeit, an Beziehungen festzuhalten bzw. Überidentifikation mit Gruppen und deren Führern. Klinisch zeigt sich dies in einem hohen Risiko, in der Schule, mit

	Gleichaltrigen, in der Familie und allen weiteren interpersonellen Beziehungen Probleme zu entwickeln. Der Jugendliche wirkt sprunghaft, und es ist schwer bis nicht möglich, die Haltungen des Jugendlichen nachzuvollziehen.
Strukturelle Fähigkeit *Selbsterleben*	
Gute Integration	Eine Selbstbeschreibung gelingt in Bezug auf authentische und differenzierbare persönliche Eigenschaften (z. B. Körperbild, Geschlechtsrollenidentität, soziale Stellung, persönliche Kompetenzen und deren Grenzen) und nachvollziehbare kollektive Werte (politische Meinungen, Meinungen zur Umwelt). Der Jugendliche kann zwischen Gefühl und Gefühlsausdruck unterscheiden. Er kann unterschiedliche Gefühlslagen als zu sich gehörig erleben und beschreiben. Über verschiedene Gefühlslagen und verschiedene Entwicklungsphasen hinweg besteht ein Identitätsgefühl (Ich-Aktivität, Kohärenz, Konsistenz, Abgegrenztheit, Vitalität). Der Jugendliche besitzt eine grundsätzliche Vorstellung von seiner Selbstwirksamkeit.
Eingeschränkte Integration	Eine Selbstbeschreibung bedarf der bestätigenden Rückmeldung von Seiten der Umwelt. Situationsgebunden kann das narzisstische Gleichgewicht gefährdet sein. Die Frustrationsszenarien sind definierbar (neurotische Konflikte). Kollektive Werte und Meinungen wirken rigide oder verwaschen. Negative Gefühlslagen schränken das Gefühl von Eigenständigkeit ein, was verstärkten Rückzug oder inflationäres Bestätigungsbedürfnis bewirkt. Das Identitätsgefühl bleibt erhalten.
Geringe Integration	Die Selbstbeschreibung in Hinblick auf persönliche Eigenschaften ist undifferenziert und schwankt zwischen Überhöhung und Entwertung. Bestätigende und korrigierende Rückmeldung von Seiten der Umwelt ist wenig wirkungsvoll. Es zeigt sich eine labile Selbstwertregulation mit rigiden Funktionsmustern. Auslöser für Einbrüche im Selbsterleben erfolgen aus schwer nachvollziehbaren Anlässen, sind nicht eindeutig situationsbezogen. Der Jugendliche ist höchst kränkbar. Kollektive Werte und Normen können abrupt umgeworfen werden. Das Identitätsgefühl ist inkohärent.

Desintegration	Die Selbstbeschreibung ist konfus. Eine Kohärenz des Selbsterlebens fehlt.
Strukturelle Fähigkeit *Selbst-Objekt-Differenzierung*	
Gute Integration	Grundsätzlich gelingt die Zuordnung von Affekten, Impulsen oder Gedanken entweder zu sich selbst oder zu anderen. Der Jugendliche kann sich zunehmend gegen den familiären Rahmen abgrenzen, die Zugehörigkeit zur Peergroup als etwas Wichtiges erkennen und akzeptieren. Die wichtigen Beziehungen bleiben erhalten und werden zunehmend neu definiert. Dabei können passagere, durch Konflikte ausgelöste Polarisierungen auftreten. Der Jugendliche kann erkennen, dass er andere Interessen und Motive im Verhältnis zu wichtigen anderen hat und diese aufeinander abstimmen. Er ist zunehmend in der Lage, Interessenkonflikte zu erkennen.
Eingeschränkte Integration	Die Zuordnung von Affekten, Impulsen und Gedanken, entweder zu sich selbst oder zu den anderen, ist themen- und situationsbezogen eingeschränkt. Die Abgrenzung vom familiären Rahmen misslingt häufig und zeigt sich in immer wiederkehrenden lösungsblockierenden Streitereien, welche die Ablöseschritte erheblich beeinträchtigen. Die Elternbilder verharren in einem kindlichen dyadisch ausgerichteten Erwartungshorizont. Es kann zu häufigen Erkrankungen kommen. Die Zugehörigkeit zur Peergroup ist instabil, es fällt ihm schwer, sich mit anderen eins zu fühlen. Ansichten, Interessen und Motive von anderen Jugendlichen führen themen- und situationsbezogen dazu, dass der Jugendliche seine eigenen Interessen und Motive einbüßt und das Gefühl von Eigenständigkeit verliert. Er kann dies im Nachhinein realisieren.
Geringe Integration	Die Zuordnung von Affekten, Impulsen und Gedanken, entweder zu sich selbst oder zu anderen, konfundiert immer wieder und äußert sich in Polarisierungen und Spaltungen, Projektionen und projektiven Identifizierungen. Eine Situationsbezogenheit ist nicht festzustellen, aber der Realitätsbezug bleibt erhalten. Die Abgrenzung von familiären Rahmen erfolgt durchgehend polarisierend. Das Einfordern infantiler Bedürfnisse steht unbezogen

	neben deutlich verminderter libidinöser Besetzung der Eltern. Konfrontation mit Verzerrungen der Realitätswahrnehmung verbessert die Selbst-Objekt-Differenzierung. Der Jugendliche kann verschiedene Selbst-Zustände erinnern, sie aber nicht erlebnisbedingt (emotional) einordnen. Die Beziehung zur Peergroup ist entsprechend den unterschiedlichen Selbst-Zuständen fragil.
Desintegration	Die Selbst-Objekt-Differenzierung ist durchgehend konfus und dissoziativ. Impulsdurchbrüche wie plötzliche Kontaktabbrüche (Freezing-Reaktionen) sind nicht nachvollziehbar und nicht erinnerbar. Die Zuordnung zu Eigenem und Fremdem gelingt nicht mehr.
Strukturelle Fähigkeit *Objekterleben*	
Gute Integration	Der Jugendliche ist durchgängig in der Lage, sein Gegenüber ganzheitlich in seinen verschiedenen Aspekten und Rollen wahrzunehmen. Er erkennt die Eigenständigkeit des anderen an. Es besteht eine Bereitschaft, sich mit den Sichtweisen des anderen auseinanderzusetzen. Er fühlt sich mit anderen Menschen verbunden. Unter Konfliktdruck kommen leichte projektive Verzerrungen vor. Gegenüber Erwachsenen und Gleichaltrigen besteht eine Abstufung des Nähe-Verhältnisses (Erwachsener/Freund/bekannt/fremd). Der Jugendliche kann ihm nahe stehende Personen in seiner Schilderung lebendig werden lassen. Die Erlebniswelt des anderen kann als eigenständige Perspektive eingefühlt und nachvollzogen werden. Die Internalisierung von Objekten ist stabil, Abwesenheit kann ertragen werden, die Bezogenheit bleibt erhalten.
Eingeschränkte Integration	Der Jugendliche schwankt in der Fähigkeit, sein Gegenüber ganzheitlich wahrzunehmen und als Träger einer bestimmten Rolle zu sehen. Die Bereitschaft, sich mit den Sichtweisen des anderen auseinanderzusetzen, ist eingeschränkt, insbesondere wenn konflikthafte Themen oder spezifische Übertragungsauslöser situationsgebunden wirksam werden, die meistenteils mit Drei-Personen-Situationen zusammenhängen. Der Jugendliche kann ihm nahestehende Personen lebendig werden lassen, wenn auch eine gewisse Einseitigkeit in der Beschreibung festzustellen ist. Korrigierenden Feststellungen gegenüber ist er

	zugänglich. Die Objektkonstanz ist fragil, er fühlt sich leicht zurückgewiesen und gekränkt, erlebt sich abhängig vom anderen oder bewältigt die Angst vor Abhängigkeit kontraphobisch.
Geringe Integration	Die Wahrnehmung der anderen ist durch eigene Bedürfnisse bestimmt, die von dualen (frühkindlichen) Beziehungsbedürfnissen geprägt ist. Sie ist durch Projektionen und projektive Identifizierungen verzerrt. Dies überlagert die Fähigkeit, den anderen in seinen verschiedenen Aspekten, d.h. ganzheitlich wahrzunehmen und ihn in seiner Eigenständigkeit anzuerkennen. Nahestehende Personen werden unrealistisch einseitig je nach Bedürfnislage beschrieben. Die Verbundenheit mit anderen Menschen ist gering. Eine Abstufung des Nähe-Verhältnisses (Freund/bekannt/fremd) entbehrt einer nachvollziehbaren realistischen Einschätzung. Es besteht kaum Zugänglichkeit für Korrekturen. Der Kontakt zur Außenwelt bleibt aber erhalten. Eine Anerkennung von Erwachsenen (Generationengrenzen) ist erst durch eindeutige Intervention des erwachsenen Anderen herzustellen. Eine Konfrontation mit der verzerrten Objektwahrnehmung wird angenommen, aber nicht in einen erinnerbaren Zusammenhang mit erlebten Ich-Zuständen gebracht.
Desintegration	Die Beschreibung des anderen ist leer und unverständlich, auch bedrohlich und befremdlich, ganz von der eigenen Bedürftigkeit dominiert, mal rigide einseitig (gut und böse), mal verschwimmend. Eine Konfrontation mit verzerrter Objektwahrnehmung ist ohne Wirkung. Der Realitätsbezug ist gravierend qualitativ und quantitativ gestört.
Strukturelle Fähigkeit *Zugehörigkeit*	
Gute Integration	Der Jugendliche fühlt sich der *Gleichaltrigengruppe*, mit der er außerfamilial zusammen ist (Schule, Sportverein, Freizeit), zugehörig, und zwar zunehmend geschlechtsunabhängig, wobei gleichgeschlechtlichen Freundschaften identitätsstiftende Funktionen zukommen (Freunde als «Entwicklungshelfer», Seiffge-Krenke & Seiffge, 2005). Normen und Regeln der Peergroup sind bekannt, werden eingehalten, können aber auch individuell ausgestaltet werden (Kleiderordnung, Rituale, Moral). Regelmäßige Verabre-

	dungen sind die Regel, die Gleichaltrigen treten an die Stelle der Eltern und geben Halt und bieten Schutz. Gegen Ende dieser Altersstufe bestehen häufig die ersten festen romantischen Beziehungen. Der Jugendliche fühlt sich der *ethnischen* Gruppe, mit der er aufgewachsen ist, zugehörig, den Erziehungspraktiken, seiner Sprache, Kultur, der nonverbalen Kommunikation sowie spezifischen Interaktionsmustern (Mimik, Gestik). Er besitzt aber auch ein sicheres Gefühl der Zugehörigkeit zu der Gemeinschaft/Nation, in der er lebt. Er kann unterschiedliche Wertsysteme erkennen, aushalten und in Einklang bringen und bewegt sich sicher zwischen beiden Systemen. Der Wechsel zwischen beiden Identitäten (bikulturelle Identität) gelingt ohne Probleme.
Eingeschränkte Integration	Der Jugendliche fühlt sich der *Gleichaltrigengruppe*, mit der er außerfamilial zusammen ist (Schule, Sportverein, Freizeit), nur teilweise zugehörig (geschlechtsunabhängig). Gleichgeschlechtliche Freundschaften, denen identitätsstiftende Funktionen zukommen (Freunde als «Entwicklungshelfer», Seiffge-Krenke & Seiffge, 2005), fehlen oft, werden aber vermisst. Normen und Regeln der Peergroup sind zwar bekannt und werden eingehalten, können aber nicht individuell ausgestaltet werden (Kleiderordnung, Rituale, Moral), was zur Suche nach Subkulturen (Gothic, Punks, Emos etc.) oder Gruppenzwang führt. Regelmäßige Verabredungen außerhalb der eigenen Subkultur sind selten. Auch romantische Beziehungen werden nur innerhalb der eigenen Subkultur eingegangen. Der Jugendliche fühlt sich der *ethnischen* Gruppe, mit der er aufwächst, nur bedingt oder aber ausschließlich zugehörig, lehnt die Erziehungspraktiken, Sprache, Kultur entweder ab oder überidealisiert sie. Das Gefühl der Zugehörigkeit zu der Gemeinschaft/Nation, in der er lebt, ist instabil. Der Wechsel zwischen beiden Identitäten (bikulturelle Identität) bereitet Probleme oder gelingt nur schwer. Religion und/oder Tradition bekommen eine übermäßige Bedeutung, äußere Symbole können identitätsstiftenden Charakter haben (z. B. Kopftuch, Essvorschriften), die u. U. situativ flexibel handhabbar sind.

Geringe Integration	Der Jugendliche fühlt sich keiner *Gleichaltrigengruppe*, mit der er außerfamilial zusammen ist (Schule, Sportverein, Freizeit), zugehörig (geschlechtsunabhängig), auch gleichgeschlechtliche Freundschaften, denen identitätsstiftende Funktionen zukommen (Freunde als «Entwicklungshelfer», Seiffge-Krenke & Seiffge, 2005), fehlen völlig, werden aber stark vermisst. Es gibt kaum Verabredungen, und somit fehlt die Voraussetzung, sich von den Eltern zu lösen (fehlende «Entwicklungshilfe» der Gleichaltrigen bei der Bewältigung von Entwicklungsaufgaben). Romantische Beziehungen werden zwar ersehnt, aber aus Angst vor Abweisung abgelehnt. *Ethnische Zugehörigkeit:* Der Wechsel zwischen den beiden kulturellen Identitäten gelingt nicht, eine der beiden Kulturen wird abgelehnt und entwertet, die andere überidealisiert. Eine Anerkennung der Werte der jeweils anderen Kultur oder Religion ist auch mit Unterstützung von außen kaum noch zu leisten. Äußere Symbole haben stark identitätsstiftenden Charakter (z. B. Kopftuch, Essvorschriften, Kleidervorschriften), die situativ nicht flexibel handhabbar sind. Ideologische Führer werden gesucht und identitätsstiftend anerkannt.
Desintegration	Der Jugendliche fühlt sich keiner *Gleichaltrigengruppe* zugehörig (geschlechtsunabhängig) und zieht sich sozial deshalb völlig zurück. Sowohl gleichgeschlechtliche wie gegengeschlechtliche Freundschaften fehlen. Es gibt keine Verabredungen, und somit fehlt die «Entwicklungshilfe» der Gleichaltrigen bei der Bewältigung der Entwicklungsaufgaben gänzlich. Romantische Beziehungen werden entwertet und abgelehnt. *Ethnische Zugehörigkeit:* Komplette Ablehnung der Herkunftskultur oder derjenigen, in der der Jugendliche lebt. Keine Anerkennung der äußeren Realität, was Normen, Regeln oder Vorschriften angeht. Kultur oder Religion wird als Vorwand genommen, vorgegebene Normen zu ignorieren. Radikale Gruppen dienen der Identitätsstiftung und werden inhaltlich nicht hinterfragt.

9.3 Interpersonalität

Klinische Ankerbeispiele

Dimension *Interpersonalität* – Altersstufe 1 (3 bis 5 Jahre)	
Strukturelle Fähigkeit *Phantasien*	
Gute Integration	Das Kind kann über seine mentale Welt berichten, Gedanken, Gefühle und Phantasien benennen und gibt klar zu erkennen, dass es einen inneren privaten Raum besitzt. Dieser ist wichtiges Regulativ beim Erleben emotionaler Zustände, Phantasien können dabei Handlungen ersetzen oder zu kreativen, funktionalen Lösungen beitragen. Altersgemäß können diese in Belastungssituationen eingeschränkt oder rigide erscheinen, ein Phantasieraum bleibt aber stets vorhanden.
Eingeschränkte Integration	Die Phantasietätigkeit des Kindes ist deutlich eingeschränkt. Dabei ist ein privater Denkraum zwar vorhanden, erscheint aber durchgängig rigide und unflexibel und ist in erhöhtem Maße durchlässig nach außen. Man bekommt manchmal den Eindruck, das Kind sprudelt über. Es kann wenig für sich behalten und setzt vieles unmittelbar in Handlungen um. Mit Unterstützung von außen kann diese Schnittstelle aber stabilisiert werden.
Geringe Integration	Auch in geschützten und unterstützenden Situationen gelingt es dem Kind kaum, auf seine Innenwelt Bezug zu nehmen. Es scheint vorrangig in Reaktion auf konkrete Situationen zu leben und keinen mentalen Erlebensraum zu haben. Das Erleben dringt unmittelbar nach außen ohne eine Möglichkeit, Handlungen mental umzusetzen. Die Phantasien können dabei überbordend, grenzenlos und bedrohlich wirken oder unlebendig am Konkreten orientiert. Abfuhr durch Impulshandeln ist allerdings möglich.
Desintegration	Phantasiefragmente können nicht von der Realität getrennt wahrgenommen werden, sie sind konkretistisch, für das Kind bedrohlich, drängen nach unmittelbarer Abfuhr und führen zu destruktiven, bizarren und nicht einfühlbaren Handlungen.

Strukturelle Fähigkeit *Emotionale Kontaktaufnahme*	
Gute Integration	Der Wunsch nach Kontakt zu anderen Personen kommt zum Ausdruck, variiert aber je nach Person. Das Bedürfnis des Kindes ist verstehbar und die Bezogenheit auf die andere Person ist spürbar. Dies kann nicht einfach ausgetauscht werden. In unterschiedlichen Situationen wird der Kontakt zu manchen Personen eindeutig bevorzugt und teilweise aktiv gesucht, obwohl andere ebenso zur Verfügung stehen würden (Spielpartner, Trostspender, Bindungsperson etc.).
Eingeschränkte Integration	Der Kontakt wird entweder sehr intensiv gesucht oder deutlich gemieden. Das Suchen von Nähe wirkt aber eher personenunspezifisch, und das Bedürfnis des Kindes kommt nicht immer klar zum Ausdruck. Es wird wenig zwischen bevorzugten Personen für bestimmte Bedürfnislage unterschieden, sondern eher nach dem Grad der Vertrautheit. Ist der Zugang zum anderen in irgendeiner Form erschwert, erfolgt nur selten ein aktives Bemühen um den Kontakt.
Geringe Integration	Das Suchen von Kontakt erfolgt sehr unspezifisch und wirkt wenig an das Objekt geknüpft. Es wird diejenige Person als Gegenüber ausgewählt, die am ehesten erreichbar scheint und nicht diejenige, die das Bedürfnis am besten befriedigen kann. Häufig hat man große Mühe, die Botschaft des Kindes zu verstehen. Die Kontaktaufnahme erscheint insgesamt wenig selektiv und von deutlicher Unsicherheit geprägt.
Desintegration	Die Kontaktaufnahme erfolgt durch intensives Erregen von Aufmerksamkeit und nicht durch gerichtete kommunikative Signale. Es wirkt weniger wie ein Bedürfnis am Kontakt als eher wie ein intensiver Wunsch, zu verschwinden und sich aufzulösen.
Strukturelle Fähigkeit *Reziprozität*	
Gute Integration	Im Kontakt mit Gleichaltrigen, aber auch mit Erwachsenen (z. B. in der Untersuchungssituation), entsteht ein lebendiges und wechselseitiges Miteinander. Das Kind findet merklich Gefallen am spielerischen Austausch, nimmt Anregungen auf und bringt eigene Ideen ein.

Struktur

Eingeschränkte Integration	Das Kind kann entweder Anregungen vom Gegenüber aufgreifen oder eigene Ideen einbringen; diese beiden Bereiche aufeinander abzustimmen und so einen lebhaften Austausch zu ermöglichen, fällt jedoch schwer. Mit Unterstützung gelingt dies jedoch, und ein Wir-Gefühl kann entstehen. Mit Erwachsenen fällt es tendenziell leichter als mit Gleichaltrigen. Unter Belastung kann es aber auch dann zu Einschränkungen kommen.
Geringe Integration	Ein lebendiges und wechselseitiges Miteinander kann praktisch nicht entstehen, unabhängig davon, ob mit Gleichaltrigen oder mit Erwachsenen. Es kommt schnell zu massiven und die Kommunikation belastenden Verhaltensweisen, Polarisierungen und Projektionen, die einen lebendigen, wechselseitigen Austausch auch im Spiel verunmöglichen, weil kein gemeinsamer Bezugsrahmen zu bestehen scheint.
Desintegration	Es kommt schnell zu massiven und die Kommunikation belastenden Verhaltensweisen begleitet von heftigen Affekten. Es besteht weder ein gemeinsamer Bezugsrahmen noch eine geteilte Realität. Eine Beeinflussbarkeit von außen ist nicht mehr gegeben.
Strukturelle Fähigkeit *Affekterleben*	
Gute Integration	Eigenes emotionales Erleben kann vom Kind zugelassen und verstanden werden. Es unterbricht dabei nicht die aktuelle Tätigkeit oder die Kommunikation mit wichtigen anderen. Affekte werden als angenehm oder unangenehm sowie als prinzipiell regulierbar und nicht störend erlebt. Eine Wahrnehmung und Benennung oder Beschreibung der eigenen Affekte ist grundsätzlich möglich.
Eingeschränkte Integration	Unterschiedliche Gefühlslagen können nur wenig differenziert als gut oder schlecht wahrgenommen und benannt werden. Das Vertrauen, dass vor allem schlechte Zustände regulierbar bleiben, ist eingeschränkt, was zu häufigen Kontaktaufnahmen mit einer vertrauten Person führt. Affekte werden mehr an Ausdrucksmerkmalen erkannt als differenziert erlebt.

Geringe Integration	Das Kind hat wenig Bezug zu seinem inneren Erleben, Gefühle werden sehr undifferenziert eher als innere Spannungen wahrgenommen, und es kommt immer wieder zu kaum verstehbaren Emotionsdurchbrüchen zum Zweck der Spannungsabfuhr. Die Palette an Gefühlsqualitäten ist sehr reduziert, und das Vertrauen in die Regulierbarkeit ist nur sehr eingeschränkt vorhanden.
Desintegration	Gefühle werden als undifferenzierte Spannungszustände wahrgenommen und erscheinen bedrohlich, fremd und leer. Es kommt regelmäßig zu heftigen Impulsen oder feindseligen Distanzierungen. Das Verhalten ist nicht mehr berechenbar oder verstehbar. Eine Konfrontation führt zu weiteren Eskalationen. Das Kind wirkt außer sich.
Strukturelle Fähigkeit *Empathie*	
Gute Integration	Das Kind kann in einer Spielsituation objektbezogene Affekte wie Fürsorglichkeit, Dankbarkeit, Enttäuschung oder Sorge ausdrücken. Es kann wieder gutmachende und tröstende Absichten zeigen. Es kann die Emotionen oder Bedürfnisse des anderen nachvollziehen und sich davon leiten lassen.
Eingeschränkte Integration	Prosoziale Regungen werden selten eigenständig, aber mit Unterstützung von Erwachsenen zum Ausdruck gebracht. Auch wenn es Bedürfnisse des anderen nachvollziehen kann, kann es sich schwer davon leiten lassen.
Geringe Integration	Neben mäßiger Integration zeigt sich das Kind immer wieder in einer Selbst-Verfassung (Affektflutung, Ängste, Verstimmungen), in denen kein Raum für objektbezogene Affekte und altruistische Regungen ist. Das Interesse, Verbindungen mit anderen herzustellen, zeigt keine Konstanz.
Desintegration	Das Kind zeigt sich unfähig, sich in den anderen einzufühlen, Bedürfnisse des anderen zu erfassen und Verbindungen durch prosoziale Regungen herzustellen. Es zeigt sich durchgehend angewiesen auf stützende und steuernde Begleitung durch Erwachsene.
Strukturelle Fähigkeit *Fähigkeit, sich zu trennen*	
Gute Integration	Auf Trennungen wird im Bindungskontext mit deutlichen Unlustbekundungen reagiert. Es besteht aber ein perso-

	nenabhängiger Unterschied, und der Ausdruck ist auch abhängig davon, ob alternative Angebote zur Verfügung stehen. Grundsätzlich scheint das Kind eher darauf zu vertrauen, dass die Trennung zeitlich befristet ist, als vom Gegenteil auszugehen.
Eingeschränkte Integration	Das Kind vermeidet Abschiede und Trennungen mit einer Tendenz, sich an das Objekt anzuklammern und seinen Unmut intensiv zum Ausdruck zu bringen. Diese Tendenz ist aber personenspezifisch und wirkt intensiver, je näher die Person dem Kind steht. In anderen Fällen wirkt das Kind auch so, als ob die Trennung emotional wenig bedeutsam wäre.
Geringe Integration	Trennungen führen zu heftigen Unmutsäußerungen des Kindes und auch zu aktivem Nachfolgeverhalten. Ist dies nicht von Erfolg gekrönt, kommt es zu Stagnation, und es macht den Anschein, als ob es für das Kind keine zeitlich befristete Trennung gäbe, sondern nur den dauerhaften Verlust, gegen den angekämpft wird.
Desintegration	Trennungen werden entweder ohne sichtbare emotionale Reaktion einfach hingenommen, als ob sie völlig bedeutungslos wären, oder es kommt zu heftigen, ungerichteten Signalen von extrem hoher Dringlichkeit. Dabei wirkt das Kind entweder erstarrt oder panisch kämpfend.

Dimension *Interpersonalität* – Altersstufe 2 (6 bis 12 Jahre)	
Strukturelle Fähigkeit *Phantasien*	
Gute Integration	Phantasien bereichern zunehmend das kindliche Erleben und können sowohl im Spiel als auch im Umgang mit der Welt beobachtet werden. Zu Beginn dieser Altersstufe ist noch nicht jederzeit eine sichere Trennung von Phantasie und Wirklichkeit möglich, mithilfe einer dritten Person gelingt der Realitätsbezug jedoch sicher.
Eingeschränkte Integration	Die Phantasietätigkeit des Kindes ist eingeschränkt und zeigt sich im Spiel und in der Auseinandersetzung mit der Wirklichkeit. Eine gewisse Phantasiearmut ist beobachtbar, das Kind kann Phantasien nicht so nutzen, dass ein flexibler und spielerischer Umgang möglich ist.

Geringe Integration	Auch mit Unterstützung und in geschützter Umgebung gelingt es dem Kind kaum, einen Bezug zur eigenen Phantasiewelt aufzunehmen und spielerisch zu nutzen. Bedrohliche Inhalte, die nicht sicher von der Realität unterschieden werden können, überwältigen das Kind immer wieder.
Desintegration	Auch hier gilt wie in der Altersstufe 3, dass Phantasiefragmente nicht von der Realität getrennt wahrgenommen werden können, sie sind konkretistisch und führen zu destruktiven, bizarren und nicht mehr wirklich einfühlbaren Handlungen.
Strukturelle Fähigkeit *Emotionale Kontaktaufnahme*	
Gute Integration	Der Wunsch nach Nähe zu anderen Personen kommt verständlich zum Ausdruck und variiert je nach Person. Es entsteht in geringem Maße der Eindruck einer existenziellen emotionalen Abhängigkeit zur Bindungsperson. Im Bedarfsfall wird der Kontakt zu den primären Bindungspersonen eindeutig bevorzugt und teilweise aktiv gesucht.
Eingeschränkte Integration	Der Kontakt wird entweder sehr intensiv gesucht oder deutlich gemieden. Es entsteht der Eindruck entweder eines sehr anklammernden oder aber eines sehr unabhängigen Kindes. Das Suchen von Nähe wirkt personenunspezifisch ebenso wie die Ursache für die Kontaktaufnahme. Das Ausdrucksmedium ist oft nicht vorrangig die Sprache, sondern die Motorik und die Körperlichkeit.
Geringe Integration	Das Suchen von Nähe erfolgt sehr unspezifisch und wirkt wenig deutlich an das Objekt geknüpft. Es wird diejenige Person als Bindungsperson ausgewählt, die am ehesten erreichbar scheint. Die Kontaktaufnahme erfolgt über nonverbale Kanäle und aktives Nähe-Suchen. Die bereits vorhandene Sprachkompetenz wird im Anlassfall fast gar nicht genutzt.
Desintegration	Die Kontaktaufnahme erfolgt eher durch intensives Erregen von Aufmerksamkeit und nicht durch gerichtete kommunikative Signale. Sprache spielt als Ausdrucksmedium fast keine Rolle mehr. Die Bedürftigkeit kommt in keiner Weise altersgemäß und für Außenstehende sehr unverständlich zum Ausdruck.

Strukturelle Fähigkeit *Reziprozität*	
Gute Integration	Im Kontakt sowohl mit Erwachsenen als auch mit Gleichaltrigen entsteht ein lebendiges Miteinander, das sich im Spiel, aber auch im Austausch unterschiedlichster Themen zeigt. In der Peergroup führen altersbezogene Inhalte zu einem bereichernden wechselseitigen Dialog. Ein «Tit for tat» mit Eröffnung, Annahme und Gegengabe ist jederzeit möglich.
Eingeschränkte Integration	Das Kind braucht zur Entwicklung eines Wir-Gefühls Unterstützung von außen. Es kann jedoch ein reziproker Kontakt in der Dyade mit Hilfe aufgebaut und gehalten werden. Unter Belastung kann es jedoch zu Einschränkungen kommen. Die Fähigkeit zu einem Wir-Gefühl ist jedoch prinzipiell vorhanden.
Geringe Integration	Ein Wir-Gefühl gelingt nur selten, es kommt schnell zu massiven und die Kommunikation belastenden Verhaltensweisen, verzerrenden Wahrnehmungen und Misstrauen, die ein lebendiges, wechselseitiges Erleben verunmöglichen.
Desintegration	Ein lebendiges, wechselseitiges Wir-Gefühl ist auch mit Unterstützung und im geschützten Raum nicht möglich. Schnell kommt es zu Unterbrechungen und Abbrüchen in der Gegenseitigkeit. Eine Eröffnung, ein Angebot zur Wechselseitigkeit kann nicht angenommen werden.
Strukturelle Fähigkeit *Affekterleben*	
Gute Integration	Eigene Affekte können (zu Beginn dieser Altersstufe unter Umständen noch mit Unterstützung) im interpersonellen Raum wahrgenommen und von den Affekten anderer getrennt erlebt werden. Die Kommunikation mit dem Gegenüber wird nicht unterbrochen bzw. kann (auch hier wieder zu Beginn dieser Altersstufe) mit Unterstützung aufrecht erhalten werden.
Eingeschränkte Integration	Das Kind kann einzelne Gefühle global wahrnehmen. Eine differenzierte Wahrnehmung der eigenen Affekte ist nur eingeschränkt möglich. Affekterleben und Affektausdruck sind zum Beispiel teilweise auf die affektbegleitenden körperlichen Reaktionen reduziert.

Geringe Integration	Es besteht eine unzureichende Wahrnehmung und Verbalisierungsfähigkeit affektiver Zustände. Negative Affekte überwiegen meist, und es kommt zu schwer einfühl- und verstehbaren Affektdurchbrüchen.
Desintegration	Eigene Affekte können als solche nicht bewusst wahrgenommen werden. Sie erscheinen bedrohlich, fremd, leer und können nur durch heftige Impulse zum Ausdruck gebracht werden. Affektive Stimuli lösen heftige autonom-vegetative Reaktionen aus.
Strukturelle Fähigkeit *Empathie*	
Gute Integration	Das Kind ist in der Lage, sich ein Bild von den Bedürfnissen und Gestimmtheiten des anderen zu machen, und dies im Spiel und im Gespräch auch auszudrücken. Das Kind nimmt wahr, welche Gefühle es im anderen auslöst und kann danach handeln. Es unterscheidet zwischen einer momentanen Gefühlsäußerung und einer überdauernden emotionalen Grundhaltung beim anderen.
Eingeschränkte Integration	Die Fähigkeit, Bedürfnisse und Gestimmtheiten des anderen zu realisieren, ist konfliktbedingt fragil. Eigene Bedürftigkeit und Frustrationserfahrung führt zu einem Verlust emphatischer Fähigkeiten. Auf negative Gefühlsäußerungen reagiert das Kind gekränkt und generalisiert dessen Einstellung ihm gegenüber.
Geringe Integration	Das Kind zeigt immer wieder Zustände, in denen durch Verlust der ganzheitlichen Wahrnehmung des anderen prosoziale Affekte fehlen. Das Interesse, Verbindungen zu anderen herzustellen und aufrecht zu erhalten, ist gering.
Desintegration	Die Fähigkeit, sich in andere einzufühlen, ist gering, der Beziehungsgestaltung fehlt der Eindruck eines Bedürfnisses oder Interesses.
Strukturelle Fähigkeit *Fähigkeit, sich zu trennen*	
Gute Integration	Auf Trennungen wird im Bindungskontext mit deutlichen Unlustbekundungen reagiert. Es besteht aber ein personenabhängiger Unterschied, und dieser ist auch abhängig davon, ob alternative Angebote zur Verfügung stehen. Vorrangiges Ausdrucksmedium ist die Sprache, und dem Kind gelingt es, sich über diesen Kanal verständlich zu machen.

	Es besteht ein grundsätzliches Vertrauen darauf, verstanden zu werden.
Eingeschränkte Integration	Auch wenn es dem Kind zeitlich befristet gut gelingt, vermeidet es trotz positiver Erfahrungen Abschiede und Trennungen mit einer Tendenz, sich an das Objekt anzuklammern. Manchmal erscheint das Kind auch unberührt durch die Trennung. Unmutsäußerungen sind intensiv, aber wenig klar und nur eingeschränkt sprachlich vermittelt. Das Alleinsein gelingt aber über einen gewissen Zeitraum gut.
Geringe Integration	Trennungen führen zu Unmutsäußerungen des Kindes und zu aktivem Nachfolgeverhalten. Es werden häufig Übergangsobjekte benötigt, um die Trennung auszuhalten. Ist dies auch nicht erfolgreich, kommt es zu Stagnation und Resignation. In anderen Fällen unterbleiben diese Unmutsäußerungen, das Kind kann das Alleinsein aber nur eingeschränkt konstruktiv nutzen.
Desintegration	Trennungen werden entweder ohne sichtbare emotionale Reaktion einfach hingenommen, als ob sie völlig bedeutungslos wären, oder es kommt zu heftigen, wenig gerichteten Signalen von extrem hoher Dringlichkeit. Diese werden trotz vorhandener Kompetenz nicht mehr sprachlich vermittelt. Das Kind wirkt entweder erstarrt oder panisch kämpfend.

Dimension *Interpersonalität* – Altersstufe 3 (13 bis 18 Jahre)	
Strukturelle Fähigkeit *Phantasien*	
Gute Integration	Phantasien können berichtet werden und wirken belebend und bereichernd. Sie sind ein wichtiges Regulativ beim Erleben emotionaler Zustände und können das Handeln ersetzen oder zu kreativen, funktionalen Lösungen beitragen. Im intrapsychischen Konflikt sind sie umschrieben eingeschränkt (mobilisierend oder rigide) und unterliegen der Abwehr.
Eingeschränkte Integration	Die Phantasietätigkeit des Jugendlichen ist eingeschränkt. Diese Einschränkungen erscheinen jedoch entweder deutlich kontext- und themengebunden oder haben einen gewissen Grad an Rigidität und Unlebendigkeit. Nicht

	mehr zu steuernde Phantasietätigkeit kann partiell das Handeln beeinflussen.
Geringe Integration	Auch in geschützten und unterstützenden Situationen gelingt es dem Jugendlichen kaum, auf ein lebendiges Phantasieleben Bezug zu nehmen. Die Phantasie kann überbordend, grenzenlos bedrohlich sein oder unlebendig am Konkreten orientiert. Abfuhr durch Impulshandeln ist möglich.
Desintegration	Phantasiefragmente können nicht von der Realität getrennt wahrgenommen werden, sie sind konkretistisch und führen zu destruktiven, bizarren und nicht einfühlbaren Handlungen.
Strukturelle Fähigkeit *Emotionale Kontaktaufnahme*	
Gute Integration	Der Jugendliche ist durchgängig in der Lage, kontextbezogen eine angemessene emotionale Kontaktaufnahme zu Gleichaltrigen und Erwachsenen herzustellen. Eine phasenweise neurotische Einfärbung kann korrigiert werden. Der Jugendliche kann auch in schwierigen sozialen Situationen seine Wünsche und Bedürfnisse verständlich zum Ausdruck bringen. Es ist sein Bestreben, die Beziehungen zu schützen und bei ihm wichtigen Personen den Kontakt aufrechtzuhalten.
Eingeschränkte Integration	Die emotionale Kontaktaufnahme erscheint häufig eingeschränkt und ist nur kontextgebunden gegenüber bestimmten Personen möglich. Der Kontakt erscheint bisweilen starr, labil, schwankend und unflexibel. Unter Belastung baut sich das Kontaktverhalten eher ab, und es kann zu Abbrüchen kommen. Die emotionale Bedeutung des anderen ist deutlich überhöht und vermittelt den Eindruck von emotionaler Objektabhängigkeit, was zu einem häufigen Nähesuchen führt. Gelegentlich kommt es auch zum Eindruck von übersteigerter Unabhängigkeit. Darüber hinaus scheint es auf sehr wenige Personen beschränkt.
Geringe Integration	Eine emotionale Kontaktaufnahme ist für den Jugendlichen kaum möglich, es kommt ständig zu Abbrüchen und Missverständnissen. Die Regulation von Distanz und Nähe ist sehr eingeschränkt und die Reaktionen erscheinen völlig unangemessen. Die emotionale Bedeutsamkeit ist deut-

	lich an die reale Präsenz des Objekts geknüpft. Es wird ständig zu dem Kontakt aufgenommen, der verfügbar ist. Bevorzugung einzelner Personen ist wenig erkennbar. Dies führt auch zu häufig wechselnden, nur kurzfristigen Beziehungen.
Desintegration	Eine emotionale Kontaktaufnahme ist nicht möglich. Das Verhalten des Jugendlichen ist nicht berechenbar, vorhersehbar und einfühlbar. Die Emotionen sind entweder starr oder impulsiv. Eine von außen nachvollziehbare Form der Kontaktaufnahme findet nicht statt. Die Person verliert sich entweder in der Symbiose oder im Autonomiestreben. Es besteht keine Möglichkeit, andere emotional bedeutsam werden zu lassen und in eine Interaktion einzutreten, ohne sich selbst dabei aufzugeben. Die beiden gesendeten Botschaften sind: «Ich will nichts mit dir zu tun haben.» Oder: «Ich stehe dir völlig zur Verfügung, damit du mich retten kannst».
Strukturelle Fähigkeit *Reziprozität*	
Gute Integration	Sowohl im Kontakt mit Erwachsenen als auch mit Gleichaltrigen entsteht ein lebendiges Miteinander, das auch den Austausch schwierigerer Themen ermöglicht. Ein wechselseitiges Verstehen und das Erleben eines Wir-Gefühls sind möglich. Eine phasenweise neurotische Einfärbung kann korrigiert werden.
Eingeschränkte Integration	Der Jugendliche braucht zur Entwicklung eines Wir-Gefühls Unterstützung von außen, es kann jedoch mit Hilfe ein reziproker Kontakt in der Dyade aufgebaut und gehalten werden. Unter Belastung kann es jedoch auch dann zu Einschränkungen kommen, die Fähigkeit zu einem Wir-Gefühl ist jedoch prinzipiell vorhanden.
Geringe Integration	Ein Wir-Gefühl gelingt nur selten. Es kommt schnell zu massiven und die Kommunikation belastenden Verhaltensweisen, Polarisierungen und Projektionen, die einen lebendigen, wechselseitigen Austausch verunmöglichen.
Desintegration	Ein Wir-Gefühl ist nicht herstellbar. Der Versuch, ein «gemeinsames Werk» zu gestalten, ist durch Realitätsverzerrungen und heftige Affekte verunmöglicht. Eine Beeinflussbarkeit von außen ist nicht mehr gegeben.

Strukturelle Fähigkeit *Affekterleben*	
Gute Integration	Eigenes emotionales Erleben kann zugelassen und differenziert verstanden werden. Der Jugendliche unterbricht die Kommunikation mit wichtigen anderen nicht. Innere Dialoge werden als bereichernd erlebt. Eine differenzierte Wahrnehmung der eigenen Affekte ist möglich.
Eingeschränkte Integration	Der Jugendliche kann unterschiedliche Gefühlslagen nicht gut differenzieren und seine Emotionen häufig nicht gut selbst verstehen. Dies ist für den Jugendlichen jedoch meist beschreibbar. Es besteht ein gewisser Leidensdruck.
Geringe Integration	Der Jugendliche hat kaum Bezug zu seinem inneren Erleben. Er hat keine differenzierte Wahrnehmung seiner Gefühle, und es kommt immer wieder zu kaum verstehbaren Emotionsdurchbrüchen. Die Palette an Gefühlsqualitäten ist sehr reduziert und negative Gefühle überwiegen.
Desintegration	Die eigenen Emotionen erscheinen bedrohlich, fremd, leer und können nur durch heftige Impulse oder einer misstrauischen und feindseligen Distanzierung zum Ausdruck gebracht werden. Das Verhalten ist nicht mehr berechenbar oder einfühlbar. Eine Konfrontation führt zu weiteren Eskalationen.
Strukturelle Fähigkeit *Empathie*	
Gute Integration	Der Jugendliche ist durchgängig in der Lage, sich mit dem eigenen psychischen Erleben in die Innenwelt des anderen hineinzuversetzen und so seine Einstellungen, Motive und Handlungen zu verstehen. Er ist in der Lage, seine und die Sichtweisen anderer in Beziehung zu bringen.
Eingeschränkte Integration	Die Fähigkeit zur Empathie ist unter Belastung eingeschränkt. Der Jugendliche nimmt dann nicht wahr, welche Gefühle er in dem anderen auslöst, verwechselt eine momentane Gefühlsäußerung des anderen mit einer überdauernden emotionalen Grundhaltung. Die alterstypischen und Peergroup-tolerierten Handhabungsformen (Coolness, sticheln, kränken, «dissen») werden unangemessen (zu viel/zu wenig) eingesetzt. Er ist darauf ansprechbar und zeigt einen Leidensdruck.

Geringe Integration	Der Jugendliche ist von seinen eigenen Zuständen dominiert, verwechselt eigenen Befindlichkeiten mit denen anderer. Die Wahrnehmung einer Person mit eigenen Gefühlen erlebt er als bedrohlich. Wenn emotionale Zustände anderer, denen des Jugendlichen entsprechen, werden sie mit hoher Sensitivität erfasst, ohne angemessen danach zu handeln. Eigene affektive Zustände spiegeln sich oft in Spannungszuständen wider.
Desintegration	Motive, Einstellungen und Bedürfnisse können in ihrer Herkunft nicht mehr dem Objekt oder dem Selbst zugeordnet werden. Der Jugendliche kann somit nicht angemessen auf sein Gegenüber eingehen. Das Erkennen anderer Interessens- und Konfliktlagen ist nicht mehr möglich.
Strukturelle Fähigkeit *Fähigkeit, sich zu trennen*	
Gute Integration	Auf Trennungen wird mit angemessener Trauer reagiert. Dazu gehört auch, sich nach angemessener Zeit wieder regulieren zu können, und es nicht nur auszuhalten. Dabei gelingt auch, affektive Besetzung von Objekten abzuziehen, wenn diese verloren erscheinen oder sind.
Eingeschränkte Integration	Der Jugendliche vermeidet Abschiede und Trennungen mit einer Tendenz, sich an das Objekt anzuklammern. Verluste werden ignoriert und nur mit großer Mühe wird die affektive Besetzung mit der Zeit weniger.
Geringe Integration	Es besteht kein inneres Bild von Trennung oder Verlust. Jegliche diesbezügliche Erfahrung wird geleugnet. Tritt real ein Verlust ein, kommt es häufig zu pathologischen Trauerreaktionen in Form von Depression und Hilflosigkeit.
Desintegration	Trennungen werden ohne sichtbare emotionale Reaktion einfach hingenommen, als ob sie völlig bedeutungslos wären, oder aber bereits die Vorstellung einer Trennung löst massive emotionale Reaktionen aus, die nicht regulierbar erscheinen.

9.4 Bindung

Klinische Ankerbeispiele

Dimension *Bindung* – Altersstufe 1 (3 bis 5 Jahre)	
Strukturelle Fähigkeit *Zugang zu Bindungsrepräsentationen*	
Gute Integration	Das Kind kann die Missbilligung der Abwesenheit der Bezugsperson und den Wunsch nach Nähe und Sicherheit klar zum Ausdruck bringen. Gleichzeitig entsteht dabei kein Zustand von Ohnmacht und Hilflosigkeit, sondern das Kind versucht altersangemessen, auf selbstregulatorische Kompetenzen zurückzugreifen. Inwieweit dies Erfolg hat, ist hierbei nicht bedeutsam.
Eingeschränkte Integration	Beim Kind kommt die Anspannung und Sorge bei Bindungsaktivierung entweder verstärkt oder vermindert zum Ausdruck. Es wird wenig auf selbstregulatorische Kompetenzen zurückgegriffen, sondern mit verstärkter Bemühung oder einfachem Abwarten und Aushalten versucht, die Zeit zu überbrücken.
Geringe Integration	Bei Bindungsaktivierung zeigt das Kind rasche und intensive Stressreaktionen, die Bedürfnisäußerung nach Nähe ist unklar, und es scheinen keine inneren Bilder einer Bindungsperson zur Verfügung zu stehen. Physische Anwesenheit kann aber den Bindungsstress wieder herunterregulieren. Vorrangig besteht ein deutlicher Ausdruck von Angst, dass die Bindungsperson für immer verloren ist.
Desintegration	Jede Aktivierung führt unmittelbar zu sehr intensiven, teils panikartigen Angstreaktionen. Das Alleinsein erscheint sehr bedrohlich, aber auch die physische Anwesenheit der Bindungsperson kann nur notdürftig Entlastung bringen. Intrapsychisch scheint keine funktionierende Strategie zur Verfügung zu stehen.
Strukturelle Fähigkeit *Sichere innere Basis*	
Gute Integration	In Alleinsituationen hat das Kind Möglichkeiten, sich selbst zu beruhigen und zu trösten, bis externe Regulationshilfen wieder zur Verfügung stehen. Dabei kann das Bindungssystem vor allem bei kleinen Kindern durchaus aktiviert bleiben, aber es entstehen keine Zustände der

	Hilflosigkeit oder Verzweiflung. Das Kind kann zwischen Bindung und Exploration selbst eine Balance finden.
Eingeschränkte Integration	In Alleinsituationen hat das Kind nur eingeschränkt Möglichkeiten, sich selbst zu beruhigen. Die Anspannung ist stets hoch und externe Regulationshilfen werden aktiv, aber wenig zielgerichtet gesucht oder mit Nachdruck eingefordert. Zustände von Hilflosigkeit oder Verzweiflung kommen je nach genauem Alter kaum zum Ausdruck. Es gelingt nicht, eine Balance zwischen Bindung und Exploration zu finden. Die Bindungsaktivierung bleibt dominant, bis externe Hilfe verfügbar ist.
Geringe Integration	Die Fähigkeit, sich selbst zu beruhigen, ist praktisch nicht vorhanden. Kurze Zeiträume können durch Ablenkung oder durch Übergangsobjekte überbrückt werden, es können aber keine inneren Bilder aktiviert werden, die dabei dienlich wären, Bindungsbedürfnisse zu befriedigen. Das Alleinsein wird rasch entweder heftig bekämpft oder, so gut es geht, ertragen, bis äußere Regulationsmöglichkeiten greifbar werden.
Desintegration	Im Zustand der Bindungsaktivierung ist ein Alleinsein unmöglich. Bereits drohendes Alleinsein löst panikartige Reaktionen aus. Es herrscht deutliche Verwirrung und sich steigernde Erregung. Das Alleinsein löst dabei fast unmittelbar Gefühle der Verzweiflung, Hilflosigkeit und Ohnmacht aus.
Strukturelle Fähigkeit *Fähigkeit, allein zu sein*	
Gute Integration	Das Kind kann verschiedene Charaktere sowie Beziehungen auch in deren Abwesenheit symbolisieren. Es gelingt dabei, diese Symbole situationsangepasst beispielsweise im Spiel zu variieren und miteinander in Beziehung treten zu lassen.
Eingeschränkte Integration	Es werden zwar Charaktere voneinander getrennt und unterscheidbar differenziert, ein flexibles In-Beziehung-Treten erscheint aber eingeschränkt und nur funktional. Die Symbolisierungsfähigkeit ist dabei deutlich anfällig für Änderungen der Rahmenbedingungen.
Geringe Integration	Selbst Charaktere werden wenig differenziert und unklar voneinander getrennt dargestellt. Diese Bilder sind dabei

	auch wenig positiv. Es scheint losgelöst von situativen Einflüssen und wirkt wie «immer dasselbe».
Desintegration	Es sind keine vollständigen inneren Bilder vorhanden. Insofern ist auch die Symbolisierungsfähigkeit eingeschränkt, weil regelmäßig mit Verzweiflung reagiert wird, und dies über verschiedenste Situationen beobachtbar ist, in denen Bindungsstress auftritt.
Strukturelle Fähigkeit *Nutzung von Bindungsbeziehungen*	
Gute Integration	Dem Kind gelingt es, die vorhandenen Personen zu nutzen, sich mithilfe der Bindungsperson zu beruhigen und zu trösten und wieder in die Exploration zu finden. Es wird dabei deutlich unterschieden, welche Person die Regulationshilfen anbietet. Die Regulation des Bindungssystems erscheint als interaktiver kommunikativer Akt mit einem spezifischen Gegenüber.
Eingeschränkte Integration	Die interaktive Regulation des Bindungssystems erscheint unflexibel und schwerfällig. Es wirkt mehr wie ein Verhandeln als wie ein Kommunizieren. Dies wird erschwert, weil das Kind seine Bedürfnisse nicht klar zum Ausdruck bringen kann, und auch weil das Gegenüber die Signale nicht zu verstehen scheint. Es gibt in dieser interaktiven Passung aber deutliche Unterschiede, je nachdem, mit wem das Kind in Interaktion tritt.
Geringe Integration	Unabhängig vom Interaktionspartner scheint sich das Kind nur schwer regulieren zu können. Die interaktiven Kommunikationsmuster erscheinen starr und teilweise unabhängig von den Reaktionen des Gegenübers. Häufig treten zwar eine leichte Beruhigung und ein Schritt in Richtung Exploration ein, schnell keimt aber dann der Bindungsstress und aktives Nähe-Einfordern wieder auf.
Desintegration	Die Beruhigung des Bindungssystems scheint eher durch Erschöpfung einzutreten als durch Regulation. Das Kind wirkt hin- und hergerissen zwischen der Verzweiflung des Alleinseins und der Bedrohung, die es in der Nähe erlebt. Es wird dabei kaum zwischen unterschiedlichen Interaktionspartnern differenziert. Tendenziell gelingt es sogar bei fremden Personen leichter als bei Bindungspersonen.

Dimension *Bindung* – Altersstufe 2 (6 bis 12 Jahre)	
Strukturelle Fähigkeit *Zugang zu Bindungsrepräsentationen*	
Gute Integration	Das Schulkind hat Objekte und auch Beziehungsmuster internalisiert. Unter Bindungsaktivierung nutzt das Kind seine sprachlichen Möglichkeiten, um seine Bedürftigkeit zu artikulieren. Bilder von Bindungspersonen erscheinen als ganze und differenzierbare Einheiten. Es besteht ein merklicher Unterschied in der Bedeutsamkeit zwischen bindungsrelevanten Personen und anderen Personen.
Eingeschränkte Integration	Es bestehen voneinander unterscheidbare internalisierte Einheiten. Diese sind aber wenig differenziert, und die Stabilität der inneren Bilder schwindet mit zunehmender Dauer der Abwesenheit des realen Objekts. Es wird zwar ein Unterschied in der Bedeutsamkeit zwischen bindungsrelevanten Personen und anderen Personen spürbar, dieser nimmt aber ebenso mit der Zeit ab.
Geringe Integration	Das Schulkind hat wenige und vorwiegend negative innere Bilder zur Verfügung. Die internalisierten Beziehungsmuster wirken wenig flexibel und reduziert auf funktionale Aspekte der Grundversorgung. Emotionale Aspekte sind vorrangig beängstigend, vernachlässigend oder verfolgend. Die inneren Objekte können zur Stabilisierung genutzt werden, aber nur in zeitlich wie situativ eingeschränktem Ausmaß.
Desintegration	Bindungsaktivierung erscheint sehr bedrohlich, weil nur Teilobjekte zur Verfügung stehen. Diese sind verfolgend, bedrohlich und beängstigend. Sie scheinen in bindungsrelevanten Situationen nicht einmal zur kurzfristigen Stabilisierung auszureichen, so dass ausschließlich die physische Anwesenheit einer Person angestrebt wird. Intrapsychisch scheinen keine Ressourcen zur Verfügung zu stehen, um den Bindungsstress zu regulieren.
Strukturelle Fähigkeit *Sichere innere Basis*	
Gute Integration	Unter Bindungsaktivierung hat das Schulkind Möglichkeiten, sich selbst zu beruhigen und zu trösten und auch ohne externe Regulationshilfen den Bindungsstress zu deaktivieren. Dies muss nicht immer ohne externe Hilfe gelin-

	gen, aber zumindest vorwiegend. Es entstehen aber auch nach einem längeren Zeitraum keine Zustände der Hilflosigkeit oder Verzweiflung in Alleinsituationen.
Eingeschränkte Integration	Unter Bindungsaktivierung hat das Kind nur eingeschränkt Möglichkeiten, sich selbst zu beruhigen. Meist hält diese Deaktivierung nur über einen begrenzten Zeitraum. Dann werden wieder externe Regulationshilfen benötigt, um das Bindungssystem deaktivieren zu können. Es kommt aber zu keinem Zustand von Hilflosigkeit oder Verzweiflung.
Geringe Integration	Die Fähigkeit, allein zu sein und sich selbst zu beruhigen, ist deutlich eingeschränkt, sobald Bindungsstress entsteht. Kürzere Zeiträume können noch durch Ablenkung oder auch durch Übergangsobjekte überbrückt werden. Es können aber keine inneren Bilder aktiviert werden, die ein Gefühl von Nähe und Sicherheit herstellen könnten. Dazu ist die Hilfe von Bindungspersonen nötig, mit der die Beruhigung dann aber auch gelingt.
Desintegration	Im Zustand der Bindungsaktivierung ist ein Alleinsein fast unmöglich. Eine Deaktivierung kann ausschließlich durch andere herbeigeführt werden. Die inneren Bilder erscheinen selbst als bedrohlich und angstauslösend. Es herrscht dabei deutliche Verwirrung und sich steigernde Erregung, die auch mit Unterstützung nur schwer herunter reguliert werden kann.
Strukturelle Fähigkeit *Fähigkeit, allein zu sein*	
Gute Integration	Das Kind hat verschiedene und differenzierte Vorstellungen von Personen und Beziehungsmustern, mit denen es bindungsbezogenen Stress abbauen kann. Es wird dabei der situative Kontext deutlich miteinbezogen. Dem Kind gelingt es, sich auf Metaebene im Nachhinein darüber zu unterhalten.
Eingeschränkte Integration	Es sind zwar innere Bilder von Bindungspersonen und Beziehungsmustern vorhanden, der situative Kontext scheint aber wenig Einfluss darauf zu haben, welche davon zur Regulation genutzt werden. Auch ist die Fähigkeit, darüber zu reflektieren, vorhanden, aber eingeschränkt.

Geringe Integration	Es wirkt so, als ob es nur ein inneres Bild gäbe, mit dem man Bindungsstress deaktivieren kann. Es wird immer dieselbe Strategie angewandt, die auch manchmal gelingen kann, meist aber nicht zum gewünschten Erfolg führt. Der situative Kontext scheint wenig Einfluss darauf zu haben, wie das Kind sich zu regulieren versucht.
Desintegration	Es sind keine vollständigen inneren Bilder vorhanden. Insofern sind bei Bindungsaktivierung die Möglichkeiten der Regulation massiv eingeschränkt, weil regelmäßig mit Hilflosigkeit und Verzweiflung reagiert wird, und dies über verschiedenste Situationen, in denen Bindungsstress auftritt, beobachtbar ist.
Strukturelle Fähigkeit *Nutzung von Bindungsbeziehungen*	
Gute Integration	Dem Kind gelingt es, die vorhandenen Personen zu nutzen, sich mit deren Hilfe im Bedarfsfall zu beruhigen und zu trösten und sich wieder der Außenwelt zuzuwenden. Die Sprache wird dabei zum bevorzugten Medium. Bei den primären Bezugspersonen bleibt aber auch der Körperkontakt bedeutsam. Es wird dabei deutlich unterschieden, welche Person die Regulationshilfen anbietet.
Eingeschränkte Integration	Die interaktive Regulation des Bindungssystems gelingt zwar, erscheint aber unflexibel und schwerfällig. Das Kind kann seine Bedürfnisse nicht immer klar zum Ausdruck bringen, und das Gegenüber kann die Signale nicht ausreichend verstehen, was zu Missverständnissen führt. Es fällt schwer, eine gemeinsame «Sprache» zu finden.
Geringe Integration	Unabhängig vom Interaktionspartner scheint sich das Kind bei Bedarf nur schwer regulieren zu können. Der Ausdruck des Kindes erscheint starr und unabhängig von den Reaktionen des Gegenübers. Manchmal wird er auch vollständig unterdrückt. Es tritt zwar Beruhigung ein, der Bindungsstress keimt aber manchmal auch wieder auf. Das Kind kann dabei seine eigentlich vorhandenen kommunikativen Ressourcen nur eingeschränkt nutzen.
Desintegration	Die Beruhigung des Bindungssystems scheint eher durch Erschöpfung einzutreten. Das Kind wirkt hin- und hergerissen und kann interaktive Angebote und Verfügbarkeit von Personen nicht nutzen, um sich zu beruhigen. Es wird

	dabei kaum zwischen unterschiedlichen Interaktionspartner differenziert, tendenziell gelingt es sogar bei Personen leichter, sich zu beruhigen, die nicht primäre Bezugspersonen sind.

Dimension *Bindung* – Altersstufe 3 (13 bis 18 Jahre)	
Strukturelle Fähigkeit *Zugang zu Bindungsrepräsentationen*	
Gute Integration	Beim Jugendlichen bestehen innere Bilder von wichtigen Personen, die auch emotional positiv besetzt sind. Die Zuwendung und Zuneigung dieser Personen hat merklich Bedeutung, und es besteht Angst und Sorge, diese Zuneigung zu verlieren.
Eingeschränkte Integration	Es sind grundsätzlich Bilder von wichtigen Personen vorhanden, diese haben aber wenig Bestand, es scheint nur eingeschränkt möglich, diese in schwierigen Situationen aufrecht zu erhalten. Die Angst bezieht sich vorrangig auf den Objektverlust und nicht so sehr auf den Verlust der Zuwendung.
Geringe Integration	Bei Abwesenheit anderer Person(en) bestehen innere Bilder nur in Form von vernachlässigenden, verfolgenden oder schädlichen Objekten. Ohne physische Präsenz kann kein positives Bild entworfen werden. Die Angst bezieht sich vor allem darauf, durch das Objekt Schaden zu erleiden.
Desintegration	Es bestehen keine inneren Repräsentanzen realer Objekte. Die inneren Bilder sind destruktiv, zerstörerisch, unheimlich oder bedrohlich. Es erscheint sogar bei physischer Anwesenheit schwierig, das Objekt positiv zu besetzen. Es besteht eine ausgeprägte Angst vor Verschmelzung und vor Identitätsverlust.
Strukturelle Fähigkeit *Sichere innere Basis*	
Gute Integration	Der Jugendliche kann sich im Bedarfsfall auch alleine beruhigen und seine inneren Bilder von wichtigen Beziehungen aktivieren und für sich nutzen. Dies muss nicht dauerhaft gelingen, bei sehr großem Bindungsstress kann dies auch nur dazu dienen, die Zeit zu überbrücken, bis äußere Regulationsmöglichkeiten wieder verfügbar werden.

Eingeschränkte Integration	Der Jugendliche kann sich allein nur schwer beruhigen, weil er von seinen inneren Bildern vermehrt angetrieben wird und sich in eine ablenkende Aktivität flüchtet, ohne sich mit den auslösenden Momenten und den inneren Zuständen wirklich auseinandersetzen zu können.
Geringe Integration	Die Fähigkeit, sich selbst zu beruhigen oder selbst für sich zu sorgen, ist praktisch nicht vorhanden. Es können keine inneren Bilder aktiviert werden, die dabei dienlich wären, und es gelingt nur sehr eingeschränkt, sich abzulenken. Das Alleinsein wird, so gut es geht, ertragen, bis äußere Regulationsmöglichkeiten greifbar werden.
Desintegration	Im Zustand der Bindungsaktivierung stehen nur Partialobjekte zur Verfügung. Es gelingt weder, sich abzulenken noch den Zustand einfach auszuhalten. Es herrscht Verwirrung und sich steigernde Erregung. Das Alleinsein löst dabei Gefühle der Verzweiflung, Hilflosigkeit und Ohnmacht aus. Auch bei Anwesenheit äußerer Regulationsmöglichkeiten fällt es dann schwer, diese zu nutzen.
Strukturelle Fähigkeit ***Fähigkeit, allein zu sein***	
Gute Integration	Die inneren Bilder wichtiger anderer zeigen sich differenziert und vielfältig. Sie erscheinen voneinander abgegrenzt und eigenständig und können teilweise auch miteinander in Beziehung gebracht werden. Damit gelingt es, das Bindungssystem zu deaktivieren und sich wieder der Außenwelt zuzuwenden.
Eingeschränkte Integration	Die inneren Bilder sind zwar vorhanden, zeigen sich aber wenig differenziert. Teilweise sind sie nicht klar voneinander abgrenzbar, und sie können auch kaum miteinander in Beziehung treten. Nur eingeschränkt gelingt eine Bindungsaktivierung, die eher als notdürftige Lösung erscheint.
Geringe Integration	Positive innere Bilder sind praktisch nicht vorhanden. Es bestehen keine klar abgrenzbaren inneren Einheiten, und sie sind auch in sich wenig differenziert. Beziehungsvorstellungen sind funktionalisiert und auf einen dyadischen Kontakt beschränkt. Bindungsstress kann vorwiegend ausgehalten, nicht aber eigenständig deaktiviert werden.

Desintegration	Es bestehen keine inneren Bilder, zu denen eine Kontaktaufnahme möglich erscheint. Wenn überhaupt, sind innere Objekte bedrohlich und verfolgend. Bindungsstress ist so bedrohlich, dass im Alleinsein sofort Kontakt zur Außenwelt aufgenommen werden muss. Dies ist auch vorrangiges und einziges Ziel, das verfolgt wird.
Strukturelle Fähigkeit *Nutzung von Bindungsbeziehungen*	
Gute Integration	Bei Bedarf gelingt es, die Hilfe anderer aktiv zu suchen und auch in Anspruch zu nehmen. Ein Bedürfnis nach Nähe kann verständlich zum Ausdruck gebracht werden. Dieser Ausdruck erscheint variabel je nach Person und Situation. Anderseits ist die Person auch in der Lage, anderen bei Bedarf adäquate Hilfestellung zu geben.
Eingeschränkte Integration	Dem Jugendlichen fällt es schwer, Hilfe anzunehmen, einerseits weil das Bedürfnis nach Unterstützung erst bei deutlichen Anzeichen von Überforderung zum Ausdruck gebracht werden kann, und andererseits weil Angebote häufig als nicht hilfreich empfunden werden. Umgekehrt besteht eine Tendenz, anderen zu viel Hilfe anzubieten.
Geringe Integration	Der Jugendliche ist kaum in der Lage, Hilfe anzunehmen oder das Bedürfnis nach Unterstützung auszudrücken, begleitet von Misstrauen, Entwertung und aggressiver Zurückweisung. Es besteht darüber hinaus keine Vorstellung davon, für andere hilfreich sein zu können.
Desintegration	Für den Jugendlichen können andere nicht hilfreich sein. Das Bedürfnis wird nicht zum Ausdruck gebracht und in Bedarfssituationen werden Objektgrenzen häufig völlig ignoriert. Wenn Kontakt und Nähe zustande kommen, wird tendenziell die Symbiose angestrebt.

9.5 Identitätsdiffusion als strukturelles Problem und der Identitätskonflikt als intrapsychischer Konflikt

Die Identitätsdiffusion ist gekennzeichnet durch die Unfähigkeit, ein stimmiges, stabiles und kohärentes Konzept von sich selbst und bedeutsamen anderen zu integrieren (Clarkin, Yeomans & Kernberg, 1999). Klinisch zeigt sich dies in einer unreflektierten, chaotischen und widersprüchlichen Beschreibung von sich selbst und anderen, ohne diese Widersprüchlichkeiten selbst zu erkennen.

Im Unterschied zu einer Identitätsdiffusion (Foelsch et al., 2010), die ein strukturelles Problem darstellt, setzt ein Identitätskonflikt ein besseres integriertes Strukturniveau voraus, denn die Ausbildung eines intrapsychischen Konflikts wird moduliert durch das Integrationsniveau der psychischen Struktur. Mentzos (2005) unterscheidet in den einzelnen Entwicklungsphasen primäre Konflikte, die zu Krisen in der Identitätsentwicklung von Kindern und Jugendlichen führen können, und die im Falle der Bewältigung dieser zu neuen Selbstbildaspekten führen. Gelingt die Integration dieser neuen Selbstbildaspekte in ein vorhandenes Selbstbild nicht, führt dies zu widersprüchlichen, verwirrenden Selbstbildern im Sinne einer überstarken Übernahme wechselnder Identifizierungen oder zu Orientierungslosigkeit und Ratlosigkeit. Der oben beschriebene Identitätskonflikt nimmt diesen Gedanken auf und macht eine Einschätzung des Identitätskonfliktes möglich.

10. Achse: «Behandlungsvoraussetzungen»

Im Vergleich zu den Achsen *Beziehung, Konflikt* und *Struktur* erfordern die Definitionen und Operationalisierungen der einzelnen Items und Dimensionen der Achse *Behandlungsvoraussetzungen* fast durchweg keine übergeordnete theoretische Einbettung auf der Basis psychodynamischer Konstrukte[4]. Dementsprechend wird jedes Item, ausgehend von einer kurzen Darstellung des theoretischen Kontexts, einzeln definiert und anhand der Altersfenster der OPD-KJ mit Ankerbeispielen operationalisiert.

10.1 Subjektive Dimensionen

Subjektive Beeinträchtigung durch somatische und psychische Beschwerden/Probleme

Theoretischer Hintergrund

Das subjektive Erleben von körperlichen Beschwerden und/oder psychischen Problemen spielt für die Therapiebereitschaft, für die Fähigkeit und den Willen zur Veränderung sowie für den Krankheitsverlauf eine zentrale Rolle. Wenn das subjektive erlebte bzw. das von außen objektiv beurteilbare Ausmaß an Beeinträchtigung nicht übereinstim-

---

4 Eine Ausnahme bildet das Item *Krankheitsgewinn,* das auf der psychoanalytischen Neurosenlehre basiert und das entsprechend von Annahmen über unbewusste Motive bei neurotischer Symptomentwicklung ausgeht.

men, treten Diskrepanzen zwischen beiden Dimensionen auf, die bei der diagnostischen Einschätzung berücksichtigt werden müssen. Die subjektiv erlebte Beeinträchtigung wird auch von der Krankheitsverarbeitung und dem Bewältigungsverhalten (sog. «Coping») beeinflusst, die bei Kindern und Jugendlichen geschlechts- und altersabhängig sind (Hampel & Petermann, 2005). Bei Kindern kann das subjektive Erleben einer Funktionseinschränkung sehr von der Beurteilung aus der Erwachsenenperspektive abweichen. Daher wird neben der objektiven Einschätzung des Schweregrades einer psychosozialen Beeinträchtigung nach Achse VI der nach MAS/ICD-10 durch den Untersucher hier das subjektiv erlebte Maß der Beeinträchtigung aus der Sicht des Kindes bzw. Jugendlichen gesondert erhoben.

Operationalisierung

Die subjektive Beeinträchtigung durch somatische und/oder psychische Beschwerden/Probleme ist ein ausschließlich subjektiv zu erfassendes situatives Kriterium. Es erfasst das vom jeweiligen Kind oder Jugendlichen erlebte und bestimmte Ausmaß der subjektiven Beeinträchtigung durch körperliche Beschwerden und/oder psychische Probleme. Es ist nicht gleichzusetzen mit professionellen (ärztlichen, psychologischen) Einschätzungen des Schweregrads einer Erkrankung oder der Beeinträchtigung des psychosozialen Anpassungsniveaus, wie sie beispielsweise auf der MAS-Achse VI vorgenommen werden oder in der International Classification of Functioning, Disability, and Health (ICF) der Weltgesundheitsorganisation operationalisiert sind. Das Ausmaß an subjektiver Beeinträchtigung wird unabhängig von diesen professionellen Einschätzungen des Schweregrades für die jeweils erlebte Beeinträchtigung durch somatische Beschwerden und psychische Probleme erfasst.

Wenn sich das Ausmaß der subjektiven Beeinträchtigung nicht von spontanen Äußerungen des Patienten ableiten lässt, ist es direkt zu erfragen. Die Verneinung der Fragen zur subjektiven Beeinträchtigung (siehe Anhang: Interviewleitfaden, S. 367) wäre gleichzusetzen mit der Einschätzung *nicht vorhanden*. Das Ausmaß der Beeinträchtigung wird ab Altersstufe 2 (6 bis 12 Jahre) unter Zuhilfenahme graphischer Symbole vorgenommen. Nach derzeitigen Befunden zur gesundheitsbezogenen Lebensqualität sind Kinder ab einem Alter von acht Jahren in der Lage, über alle Aspekte ihrer Gesundheit angemessen Auskunft zu geben (Rebok, et al., 2001). In die Wertung fließt ausschließlich die Angabe des Kindes/Jugendlichen ein. Bei Vorliegen von komplexen Störungsbildern gilt die Frage immer den Beschwerden und Problemen, die den Vorstellungsgrund für die Diagnostik und das Interview darstellen. Wird das Maß der Beeinträchtigung nicht verbal geäußert, sollte sich die Einschätzung auf eindeutige anderweitige Signale subjektiver Beeinträchtigung beziehen. Im Zweifelsfall ist das niedrigere Niveau der Beeinträchtigung anzunehmen. Das subjektive Maß der Beeinträchtigung ist nicht gleichzusetzen mit dem separat einzuschätzenden Leidensdruck. Auch wenn diese beiden Items häufig gleichsinnig ausgeprägt sind, sie müssen es nicht notwendigerweise sein. Insbesondere bei hohem *Krankheitsgewinn* kann eine geäußerte hohe subjektive Beeinträchtigung (z. B. bei lang andauerndem Schulabsentismus im Rahmen einer Schulphobie) mit auffallend geringem Leidensdruck einhergehen. In diesem Falle werden klare Angaben zur krankheitsbedingten Nicht-Teilhabe an altersgerechter Lebensgestaltung gemacht. Das Kind bzw. der Jugendliche scheint sich aber mit diesem Grad an psychosozialer Beeinträchtigung gut «eingerichtet» zu haben, woraus ein geringer Leidensdruck resultiert. Um die *subjektive Beeinträchtigung* differenziert vom Leidensdruck einschätzen zu können, sollte daher durch gezielte Fragen die problem- oder symptombedingte Nicht-Teilhabe an altersgerechter Lebensgestaltung bzw. an altersentsprechenden Entwicklungsaufgaben in der Sicht des Kindes bzw. Jugendliche im Interview herausgearbeitet werden. Die diagnostische Leitfrage könnte lauten: «Was wäre in deinem Leben anders, wenn dein Problem weg wäre?» (z. B. «mehr Freunde haben» «wieder zur Schule gehen» etc.). Ausgehend von den hierzu gemachten Äußerungen des Kindes bzw. Jugendlichen kann im Anschluss der *subjektive Leidensdruck* erfragt werden (siehe unten, z. B.: «Wie schlimm ist das für dich, dass du …»). Kurz zusammengefasst kann die *subjektive Beeinträchtigung* vom *Leidensdruck* dadurch abgegrenzt werden, dass Erstere eher die kognitive Orientierung zum Ausmaß krankheitsbedingter Einschränkungen umfasst, wohingegen Letzterer eher die emotionale Belastung durch diese Einschränkung abbildet. Abschließend wird die Ausprägung der subjektiven Beeinträchtigung durch die somatischen Beschwerden und/oder psychischen Probleme gemäß der Ausprägungsgrade 0 = *nicht vorhanden*, 1 = *niedrig ausgeprägt*, 2 = *mittelgradig ausgeprägt* und 3 = *schwer bzw. hochgradig ausgeprägt* auf dem Auswertungsbogen kodiert.

Subjektive Krankheitshypothesen

Theoretischer Hintergrund

Subjektive Theorien über bestimmte körperliche oder seelische Zustände beeinflussen sowohl die Krankheitsverarbeitung als auch die Therapiemotivation entscheidend und sind ein integraler Bestandteil dieser Prozesse (z.B. Resch & Schulte-Markwort, 2008; Schulte-Markwort, 1996; Wiehe, 2006). Bei Kindern und Jugendlichen können subjektive Konzepte und implizite Theorien zur Krankheitsentstehung noch mehr als bei Erwachsenen in Diagnostik und Behandlung von denjenigen der Behandler divergieren. Wenn ein Kind beispielsweise die Phantasie hat, dass seine Erkrankung eine Strafe für ein unerwünschtes oder «böses» Verhalten ist, wird das Verständnis des Symptoms durch den Behandler das Kind nicht erreichen, solange das unausgesprochene Konzept des Kindes nicht thematisiert und aufgelöst worden ist. Ein dissozialer Jugendlicher beispielsweise wird sich u.U. nicht auf eine Therapie einlassen können, solange sein Konzept, dass nicht er, sondern ausschließlich seine Umgebung ein Problem hat, kognitiv und emotional nicht aufgelöst wurde.

Subjektive Krankheitskonzepte lassen sich nach Faltermeier, Kühnlein und Burde-Viering (1998) wie folgt beschreiben:

> Laien machen sich Gedanken darüber, wie Krankheiten entstehen, wie ihre Gesundheit beeinflusst wird und wie sie erhalten werden kann. Diese Überlegungen können unterschiedlich komplex sein, folgen aber nicht unbedingt dem Muster von wissenschaftlichen Theorien; es ist vielmehr davon auszugehen, dass Laientheorien eine andere Entwicklungslogik und empirische Basis haben. Es liegt aber auf der Hand, dass die Überzeugungen, die Menschen über die Bedingungen von Gesundheit und die Ursachen von Krankheit haben, ganz wesentlich ihr Gesundheitshandeln beeinflus-

sen, und zwar ob sie überhaupt handeln und in welche Richtung. (ebd., S. 312)

Untersuchungen zu Krankheitskonzepten von psychisch kranken Kindern und Jugendlichen geben Hinweise darauf, dass subjektive Krankheitshypothesen Ängste und Befürchtungen auslösen oder unterhalten können, die für eine schon bestehende kinder- und jugendpsychiatrische Erkrankung krankheitsverstärkend sein können (Schulte-Markwort, 1996).

Operationalisierung

Eine subjektive Krankheitshypothese wird definiert als die subjektive Annahme oder Phantasie eines Kindes oder eines Jugendlichen bezüglich der Entstehung seiner körperlichen und/oder psychischen Erkrankung (Faltermaier et al., 1998). Sie wird wörtlich dokumentiert, um illustratives Originalmaterial zu gewinnen.

Abzugrenzen von der Krankheitshypothese ist die *Einsicht in biopsychosoziale Zusammenhänge* (s. u.): Bei Ersterer geht es um den initialen «Rohzustand» des Ätiologiemodells des Kindes bzw. Jugendlichen, d. h. um dessen Hypothese zur Entstehung der eigenen Krankheit bzw. des zur Vorstellung führenden Problems, die im diagnostischen Interview auf einfache Nachfrage geäußert wird. Diese wird ausschließlich qualitativ bewertet und zur diagnostischen Hypothesenbildung herangezogen. Dabei wird (noch) *nicht* die Introspektionsfähigkeit und Selbstreflexivität beurteilt, die erst in die Bewertung der *Einsichtsfähigkeit in biopsychosoziale Zusammenhänge* maßgeblich mit einfließt (s. u.). Bei Kindern und Jugendlichen ohne Psychotherapie-Vorerfahrung wird im Regelfall erwartet, dass introspektive und selbstreflexive Prozesse, die zu verbalisierbaren Einsichten in biopsychosoziale Zusammenhänge führen, die die eigene Krankheit bzw. das eigene Problem betreffen, erst im Dialog des psychodynamischen Interviews entwickelt werden müssen (s. u.). Im Folgenden werden jeweils für die betreffenden Altersstufen typische Beispiele für subjektive Krankheitshypothesen dargestellt.

Beispiele

Altersstufe 1 (3 bis 5 Jahre)
«Ich krieg manchmal so 'ne Wutanfälle, kommt einfach.»
«Ich hab Angst, wenn Mama oder Papa fort gehen, ich muss aufpassen, dass sie nicht gehen.»
«... seitdem das Schlimme [Anmerkung: Patient hat einen schlimmen Unfall beobachtet] passiert ist.»
Altersstufe 2 (6 bis 12 Jahre)
«Ich kann ganz gemein sein ... Meine Mutter hat mich mal ganz schlimm verprügelt. Vielleicht habe ich das ja geerbt.»
«Ich werde so schnell wütend, weil ich mich rasch benachteiligt fühle.»
«Der Körper ist schuld. Ich muss spucken, mir wird schwindlig. Ich möchte zur Schule gehen, kann aber nicht.»
Altersstufe 3 (13 bis 18 Jahre)
«Ich bin krank, weil ich mich für alles verantwortlich fühle.»
«Es liegt an der Trennung von meiner Freundin, dass ich das nicht verkraftet habe.»
«Es macht mich ganz krank, dass es meiner Mutter so schlecht geht. Ich kann ihr nicht helfen.»

Leidensdruck

Theoretischer Hintergrund

Ein von außen, d.h. von professionellen Helfern festgestellter Schweregrad der psychosozialen Beeinträchtigung durch eine Erkrankung (nach Achse VI der MAS), das subjektive Maß der Beeinträchtigung durch psychische/somatische Symptome (s.o.) und der *subjektive Leidensdruck* des Kindes bzw. des Jugendlichen sind jeweils nicht notwendigerweise gleichsinnig ausgeprägt. Diskrepanzen zwischen den genannten Kategorien sind unter psychodynamischen Gesichtspunkten stets besonders aufschlussreich. Aus diesem Grund werden in der OPD-KJ-2 diese Kategorien differenziert erfasst. Insbesondere Kinder erleben teils kleinste körperliche Verletzungen mit erheblichen subjektiven Leiden und können andererseits schwere chronische Zustände von Verwahrlosung oder auch körperlicher chronischer Erkrankung jahrelang geduldig ertragen, ohne dass sie zu verstehen geben, dass sie leiden. Der *Leidensdruck* hat aber für viele Aspekte der Behandlung eine große Bedeutung. Die Beurteilung des Leidensdrucks eines Kindes oder Jugendlichen muss den psychosozialen, familiären und interaktionellen Anpassungsdruck berücksichtigen, dem das Kind möglicherweise ausgesetzt ist. Der *Leidensdruck* ist eine wesentliche Voraussetzung für die *Veränderungs-* und *spezifische Therapiemotivation* (s. u.), aber ebenfalls keineswegs mit beiden gleichzusetzen. Insbesondere bei hohem *Krankheitsgewinn* (s. u.), der auch einen subjektiven Gewinn durch Leiden beinhalten kann, kann mitunter z. B. die *Veränderungsmotivation* bei hohem Leidensdruck gering sein.

Operationalisierung

Mit dem *Leidensdruck* wird das geäußerte subjektive Ausmaß des Leidens unter einer psychischen und/oder somatischen Erkrankung bzw. einem psychischen Zustand erfasst. Kodiert werden sollen daher nur situative Angaben der Kinder und Jugendlichen zum Ausmaß ihres Leidens. Wird beispielsweise Leiden auf Nachfrage explizit verneint, wird der Leidensdruck auch bei ausgeprägter depressiver Mimik als «nicht vorhanden» kodiert.

Lässt sich der *Leidensdruck* nicht durch spontane Äußerungen des Patienten sicher einschätzen, ist er direkt zu erfragen. Der *Leidensdruck* sollte in diesem Fall möglichst im direkten Zusammenhang mit der *subjektiven Beeinträchtigung* (Beispielfragen s. o. und im Anhang zum Interviewleitfaden, S. 367) erfragt werden. Eine Verneinung der Fragen zum Leidensdruck (siehe Anhang, S. 379, 392) ist gleichzusetzen mit dem Ausprägungsgrad «nicht vorhanden». Erfolgt auf die Fragen keine spontane Antwort, wird empfohlen, dem betroffenen Kind bzw. Jugendlichen die vier Stufen, z. B. «gar nicht», «ein bisschen», «so mittel» und «ganz stark» im Gespräch anzubieten.

Bei jüngeren Kindern können hierzu die im Auswertungsbogen angezeigten vier Smileys zu Hilfe genommen werden. Die Wertung wird ausschließlich durch die Angaben der Kinder und Jugendlichen bestimmt. Bei Vorliegen von kombinierten Störungsbildern gilt die Frage immer der Krankheit, die den Vorstellungsgrund des Interviews darstellt. Ein nicht explizit geäußerter Leidensdruck erfordert für die Einschätzung ein hohes Maß an anderweitig mitgeteilter Eindeutigkeit bewussten Leidens. Im Zweifelsfall ist das jeweils niedrigere Niveau anzunehmen.

Veränderungsmotivation

Kinder und Jugendliche werden im Gegensatz zu Erwachsenen häufig aufgrund äußerer Einflussfaktoren (Schule, Kindergarten) oder durch die Vermittlung ihrer Eltern zur psychotherapeutischen Diagnostik und Therapieplanung vorgestellt. Häufig geben sie an, bei sich selbst nichts verändern zu wollen, sondern wünschen sich, dass sich z. B. in der Familie oder Schule etwas ändern soll. Darüber hinaus besteht bei Kindern und Jugendlichen oft der Wunsch, dass Veränderungen ohne Therapie und ohne Einfluss von außen stattfinden mögen.

Bei diesem Item sollen explizit die Wünsche des Kindes oder des Jugendlichen nach Veränderung eingeschätzt werden. Dagegen wird ein Wunsch der Familie nach Veränderung im Bereich *familiäre Ressourcen* (s. u.) kodiert.

Abzugrenzen ist die *spezifische Psychotherapiemotivation* (s. u.), die einen in eindeutiger Weise vom Kind geäußerten Wunsch nach Überwindung einer Symptomatik mit therapeutischer Hilfe beinhaltet. Die Veränderungsmotivation hingegen weist unabhängig von einem Therapiewunsch auf Lösungsmöglichkeiten hin, die auch im Außen gesucht werden können. Abzugrenzen ist zudem der *Leidensdruck* (s. o.), der sich ausschließlich auf das subjektive Gefühl von Leid ohne Bezug zu möglichen Veränderungen bezieht.

Operationalisierung

Das Kind oder der Jugendliche ist unzufrieden und äußert verbal oder nonverbal das Bedürfnis nach Veränderung. Wird der Änderungswunsch nicht verbal angesprochen, muss er eindeutig aus dem Verhalten erkennbar sein, um dieses Merkmal zu kodieren. Die Veränderungsmotivation ist umso ausgeprägter, je mehr das Kind oder der Jugendliche bereit ist, seine eigenen Möglichkeiten der Veränderung zu erkennen, und nicht ausschließlich die Veränderungen von der Umgebung erwartet. Dazu gehört Verantwortungsübernahme für das eigene Handeln.

Der Veränderungswunsch kann mit dem Wunsch nach spezifischer Therapie (*spezifische Therapiemotivation*, s. u.) verbunden sein, muss aber nicht.

Die *Veränderungsmotivation* ist mit «niedrig» zu kodieren, wenn nur in einem Teilaspekt des Störungsbildes und/oder dessen psychosozialer Auswirkungen Veränderung gewünscht wird. Wenn in mehreren Teilaspekten Veränderungen gewünscht werden, ist die Veränderungsmotivation mittelgradig. Für eine hohe Veränderungsmotivation wird bei den Altersstufen ab sechs Jahren gefordert, dass eine eindeutig geäußerte Bereitschaft besteht, nicht nur im Außen, sondern auch bei sich selbst etwas zu verändern.

Beispiele

Altersstufe 1 (3 bis 5 Jahre)	
Nicht vorhanden	Veränderung und Unzufriedenheit werden im Spiel oder Gespräch nicht thematisiert.
Niedrig	Die Kinder sind mit der jetzigen Situation nur wenig unzufrieden und wünschen Veränderungen, vor allem von anderen.
Mittel	Die Kinder geben an, sich eine Veränderung der aktuellen Situation zu wünschen, oder thematisieren dies in der Spielsituation.
Hoch	Die Kinder geben an, sich eine Veränderung der aktuellen Situation zu wünschen, oder thematisieren dies in der Spielsituation.
Altersstufe 2 (6 bis 12 Jahre)	
Nicht vorhanden	Das Kind zeigt kein Interesse an Veränderungen. Die Kinder sind passiv und antworten auf Nachfrage gar nicht oder nur mit sehr knappen Antworten.
Niedrig	Die Kinder verhalten sich in Bezug auf ihre Unzufriedenheit mit der Symptomatik und mit dem Wunsch nach Veränderung in der Gesprächssituation weitgehend passiv und antworten nur auf Nachfrage mit kurzen Antworten, in denen sie geringfügige Wünsche nach Veränderung äußern.

Mittel	Die Kinder thematisieren ihre Unzufriedenheit mit der Symptomatik und dem Wunsch nach Veränderung verbal auf Nachfrage bzw. in der Spielsituation, jedoch eher nebensächlich. Sie übernehmen ansatzweise eigene Verantwortung für ihre Probleme.
Hoch	Die Kinder artikulieren selbständig sowohl ihre Unzufriedenheit mit der Symptomatik als auch einen ausgeprägten Wunsch nach Veränderungen.
Altersstufe 3 (13 bis 18 Jahre)	
Nicht vorhanden	Die Jugendlichen sind mit der jetzigen Situation voll zufrieden. Wenn es überhaupt Probleme gibt, dann sind andere daran schuld.
Niedrig	Die Jugendlichen äußern nur wenig Wunsch nach Veränderung der aktuellen Situation. Die Veränderung wird größtenteils von der Umgebung erwartet.
Mittel	Es werden von den Jugendlichen Veränderungswünsche in mehreren Teilaspekten geäußert. Sie geben an, unzufrieden zu sein, und übernehmen teilweise Verantwortung für ihre Problematik.
Hoch	Die Jugendlichen sind sehr unzufrieden, machen von sich aus Vorschläge zu Veränderungen oder haben dies bereits in der Familie getan. Dabei übernehmen sie Verantwortung für sich, teilweise auch für die Problematik.

10.2 Ressourcen

Theoretischer Hintergrund

Psychosoziale und individuelle Ressourcen sind in jeder kinder- und jugendpsychiatrischen und psychodynamischen Diagnostik und Therapie angemessen zu berücksichtigen. Die Resilienz- und Risikokinderforschung der letzten 30 Jahre lässt das Konzept als unstrittig erscheinen, und salutogenetische Konzepte wurden nicht zuletzt durch die familientherapeutische Wende stärker in die Routinediagnostik integriert. Die Mannheimer Risikokinderstudie (Laucht, 2003), die Rostocker Längsschnittstudie (Ihle, et al., 1999), aber auch die großen internationalen epidemiologischen Studien zeigen, dass auch bei mehrfach belasteten Kindern Schutzfaktoren gegenüber dem Auftreten einer seelischen Störung bestehen. Als Teil der psychischen Widerstandskraft bzw. Resilienz scheint die situationsbezogene Flexibilität affektiver und kognitiver Reaktionsmuster die Wahrscheinlichkeit für langfristige seelische Gesundheit zu erhöhen. Die Widerstandskraft gegen belastende Ereignisse und Beziehungen interagiert mit dem allgemeinen kognitiven Niveau (vgl. MAS-Achse III), der körperlichen Entwicklung und Leistungsfähigkeit (vgl. MAS-Achse IV) sowie den abnormen psychosozialen Bedingungen (vgl. MAS-Achse V) in einem komplexen interdependenten Wechselspiel.

Definition

Der Begriff der Ressourcen umfasst in der OPD-KJ-2 alle protektiven Faktoren, allerdings mit eindeutiger interaktioneller Akzentuierung. Gemeint sind nicht isoliert messbare Fähigkeiten (wie z. B. Intelligenz), sondern in Interaktion und Kommunikation dyadisch oder in Gruppen gelebte psychosoziale Kompetenz. Es ist einzuschätzen, inwieweit ein Kind und seine Familie Ressourcen, die in der realen Lebenswirklichkeit vorhanden sind, bei der Problembewältigung nutzen können. Der Bereich *Ressourcen* in der OPD-KJ-2 beinhaltet auch faktisch vorhandene Gegebenheiten, die die Lebenssituation, die Psychodynamik und die psychotherapeutische und prognostische Situation eines Kindes und seiner Familie mit determinieren. Hierzu gehört beispielsweise der Umgang mit sozioökonomischen Risiken wie Armut, sozial isolierter Wohnlage, mangelhaftem Zugang zu Schule und Gesundheitssystemen. Fremdanamnestische Angaben sind in diesen Zusammenhängen verlässlich zu integrieren, und im Interview sind zumeist explizite Nachfragen vonnöten, um die Sachlage weitestgehend zu klären.

Die Kategorien dieses Bereiches besitzen eine große inhaltliche und operationale Nähe zu den MAS-Achsen III bis VI sowie zu der Kategorie *Interpersonalität* (früher Kommunikative Fähigkeiten) der Achse *Struktur* der OPD-KJ-2 und sollten daher möglichst vor dem Hintergrund von Kenntnissen über die psychische Struktur sowie über typische Beziehungsmuster (vgl. Achse *Beziehung*) interpretiert werden.

Beziehungen zu Gleichaltrigen

Theoretischer Hintergrund

Beziehungserfahrungen innerhalb der Eltern-Kind-Beziehung sind die Grundlage der Fähigkeit zur Gruppenintegration. In diesem Bereich besteht eine erhebliche inter-individuelle Variabilität der Entwicklung zwischen der Mitte des 2. und 6. Lebensjahres, je nach familiärer und sozialer Einflusssituation (Kindergarten, Großfamilie, Patchworkfamilie etc.). Gleichwohl ist die Entwicklung von Spielbeziehungen als sozialem Lernfeld auch verhaltensbiologisch angelegt (Hassenstein, 1986).

Es gibt im Vorschulalter üblicherweise erste außerfamiliäre Kontakte (weitere Verwandtschaft, Pekip-Kurse, Kleinkindturnen, Spielkreise, musikalische Früherziehung u. a.), deren interaktionelle Gestaltung und Kontinuität Rückschlüsse auf psychische Ressourcen des Kindes erlauben.

In der Phase zwischen 6 und 12 Jahren stellt die Integration in die Gruppe der Gleichaltrigen eine der zentralen Entwicklungsaufgaben dar. Das Knüpfen von dauerhaften und gleichzeitig flexiblen Kontakten außerhalb der Familie, das Zurechtkommen mit schulischen Anforderungen und die präpubertäre Auseinandersetzung mit der eigenen Geschlechtsrolle fallen in diese Zeit und werden zunehmend auch über Gleichaltrigenbeziehungen reguliert. Die in der Eltern-Kind-Beziehung erworbenen Erziehungsmuster erweisen sich in vielerlei Situationen als wenig funktional bzw. modifikationsbedürftig und müssen für die Gleichaltrigengruppe revidiert werden. Phasen sozialen Rückzugs können mit Phasen scheinbar wahlloser Kontakt abwechseln. Es zeigt sich ein Wechsel von regressiven und progressiven Elementen der psychischen Entwicklung, wobei die enge Bezogenheit auf die Familie meist nicht – wie teilweise in der Adoleszenz – grundsätzlich in Frage gestellt wird.

In der Adoleszenz wird die Integration in verschiedene Gruppen Gleichaltriger zur vorrangigen psychosozialen Entwicklungsaufgabe, stets im Zusammenspiel mit einer teilweise distanzierenden Neuorientierung in der Beziehung zu den Eltern. Die zunehmende Wichtigkeit von «besten» Freundinnen und Freunden und die passagere Fixierung auf erste romantische Partner bestimmen neben vielen anderen Faktoren ein gesundes jugendliches Sozialverhalten. Die Gleichaltrigenbeziehungen klinisch auffälliger Jugendlicher können sich davon erheblich unterscheiden.

In allen Altersbereichen sind geschlechtstypische und ethnientypische Verhaltensweisen unbedingt sorgfältig zu eruieren und in der Klassifikation bzw. dem Rating zu berücksichtigen.

Operationalisierung

Bei der Bewertung der Ressourcen im Bereich der *Beziehungen zu Gleichaltrigen* geht es um das Maß, in dem entsprechend den sozialen Entwicklungsaufgaben der jeweiligen Altersstufe unabhängig von den Beziehungen zur Familie und zu Erwachsenen außerhalb der Familie freundschaftliche Beziehungen zu Gleichaltrigen zur Verfügung stehen, gepflegt werden und als Quelle von sozialer und emotionaler Unterstützung erlebt und genutzt werden können. In die Beurteilung fließen daher über alle Altersstufen Konzepte des «social support» ein, sofern diese sich im Wesentlichen auf den Kontakt zu Gleichaltrigen beziehen Es geht hierbei insbesondere um die Teilhabe an sozialen Netzwerken unter Gleichaltrigen, z.B. Kindergarten, Sportverein, Schulische Arbeitsgemeinschaften, informelle Gruppen, kirchliche Gruppen, virtuelle Netzwerke etc. die subjektive Wahrnehmung von Unterstützung, d.h. die erlebte emotionale Solidarität und Loyalität in freundschaftlichen Beziehungen; klare und kritisch hinterfragbare Nennung von Freunden bzw. Freundinnen.

Mit in die Beurteilung sollen Überlegungen zum Umgang der Kinder mit ihrer äußeren Lebenswelt einfließen, wobei heutzutage auch die virtuelle Lebenswelt, je nach Konstellation, mit zu berücksichtigen ist. Die reale Verfügbarkeit von Gleichaltrigen (u.U. behindert durch isolierte Wohnlage, körperliche Erkrankung, Altersschichtung des Wohnumfeldes etc.) sollte ebenso beachtet werden wie die individuelle Fähigkeit des Kindes (auch bei eingeschränkten Möglichkeiten), reale Sozialkontakte zu pflegen.

Beispiele

Altersstufe 1 (3 bis 5 Jahre)	
Nicht vorhanden	Dies trifft nur für extrem ausgeprägte Fälle von Kindern zu, die in überaus isolierten Verhältnissen aufwachsen oder durch erhebliche neuropsychiatrische oder organische Störungen beeinträchtigt sind.
Niedrig	Gleichaltrige haben nur eine geringe subjektive wie objektive Bedeutung für das Sozialverhalten des Kindes. Es nimmt zwar an gelegentlichen Gruppenaktivitäten teil, zeigt aber wenig Eigeninitiative und vermag Gleichaltrige nicht differenziert wahrzunehmen. Im Spiel werden eher jüngere Kinder, vor allem aber auch Erwachsene gesucht. Kinder dieser Kategorie werden höchst selten spontan zu Geburtstagsfeiern oder Freizeitaktivitäten eingeladen. Hier sind auch Kinder einzuordnen, die aufgrund realer äußerer Lebensumstände (chronische Hospitalisierung, extrem isolierte Wohnlage, sozial überängstliches Familiensystem etc.) kaum Kontakte zu Gleichaltrigen aufnehmen können. Auf Nachfrage können zwar Spielkontakte angegeben werden, die Spielbeziehungen zu bestimmten gleichaltrigen Partnern erscheinen jedoch weitgehend beliebig austauschbar und kaum eine eigenständige Quelle für erlebte positive emotionale Erfahrung zu sein.
Mittel	Diese Kinder nehmen regelmäßig an fremdorganisierten oder z. T. selbst initiierten Gruppenaktivitäten (Spielkreise, Eltern-Kind-Turnen, spontanes Spielen auf der Straße) teil und beziehen daraus prinzipiell positive subjektive Erlebnisse sozialer Akzeptanz. Bei Irritationen wie Trennungen, zeitlicher Inkonstanz von Aktivitäten sowie geringer Unterstützung durch Erwachsene reagieren sie eher durch Rückzug und sind nur bedingt in der Lage, innere Repräsentanzen von Gleichaltrigen über einen längeren Zeitraum stabil zu halten. Nach zweiwöchiger Unterbrechung sind Erinnerungen an Spielerlebnisse stark verblasst und nur durch Intervention von außen (Fotos, Erzählungen) zu reaktivieren. Der eigenständige subjektive Wert von Spielbeziehungen im Sinne einer Quelle positiver sozialer und emotionaler Erfahrungen ist ansatzweise vom Kind benennbar, wenngleich nicht voll ausgeprägt vorhanden.

Hoch	Bei dieser Ausprägung sind Kinder zu finden, die stabile Beziehungen zu Gleichaltrigen außerhalb der Familie haben. Hier sind besonders der Kindergarten, aber auch informelle Spielkreise, Sportaktivitäten, musische Gruppen und entferntere Verwandte zu nennen. Diese Beziehungen sind selbstverständlich erheblich von der emotionalen und lebenspraktischen Unterstützung seitens der primären Bezugspersonen oder ggf. anderer Erwachsener abhängig. Diese Kinder sind in der Lage, von sich aus Kontakte zu Gleichaltrigen zu pflegen und länger als vier Wochen dauernde Trennungen durch intrapsychische Objektkonstanz auszugleichen. Sehr zu achten ist hier auf den Einfluss der Eltern. Vorrang bei der Einschätzung hat das subjektive Erleben des Kindes. Spielbeziehungen können vom Kind in einer Weise benannt oder beschrieben werden, die erkennen lässt, dass sie als eine stabile Quelle positiver emotionaler und sozialer Erfahrungen erlebt werden.
Altersstufe 2 (6 bis 12 Jahre)	
Nicht vorhanden	Hier sind schwerstgestörte Kinder zu nennen, die faktisch nicht in der Lage sind, Beziehungen zu Gleichaltrigen zu knüpfen oder zu erhalten. Dies trifft nur für extrem ausgeprägte Fälle von Kindern zu, die in überaus isolierten Verhältnissen aufwachsen oder durch erhebliche neuropsychiatrische oder organische Störungen beeinträchtigt sind (vgl. hierzu immer MAS-Achse IV: organische Störungen).
Niedrig	Diese Kinder pflegen sporadische und oberflächliche Beziehungen zu Peers. Sie können relevante Klassenkameraden oder Spielpartner nicht benennen, haben deren Namen nicht parat oder bezeichnen die ganze Schulklasse als «meine Freunde». Gerade bei dieser Frage sollten Fremdinformationen von Eltern, Lehrern und Geschwistern hinzugezogen werden. In diesem Bereich sind auch Kinder zu bewerten, die ausschließlich durch Erwachsene initiierte Beziehungen zu Gleichaltrigen haben. Diese Kinder werden höchst selten zu Geburtstagsfeiern eingeladen und haben eher Kontakte zu kleineren Kindern oder älteren Menschen. Die Frage nach Freunden mag im Sinne der sozialen Erwünschtheit

	im Interview zwar bejaht werden. Die Nachfrage nach bestimmten Freundschaften und entsprechenden gemeinsamen Erlebnissen mit Freunden wird hingegen eher vage, diffus oder verallgemeinernd beantwortet.
Mittel	Kinder aus dieser Gruppe haben regelmäßig und prinzipiell positiv erlebte Kontakte zu Gleichaltrigen, die zumindest teilweise auf eigener Initiative beruhen. Es bilden sich relativ stabile Beziehungen zu Gleichaltrigen heraus, die ihnen aber in ihrer subjektiven Bedeutung deutlich unter den Beziehungen zu den primären Bezugspersonen liegen und auch in psychosozialen Krisenzeiten dem Kind nur partiell Rückhalt geben können. Im Interview sind diese Kinder weitgehend in der Lage, Gleichaltrige als eigenständige Persönlichkeiten differenziert darzustellen und ansatzweise gemeinsame Aktivitäten oder Erlebnisse zu benennen, die sie mit Freunden besonders schätzen gelernt haben.
Hoch	Es handelt sich hierbei um ausgesprochen kontaktfreudige und in regelmäßigem Austausch mit Peers stehende Kinder. Die Beziehung zu anderen Kindern ist ein wesentlicher Lebensbestandteil, dessen subjektive Wichtigkeit den Bereichen Eltern, Familie sowie Schule durchaus entsprechen kann. Intensives Engagement im sportlichen, musischen oder religiösen Bereich kann hierzu gehören, wobei Initiative und Aktivität das ohnehin in dieser Altersstufe anzutreffende Niveau deutlich überschreiten. Hier sind auch diejenigen Fälle zu kodieren, bei denen die Position in der gleichaltrigen Gruppe entscheidend für das psychische und soziale Überleben geworden ist, da andere Sozialisationsfaktoren versagen (dissoziale Cliquen- und Gangbildung, wechselseitige «Erziehung» von vernachlässigten Kindern untereinander). Bei psychosozialen Krisensituationen erfahren diese Kinder einen wichtigen Rückhalt in der Gruppe. Diese Kinder können auf Nachfrage neben konkreten Aktivitäten, die sie gerne mit Gleichaltrigen teilen, auch Werte benennen, die für sie eine gute Freundschaft ausmachen und die deren Bedeutung als eigenständige Quelle von sozialem Halt unterstreichen.

Altersstufe 3 (13 bis 18 Jahre)	
Nicht vorhanden	Hier sind schwerstgestörte Jugendliche zu nennen, die faktisch nicht in der Lage sind, Beziehungen zu Gleichaltrigen zu knüpfen oder zu erhalten. Dies trifft nur für extrem ausgeprägte Fälle von Jugendlichen zu, die in überaus isolierten Verhältnissen aufwachsen oder durch erhebliche neuropsychiatrische oder organische Störungen beeinträchtigt sind.
Niedrig	Diese Kategorie umfasst Jugendliche, die sehr wenig Kontakte zu Gleichaltrigen pflegen, an alterstypischen Gruppenaktivitäten (Sport, Freizeitvergnügen, «Abhängen», Chatten, virtuelle Internetspiele etc.) kaum teilnehmen. Hier werden auch Jugendliche kodiert, die zwar über eine einzige tragfähig erscheinende Freundschaft berichten können, aber darüber hinaus keine positiv erlebten Gruppenkontakte kennen und somit in einem ausschließlich dyadischen Beziehungsmuster verhaftet zu sein scheinen. Klinisches Beispiel: «Nur meine beste Freundin versteht mich, sonst keiner.»
Mittel	Die Gleichaltrigengruppe fungiert als wichtiger Bezugsrahmen für diese Entwicklungsphase und bildet den Hintergrund für soziale Aktivitäten. Der Kontakt zur Familie und primären Bezugspersonen steht gleichwertig daneben.
Hoch	In dieser Altersgruppe stellen die Beziehungen zu gleichaltrigen Gruppen zentrale Lebensbereiche dar, zu deren Gunsten andere, früher bedeutsamere Lebensbereiche zu geringer subjektiver Bedeutung umgewertet werden. Als hoch sind solche Jugendliche zu kodieren, deren fast ausschließliche Aktivität sich mit Gleichaltrigen manifestiert, sei es zuungunsten anderer Beziehungen, sei es als bereichernde Ergänzung zu prinzipiell stabilen Beziehungen mit primären Bezugspersonen oder Familienmitgliedern. In psychosozialen Belastungssituationen sind Freunde die entscheidenden Ansprechpartner und Stützen bzw. in die Lösung einer Gesamtproblematik bedeutsam einbezogen.

Familiäre Ressourcen

Theoretischer Hintergrund

Dysfunktionale Familienstrukturen haben eine hohe Bedeutung als Risikofaktor für die Entstehung psychischer Störungen bei Kindern und Jugendlichen. Entsprechend haben funktionale und tragfähige Familienbeziehungen eine wichtige protektive salutogenetische Bedeutung. Bei der Einschätzung der *familiären Ressourcen* steht der salutogenetische Blick auf das System Familie im Vordergrund. Da kein klarer theoretischer Gesamtrahmen für familiäre Ressourcen besteht und dieser auch durch die zunehmende Komplexität der postmodernen Lebensformen in absehbarer Zeit nicht zu erwarten ist, werden in der OPD-KJ-2 einzelne, z. T. empirisch belegte, z. T. psychotherapeutisch-klinisch konzeptualisierte Faktoren aufgeführt, die in ihrer Summe Auskunft über die Fähigkeiten und Fertigkeiten von Familien geben, mit Problemen von Kindern und Jugendlichen adäquat umzugehen.

Folgende familiäre Ressourcen werden als besonders bedeutsam im Sinne der OPD-KJ-2 angesehen:

- intensive Beziehung zu primären Bezugspersonen
- hilfreiche Beziehung zu weiteren Familienmitgliedern
- konstruktive Kultur des Austausches zwischen den Eltern
- bindende Familienregeln
- Berechenbarkeit elterlicher Verhaltensweisen
- Stabile Bindung zu einem Elternteil, auch wenn der andere Elternteil sich beispielsweise oft aggressiv oder entwertend verhält.
- stabile Beziehung zu den Geschwistern

Neben diesen Bereichen fließen folgende Beobachtungen mit ein:

- offene Kommunikation unter den Familienmitgliedern
- psychische Flexibilität der Familienmitglieder
- emotionale Bezogenheit der Familienmitglieder aufeinander
- Austausch der Familie mit der Umwelt

Ferner wird berücksichtigt, wie aufgeschlossen und interessiert Familienmitglieder auf Gesprächsinterventionen (z. B. Klärungen, Konfrontationen, Deutungen) reagieren.

Beispiele

Altersstufe 1 (3 bis 5 Jahre)	
Nicht vorhanden	Weder Primär- noch Ersatzfamilie vorhanden. Aufwachsen im institutionellen Kontext ab Geburt. Keinerlei Erleben familiärer Strukturen (Straßenkinder, Kasper-Hauser-Syndrom). Keine Phantasien über Eltern, auch keine Idealisierungen. Selten zu kodierende Extremkategorie.
Niedrig	Eltern bzw. Elternteile oder familiäre Elternersatzpersonen sind nur begrenzt verfügbar, inkonsequent und unklar im Umgang und emotional für das Kind wenig sicher präsent. Die Bindung zwischen Kind und relevanten Familienmitgliedern ist brüchig oder zumindest hoch ambivalent und kann in Krisensituationen nur in Ausnahmefällen als Stütze aktiviert werden. Die Kommunikation zwischen den der Familie angehörenden Erwachsen bzw. Geschwistern ist z. T. problematisch, inkohärent und durch Missverständnisse und Projektionen gekennzeichnet (vgl. MAS-Achse V, verzerrte intrafamiliäre Kommunikation). Dennoch ist das Kind partiell in der Lage, einzelne Beziehungsepisoden oder positive Erinnerungen an die Elternfiguren in eine prinzipiell positive Repräsentanz zu integrieren, wobei es zu einfachen Idealisierungen kommt. Die Eltern sind mit entsprechender Unterstützung ansatzweise in der Lage, ihre Beziehung zum Kind zu reflektieren und zu verändern.
Mittel	Viele der unter der Definition genannten Faktoren sind in diesen Familien zu finden. Die Kommunikation ist im Prinzip offen und an den Interessen des Kindes orientiert. Der Kontakt zu den Elternfiguren ist für das Kind tragend und zentral. Andere Familienmitglieder sind in die innere Welt des Kindes integriert. Im Interview können die Eltern emotional adäquat Problemlagen und jeweilige Lösungsansätze darlegen und diskutieren. Sie greifen Anregungen und Probedeutungen auf.

Behandlungsvoraussetzungen

Hoch	Diese Familien gehen sehr offen mit emotionalen wie kognitiven Problemen und Irritationen in Bezug auf ihr Kind um. Sie können ambivalente Gefühle gegenüber dem Kleinkind wahrnehmen, verbalisieren und für weitere Entwicklungen kreativ nutzen. Gleichzeitig sind sich die Eltern sowohl der Bedeutung und Wertigkeit ihrer Paarbeziehung als auch der transgenerationalen Grenzen bewusst. Sie nutzen den Austausch mit den eigenen Herkunftsfamilien wie mit etwaigen Geschwisterkindern, um in Bezug auf das symptomatische Kind zu einer differenzierten Sicht zu kommen. Die Eltern erkennen und respektieren die altersbezogenen Möglichkeiten und Grenzen des Kindes und stellen altersangemessene Forderungen. Das Kind selbst ist in der Lage, Vater und Mutter differenziert zu erfassen und ggf. zu beschreiben, Unterschiede zu erkennen, ohne dass überwältigende Angstimpulse auftreten. In projektiven Tests kommen innere Familienbilder zum Ausdruck, die gleichzeitig Kohärenz und Unterscheidbarkeit der Individuen darstellen. Auch das Kind vermag ambivalente Impulse gegenüber den Eltern zu erkennen und auszudrücken.
Altersstufe 2 (6 bis 12 Jahre)	
Nicht vorhanden	Weder Primär- noch Ersatzfamilie vorhanden. Aufwachsen im institutionellen Kontext ab Geburt. Keinerlei Erleben familiärer Strukturen (Straßenkinder etc.). Keine positiven Phantasien über Eltern, auch keine Idealisierungen. Selten zu kodierende Kategorie bei extremer Entwicklungsstörung.
Niedrig	Eltern bzw. Elternteile oder familiäre Elternersatzpersonen sind nur begrenzt verfügbar, inkonsequent im Umgang und emotional für das Kind wenig präsent. Die Bindung zwischen Kind und relevanten Familienmitgliedern ist brüchig oder zumindest ambivalent und kann in Krisensituationen nur selten als Stütze aktiviert werden. Die Kommunikation zwischen den der Familie angehörenden Erwachsenen bzw. Geschwistern ist zum Teil problematisch, inkohärent und durch Missverständnisse und Projektionen gekennzeichnet (vgl. MAS-Achse V, verzerrte intrafamiliale Kommunikation). Dennoch ist das Kind in

	der Lage, wiederholte angenehme Beziehungsepisoden oder positive Erinnerungen an die Elternfiguren in eine prinzipiell positive Repräsentanzenwelt zu integrieren, wobei es zu deutlichen Idealisierungen kommt.
Mittel	Viele der unter der Definition genannten Faktoren sind in diesen Familien zu finden. Die Kommunikation ist im Prinzip offen und an den sich entwickelnden Interessen des Kindes orientiert. Der Kontakt zu den Elternfiguren ist für das Kind tragend und zentral. Andere Familienmitglieder sind in die innere Welt des Kindes integriert. Im Interview können die Eltern differenziert und emotional adäquat die jeweilige Entwicklung der Familie, Problemlagen und entsprechende Lösungsansätze darlegen und diskutieren. Sie greifen Anregungen und Probedeutungen kreativ auf.
Hoch	Es bestehen ein gesamtfamiliäres Problembewusstsein und eine gemeinsame Haltung gegenüber der Außenwelt und dem Diagnostiker, wobei individuelle Eigenheiten respektiert werden. Das Kind wird altersgemäß gefördert und in seinen Individuationsschritten unterstützt. Die Integration von neu entstehenden Gleichaltrigen-Beziehungen in den familiären Rahmen vollzieht sich positiv und wird von den Eltern gefördert. Die Geschwisterbeziehungen sind offen, respektvoll und auch in Krisenzeiten eine Stütze für das einzelne Kind.
Altersstufe 3 (13 bis 18 Jahre)	
Nicht vorhanden	Weder Primär- noch Ersatzfamilie vorhanden. Aufwachsen im institutionellen Kontext ab Geburt. Keinerlei Erleben familiärer Strukturen (Straßenkinder, chronifizierte Heimaufenthalte etc.). Keine positiven Phantasien über Eltern, auch keine Idealisierungen. Selten zu kodierende Kategorie bei extremer und chronifizierter Entwicklungsstörung.
Niedrig	Eltern bzw. Elternteile oder familiäre Elternersatzpersonen waren und sind nur begrenzt verfügbar, inkonsequent im Umgang und emotional für den Jugendlichen wenig präsent. Die Bindung zwischen Jugendlichem und relevanten Familienmitgliedern ist brüchig oder zumindest ambiva-

	lent und kann in Krisensituationen nur selten als Stütze aktiviert werden. Die Kommunikation unter den Familienmitgliedern ist zum Teil problematisch, inkohärent und durch Missverständnisse und Projektionen gekennzeichnet (vgl. MAS-Achse V, verzerrte intrafamiliäre Kommunikation). Dennoch ist der Jugendliche punktuell in der Lage, wiederholte angenehme Beziehungsepisoden oder positive Erinnerungen an die Elternfiguren auf Nachfrage zu berichten. Der Jugendliche kann seine Eltern mit ihren Schwächen zum Teil akzeptieren und deren positive Eigenschaften sehen. Die Eltern sind ansatzweise bereit und in der Lage, ihre Beziehungen zum Kind zu reflektieren und zu verändern.
Mittel	Die meisten der unter der Definition genannten Faktoren sind in diesen Familien zu finden. Die Kommunikation ist im Prinzip offen und zumindest teilweise an den Entwicklungsbedürfnissen der Jugendlichen orientiert. Der Kontakt zu den Elternfiguren ist für die Jugendlichen bedeutsam, und auch andere Familienmitglieder sind in die innere Welt der Jugendlichen integriert. Im Interview können Jugendliche und Eltern differenziert und emotional adäquat die jeweilige Entwicklung der Familie, Problemlagen und entsprechende Lösungsansätze darlegen und diskutieren. Sie greifen Anregungen und Probedeutungen auf.
Hoch	Es bestehen ein gesamtfamiliäres Problembewusstsein und eine grundsätzlich gemeinsam getragene Haltung gegenüber der Außenwelt und dem Diagnostiker, wobei individuelle Eigenheiten respektiert werden. Die Jugendlichen werden altersentsprechend gefördert und in ihren Individuationsschritten unterstützt. Die Integration von neu entstehenden Gleichaltrigen-Beziehungen in die Familie vollzieht sich positiv und wird von den Eltern gefördert. Die Geschwisterbeziehungen sind offen, respektvoll und auch in Krisenzeiten eine Stütze für den Einzelnen.

Intrapsychische Ressourcen

Theoretischer Hintergrund

Bei dem Versuch, neben familiären, sozialen und in Gleichaltrigen-Beziehungen erlebbaren Ressourcen auch die im Kind oder Jugendlichen selbst vorhandenen entsprechenden Stärken und Kompetenzen im Sinne einer subjektiven Dimension (also abgrenzbar von in der MAS erfassbaren Dimensionen wie z. B. Intelligenz) zu operationalisieren, stößt man innerhalb der psychoanalytischen Theorie unweigerlich auf die Instanz des Ich, seine Struktur und seine Fähigkeiten. Bei der Operationalisierung intrapsychischer Ressourcen sollten intentionale Anteile des Ich, also bewusst erlebbare eigene Fähigkeiten, die dem Individuum verfügbar sind, um die äußere Realität zu kontrollieren, gestaltend auf sie einzuwirken bzw. sich auf die Objektwelt zuzubewegen und auf sie bezogen zu handeln (Rudolf, 1995), wesentliche Determinanten für die Beurteilung bilden.

Andererseits galt es, Redundanzen mit der Einschätzung auf der Achse *Struktur* zu vermeiden und eine Operationalisierung zu finden, die weitestgehend auf metapsychologische Konstrukte verzichtet.

Zur begrifflichen Orientierung des psychoanalytisch geschulten Anwenders sei hier bemerkt, dass der Begriff der Ich-Stärke, aber auch bestimmte Ich-Funktionen und Ich-Leistungen, insbesondere die Außen- und Innenwahrnehmung, die Antizipation, die Selbstreflexion, Handlungskompetenz und Funktionslust durchaus eine theoretische Nähe zu den hier gemeinten intrapsychischen Ressourcen haben bzw. wesentliche Bestandteile derselben sind. Gewählt wurde letztlich eine theorieübergreifend allgemein verständliche Definition, die einer im Interview beurteilbaren Resultante der genannten Fähigkeiten des Ich im Hinblick auf verinnerlichte Zuversicht entspricht. In Anlehnung an das Begriffssystem der Bindungstheorie (Bowlby, 1998) könnte man auch von einem inneren Arbeitsmodell von «Zuversicht bei der Problembewältigung» sprechen. Ausdrücklich abzugrenzen hingegen ist hier der Begriff der internalen Kontrollüberzeugung (Lohaus & Schmitt, 1989), mit dem die subjektive Unabhängigkeit vom Helfer-System bezeichnet wird.

Operationalisierung

Mit intrapsychischen Ressourcen sind die individuellen psychosozialen Kompetenzen gemeint, die Kindern und Jugendlichen für ihren Umgang mit Belastungen, Problemen und Konflikten und damit auch für die Bewältigung einer zur diagnostischen Vorstellung führenden Problematik im subjektiven Erleben zur Verfügung stehen. Diese bewusst erlebten Kompetenzen bedingen wesentlich das Maß der geäußerten Zuversicht der Kinder und Jugendlichen im Hinblick auf die Vorstellung, die bestehende Störung/Krankheit mit therapeutischer Hilfe überwinden zu können. Bei der Einstufung kommt spontanen Äußerungen von Zuversicht im Hinblick auf die Überwindung der psychischen Krankheit ein besonders hoher Stellenwert zu (Beispiel: «Ich brauche zwar Hilfe, aber ich kann das schaffen!»). Wird aufgrund eines symptombedingten hohen Leidensdruckes keine Zuversicht geäußert, die Störung überwinden zu können, sind innere Arbeitsmodelle von Problembewältigung in anderen Kontexten zu berücksichtigen, die in aller Regel gezielt zu erfragen sind.

Beispiele

Altersstufe 1 (3 bis 5 Jahre) (in der Regel erst bei hinreichender Sprachentwicklung beurteilbar)	
Nicht vorhanden	Ein Vorschulkind mit Angstsymptomen zeigt in seinen Äußerungen sowie im szenischen Spiel keinerlei Hinweise darauf, dass es sich selbst vorstellen kann, dass Ängste überwindbar sind, auch nicht mithilfe eines anderen Menschen.
Niedrig	Ein Vorschulkind bietet z.B. im Szeno-Spiel eine vom kindlichen Protagonisten initiierte Problemlösung an oder greift ein entsprechendes Angebot des Untersuchers spielerisch auf, reagiert jedoch mit zögerlichem Rückzug oder Vermeidungsverhalten, als dieses Problemlösemuster als Leistung des kindlichen Protagonisten vom Untersucher hervorgehoben wird und als möglicherweise auf die eigene Situation übertragbar angeboten wird (Beispiel: «Wie wir gerade miteinander im Spiel gesehen haben, kann ein Kind selbst etwas tun, damit es weniger Angst hat»).

Mittel	Ein Vorschulkind reagiert neugierig und interessiert auf das verbalisierte Angebot des Untersuchers, dass eine im Szeno-Spiel entwickelte, vom kindlichen Protagonisten initiierte Lösung möglicherweise für die Bewältigung der eigenen Probleme hilfreich sein kann.
Hoch	Ein Vorschulkind verbalisiert auf Nachfrage eine ihm zur Verfügung stehende Angst mindernde Strategie (Beispiel: «Was machst du, wenn du allein bist und die Angst kommt?» – «Ich steck sie unter mein Kopfkissen, und dann ist sie weg»).
Altersstufe 2 (6 bis 12 Jahre)	
Nicht vorhanden	Ein depressives Schulkind stellt sich völlig hilflos und verzweifelt dar und äußert auf Nachfrage keine Vorstellung von Zuversicht oder Problemlösung.
Niedrig	Ein Schulkind mit Kontaktschwierigkeiten und Ängsten kann im Gespräch das Thema kindlicher Problemlösefähigkeit oder Zuversicht verbal oder spielerisch aufgreifen, reagiert jedoch zögerlich oder vermeidend auf eine widerspiegelnde Intervention, die einen Bezug zur eigenen Situation herzustellen versucht (Beispiel: «Hast du selbst auch schon mal erlebt, dass, wenn du jemanden findest, der dir hilft, es dir hinterher besser geht?»).
Mittel	Ein Schulkind mit Kontaktschwierigkeiten und Ängsten äußert auf Nachfrage ansatzweise verinnerlichte Zuversicht, dass es ihm, wenn ihm geholfen wird, bald besser gehen wird (Beispiel: «Es wäre gut, wenn jemand für mich da ist; vielleicht wird es dann ja besser»).
Hoch	Ein Schulkind äußert auf Nachfrage klar, dass es eine verinnerlichte Vorstellung von Zuversicht oder Problemlösung hat, und es nimmt dabei entweder konkreten Bezug auf das bestehende Problemen oder auf andere Situationen, die auch fiktiv sein können (Beispiel: «Ich glaub, ich kann das schaffen.» Oder: «Wenn ich so stark wäre wie Pippi Langstrumpf, dann würde ich ...»).

Altersstufe 3 (13 bis 18 Jahre)	
Nicht vorhanden	Ein depressiver Jugendlicher stellt sich völlig hilflos und verzweifelt dar und äußert auf Nachfrage keine Vorstellung von Zuversicht oder Problemlösung.
Niedrig	Eine unter Zwängen leidende Jugendliche deutet im Gespräch auf Nachfrage an, dass sie ansatzweise eine innere Vorstellung von Problemlösung hat, kann dies jedoch weder mit eigenen Kompetenzen noch mit ihrer aktuellen Situation in Verbindung bringen, so dass das Gefühl von Aussichtslosigkeit auch bei angebotener Hilfe überwiegt.
Mittel	Eine essgestörte Jugendliche äußert sich ambivalent im Hinblick auf ihre Zuversicht, mit therapeutischer Hilfe zu einem kontrollierten Essverhalten finden zu können, kann jedoch auf Nachfrage eigene Problemlösekompetenzen in anderen Bereichen benennen.
Hoch	Eine Jugendliche mit einer Angststörung kann auf Nachfrage deutlich subjektives Kompetenzerleben in anderen Problemsituationen benennen und äußert sich überwiegend zuversichtlich im Hinblick auf eine Verbesserung ihrer Symptomatik bei Inanspruchnahme therapeutischer Hilfe.

Außerfamiliäre soziale Unterstützung

Theoretischer Hintergrund

Die Verfügbarkeit und die Möglichkeiten zur Nutzung eines sozialen Unterstützungssystems beeinflussen das Auftreten und den Verlauf einer psychischen Problematik des Kindes entscheidend. Ein Netzwerk mit hilfreicher sozialer Unterstützung, bestehend aus unterstützend erlebten sozialen Beziehungen auch außerhalb des Familiensystems durch Freunde, Nachbarn, Bekannte aus dem beruflichen oder freizeitlichen Umfeld der Familie, wird vielfach in der Literatur als protektiver Faktor für eine gesunde Entwicklung von Kindern aus Risikogruppen identifiziert (Plass & Wiegand-Grefe, 2012; Resnick, Harris & Blum, 1993; Zolkoski & Bullock, 2012). Beispielsweise beschreiben in ihrer Kindheit seelisch hoch belastete, junge erwachsene Kinder von psychisch kranken Eltern retrospektiv, dass sie sich in der Kindheit generell nicht ausreichend sozial unterstützt gefühlt haben, obwohl sie sich mehr soziale Unterstützung gewünscht hätten (Sollberger, Byland & Widmer, 2008). Die Mehrzahl der Kinder verfügt zwar über ein gewisses, meist kleines Geflecht sozialer Beziehungen zu Verwandten oder Bekannten, vermeidet es aber meist, diese für die Bewältigung der Alltagssorgen heranzuziehen.

Operationalisierung

Bei dieser Kategorie geht es um die Verfügbarkeit und Nutzung von sozialer Unterstützung aus dem außerfamiliären sozialen Umfeld des Kindes. Mit dieser sozialen Unterstützung sind sämtliche sozial hilfreichen Kontakte und Beziehungen zu erwachsenen Personen außerhalb der Kernfamilie, unabhängig von einer professionellen Unterstützung und unabhängig von der Unterstützung durch die Gleichaltrigen-Peergroup des Kindes oder Jugendlichen bezeichnet. Dieses hier gemeinte Netzwerk sozialer Unterstützung außerhalb der Familie ergänzt also die professionelle Unterstützung und die Unterstützung durch freundschaftliche Beziehungen mit Gleichaltrigen. Zu dieser Kategorie gehören der Freundes- und Bekanntenkreis der Familie, die soziale Einbindung in nachbarschaftliche Bezüge, ebenso wie die soziale Integration in Vereinsaktivitäten, Kirchengemeinde, Musikorchester oder ähnliche soziale Bezüge.

Bei der Beurteilung dieser Verfügbarkeit und der Möglichkeiten zur Nutzung eines sozialen Unterstützungssystems wird erfasst, inwieweit einer Familie oder einem Kind überhaupt soziale Beziehungen zur Verfügung stehen, die bei Bedarf genutzt werden könnten. Im Weiteren wird beurteilt, ob diese zur Verfügung stehenden sozialen Ressourcen genutzt werden können. Dies ist im Interview explizit zu erfragen und in jedem Fall durch fremdanamnestische Daten (meistens mit den Eltern) zu ergänzen.

Beispiele

Altersstufe 1 (3 bis 5 Jahre)	
Nicht vorhanden	Diesen Familien oder Kindern stehen keinerlei soziale Unterstützungsmöglichkeiten zur Verfügung, weil sie nicht in der Lage sind, diese zu entwickeln oder vorhandene Möglichkeiten zu nutzen.
Niedrig	Hier finden sich Kinder und Familien mit marginalen Möglichkeiten von sozialer Unterstützung. Die Kinder wachsen mit wenig Kontakt zu erwachsenen Bezugspersonen außerhalb der Eltern (Freunde, Nachbarn, Kollegen, Bekannte der Eltern) auf. Die Familie ist weitgehend sozial isoliert. Die Kinder berichten kaum über Menschen außerhalb der Kernfamilie und können sich diese auch nicht als hilfreich in Problemsituationen vorstellen.
Mittel	Es besteht prinzipielle Kenntnis über die Nutzungsmöglichkeiten eines sozialen Netzwerkes der Familie. Es gibt einige Kontakte zu erwachsenen Bezugspersonen außerhalb der Familie, die jedoch nicht umfassend genutzt werden. Das Kind nimmt an außerfamiliären Aktivitäten unter Fremdanleitung teil.
Hoch	Die Eltern nutzen intensiv die für diese Altersstufe bestehenden Möglichkeiten sozialer Unterstützung im Freundes- und Bekanntenkreis aus dem beruflichen oder Freizeitbereich der Familie. Sie pflegen viel Kontakt und regelmäßigen Austausch, z. B. auch zu Eltern mit anderen Kindern in dieser Altersgruppe.
Altersstufe 2 (6 bis 12 Jahre)	
Nicht vorhanden	Die Unterstützung durch ein soziales Netzwerk spielt bei diesen Kindern keinerlei Rolle. Eine Vorstellung über hilfreiche Personen aus dem Umfeld der Familie ist nicht vorhanden. Möglicherweise besteht ein paranoid-feindseliges Familienklima, in dem die Vorstellung, Kontakte zu anderen Menschen zu pflegen oder gar Hilfe von anderen Menschen in Anspruch zu nehmen, angstbesetzt oder paranoid feindselig besetzt ist.
Niedrig	Diese Kinder sind kaum oder nur marginal in der Lage, außerfamiliäre Hilfspersonen aus dem sozialen Netzwerk

	der Familie zu nutzen. Zwar befinden sie sich in Situationen mit prinzipiell hilfreichen Personen, die Kinder nehmen dies aber kaum wahr und messen Personen außerhalb der Familie quasi keine hilfreiche Bedeutung zu.
Mittel	Diese Kinder haben zwar Kenntnisse oder Kontakte zu außerfamiliären Personen des sozialen Netzwerkes der Familie und pflegen ggf. auch Beziehungen zu diesen, die emotionale Relevanz ist aber nicht stark ausgeprägt. Der hilfreiche Einfluss von außenstehenden Personen wird im Vergleich zu den Eltern bzw. primären Bezugspersonen als eher gering empfunden.
Hoch	Kinder mit hoher Ausprägung in diesem Merkmal können sich bereits sehr früh außerfamiliären Bezugspersonen (Freunden der Familie, Nachbarn, Bekannten) intensiv anvertrauen und deren Hilfe auch bei der Lösung von Problemen in Anspruch nehmen. Es gelingt ihnen, familienfremde Personen in ihr tägliches Leben zu integrieren.
Altersstufe 3 (13 bis 18 Jahre)	
Nicht vorhanden	Es bestehen keinerlei Nutzungsmöglichkeiten von sozialer Unterstützung bei den Kindern dieser Altersgruppe, oder diese werden kategorisch abgelehnt.
Niedrig	Die Nutzung potenziell hilfreicher sozialer Beziehungen oder Personen ist nur marginal ausgeprägt. Alternativ kann ein hohes Angstpotenzial bis hin zu paranoiden Verzerrungen bei stark an die Familie gebundenen Jugendlichen bestehen. Soziale Beziehungen des sozialen Netzwerkes werden entwertet oder ignoriert und allenfalls in unvermeidlichen dramatischen Notlagen ambivalent akzeptiert.
Mittel	Diese Jugendlichen können sich außerhalb der Familie Unterstützung bei Personen des sozialen Netzwerkes suchen. Die außerfamiliären Beziehungen haben hierbei jedoch eher funktionalen als persönlichen interaktionellen Charakter und können diskontinuierlich gestaltet sein.
Hoch	Bei diesen Jugendlichen besteht eine lebendige und ungehinderte Nutzung eines sozialen Netzwerks außerhalb der Familie. Die sozial hilfreichen Beziehungen werden

	von diesen Jugendlichen aktiv und regelmäßig gepflegt. Sie ergänzen familiäre Strukturen oder stellen ggf. einen tragfähigen Ausgleich für innerfamiliäre Beziehungsprobleme dar.

10.3 Therapievoraussetzungen

Einsicht in biopsychosoziale Zusammenhänge

Theoretischer Hintergrund

Der Begriff der Einsicht ist in der Psychotherapie weit verbreitet und stellt in fast allen therapeutischen Schulen ein wichtiges Konstrukt dar. Dies gilt im Besonderen auch für die analytische Psychotherapie (Thomä & Kächele, 1988). Hier ist nicht Einsicht in dem Sinne von «Krankheitseinsicht» gemeint, die in vielen medizinischen Bereichen – der Behandlung psychotischer Patienten, der forensisch-psychiatrischen Beurteilung und in der ärztlichen Aufklärungsarbeit – eine wichtige Rolle spielt. Die hier gemeinte *Einsicht in biopsychosoziale Zusammenhänge* umfasst zudem mehr als nur die Introspektionsfähigkeit, die lediglich die allgemeine Fähigkeit zur Binnenwahrnehmung beinhaltet (Mertens, 1992). Durch Binnenwahrnehmung können selbstreflexive Prozesse in Gang gesetzt werden, die wiederum zu Einsichten führen (siehe Kapitel 5.3 *Theoretische Konzeption der Achsen – Struktu*r). Insofern umfasst das hier gemeinte Konstrukt der Einsicht in biopsychosoziale Zusammenhänge ein Kontinuum, das Introspektion und Selbstreflektion umfasst.

Während sich bei Freud (S. Freud, 1914) die Einsicht mehr auf unbewusste pathogene Kindheitskonflikte und ihre späteren Ableitungen und Auswirkungen bezieht, siedelt Fenichel (1941) die Einsicht zwischen den beiden Polen Denken und Fühlen an. Die Einsicht hier bezieht sich allein auf die kognitiven Möglichkeiten von Kindern und Jugendlichen, Zusammenhänge zu erkennen, beispielsweise gegenwärtiges Verhalten auf der Basis früherer Ereignisse zu verstehen (Fisher & Greenberg, 1977).

Einsicht und Introspektionsfähigkeit überlappen sich teilweise. Introspektionsfähigkeit wird in der OPD-KJ-2 auf der Achse *Struktur* unter dem Begriff des *Selbsterlebens* (s. o.) abgebildet. In die Einsicht gehen in erster Linie die rational-kognitiven Aspekte der Introspektionsfähigkeit ein, während das *Selbsterleben* auch Affekte und Körperempfindungen umfasst.

Operationalisierung

Mit Einsicht in biopsychosoziale Zusammenhänge ist die Bereitschaft und Fähigkeit von Kindern und Jugendlichen gemeint, altersentsprechend Zusammenhänge zwischen äußeren Lebenssituationen, innerem seelischen Erleben und ihrer Problematik bzw. Symptomatik zu erkennen. Um einen solchen selbstreflexiven Umgang mit biopsychosozialen Zusammenhängen einschätzen zu können, ist es in der Regel erforderlich, dass im diagnostischen Dialog mit dem Untersucher mittels spezifischer psychodynamischer Gesprächsinterventionen, die die Introspektion stimulieren und biopsychosoziale Zusammenhänge thematisieren (z. B. Klärung, Konfrontation und Deutung), ein entsprechend selbstreflexiver Umgang angeregt und moderiert wird.

Für die Einschätzung geeignete Gesprächsthemen sind beispielsweise typische Auslösesituationen für das erste Auftreten von Symptomen oder das Erkennen von eigenen Vorteilen durch die Symptomatik im Sinne eines sekundären *Krankheitsgewinns* (s. u.). Die Einsicht in biopsychosoziale Zusammenhänge wird allein auf kognitiv-rationaler Ebene eingeschätzt. Die Fähigkeit zur Wahrnehmung von eigenen Affekten wird auf der Achse *Struktur (Affekttoleranz)* abgebildet. Für die Kodierung der Einsicht ist entscheidend, dass die Kinder oder Jugendlichen Zusammenhänge oder Fragen, die der Untersucher einbringt, nicht nur mit einem «Ja» bestätigen, sondern inhaltlich aufgreifen, in eigenen Worten reproduzieren und ggf. reflektierend weiterentwickeln. Eine therapeutische Veränderung muss mit dieser Einsicht nicht verbunden sein. Die Einsicht soll rein deskriptiv anhand der verbalen Äußerungen der Kinder oder Jugendlichen eingeschätzt werden. Aus entwicklungspsychologischer Sicht ist das für diese Operationalisierung nötige Abstraktionsniveau im rationalen Denken des Kindes vor dem 13. Lebensjahr kaum zu erwarten, weshalb dieses Item erst ab Altersstufe 3 (13 bis 18 Jahre) eingeschätzt werden soll. Zu beachten ist, dass die Einschätzung der Einsicht von der Intelligenz des Kindes abhängig ist, so dass eine objektive Einschätzung der Intelligenz entsprechend der MAS-Achse III (zumindest durch eine gezielte Erhebung des schulischen Leistungsniveaus) vorausgehen sollte.

Beispiele

Altersstufe 3 (13 bis 18 Jahre)	
Nicht vorhanden	Es werden vom Jugendlichen keinerlei Zusammenhänge zwischen Problemkonstellationen und Symptomatik erkannt, auch nicht nach Darlegung durch den Untersucher.
Niedrig	Vom Untersucher angebotene Zusammenhänge (Konfrontationen, Spiegeln, etc.) können vom Jugendlichen nur in Teilaspekten aufgegriffen werden; beispielsweise wird bei Auslösesituationen der zeitliche Aspekt erkannt, während beziehungsdynamische Zusammenhänge oder Zusammenhänge mit anderen psycho-sozialen Bedingungen negiert werden.
Mittel	Die Jugendlichen bringen keine spontanen Ideen zu biopsychosozialen Zusammenhängen. Sie greifen diese aber, wenn sie vom Untersucher angeboten werden, wenn auch nur zögernd auf, können diese dann aber gedanklich durchdringen.
Hoch	Gemeint sind Jugendliche, die biopsychosoziale Zusammenhänge spontan oder auf Spiegelungen oder Konfrontationen des Untersuchers («Mir fällt auf, dass ...») hin erkennen und weiterentwickeln. Sie können beispielsweise die Mitwirkung eigener Anteile an einer konflikthaften Ablösungsproblematik vom Elternhaus erkennen.

Spezifische Psychotherapiemotivation

Theoretischer Hintergrund

Mit der spezifischen Psychotherapiemotivation ist in der OPD-KJ-2 die sich im diagnostischen Gespräch bzw. in probatorischen Sitzungen abzeichnende Bereitschaft und Motivation der Patienten gemeint, sich auf eine spezifisch psychodynamische oder psychoanalytische Arbeitsweise im psychotherapeutischen Setting einzulassen. Für die Beurteilung der spezifischen Psychotherapiemotivation sind deshalb die Reaktionen der Kinder und Jugendlichen auf folgende spezifische Merkmale einer psychodynamisch orientierten Gesprächsführung maßgeblich (s. **Tab. 3**).

Die Differenzierung der Items *Veränderungsmotivation*, *Leidensdruck* und *spezifische Psychotherapiemotivation* zielt darauf ab, eine möglichst aussagekräftige Basis für die Indikationsstellung zur Psychotherapie eines Kindes oder Jugendlichen zu gewinnen. Dies schließt Überlegungen zur Differentialindikation verschiedener therapeutischer Vorgehensweisen ein. Insbesondere erhellend kann es für diagnostische Überlegungen sein, wenn Veränderungsmotivation, Leidensdruck und spezifische Therapiemotivation nicht in naheliegend zu vermutender Weise gleichsinnig ausgeprägt sind. So kann beispielsweise ein hoher Leidensdruck bei geringer Veränderungs- und spezifischer Therapiemotivation die Überlegung begründen, zunächst eine Phase der Klärung im familientherapeutischen Setting vorzuschalten, um den psychodynamischen Sinn dieses scheinbaren Widerspruchs im Kontext des Familiensystems zu erhellen (Beispiel: «Was tut das Kind mit dem Symptom für die Familie?»). Ebenso kann eine hohe Veränderungs- bei geringer spezifischer Therapiemotivation zu Überlegungen führen, zunächst andere Interventionen einzuleiten (z. B. pädagogische Maßnahmen etc.) und die Motivation zur Psychotherapie zu einem späteren Zeitpunkt erneut zu überprüfen.

Tabelle 3: Spezifische Merkmale psychodynamischer Gesprächsführung

- Die Orientierung der Gesprächsführung am inneren Erleben des Patienten.
- Der Versuch, intrapsychische und interpersonale Konflikte und ihre Bedeutung für die bestehende Problematik bzw. Symptomatik herauszuarbeiten.
- Der Versuch, ein Problem oder Symptom im lebensgeschichtlichen Kontext zu verstehen.
- Der Versuch, affektlogische Sinnzusammenhänge zwischen scheinbar irrationalen Verhaltens- und Erlebensmustern herzustellen.
- Der Versuch, ein Problem oder Symptom in seinen Wechselwirkungen zu den wichtigen Beziehungen (meist Eltern-Kind-Beziehungen) des Patienten zu betrachten.

Operationalisierung

Der Begriff der spezifischen Psychotherapiemotivation umfasst das in einem psychodynamisch orientierten Erstinterview mit einem Kind oder Jugendlichen (auch Phase mehrerer probatorischer Sitzungen möglich) erfassbare spezifische Interesse daran, durch eine Fortsetzung und Vertiefung des entstandenen Dialoges auf eine Reduzierung der berichteten Probleme bzw. Beschwerden und Symptome hinzuwirken. Gemeint ist hier weder die Veränderungsmotivation noch die allgemeine Kontaktfähigkeit. Auch ist nicht lediglich eine unspezifische positive Reaktion auf die Aufmerksamkeit und Zuwendung durch den Untersucher gemeint, wenngleich die genannten Aspekte einen Einfluss auf die spezifische Psychotherapiemotivation haben.

Für die Einschätzung der spezifischen Psychotherapiemotivation kommt den unmittelbaren Reaktionen des Patienten auf die im Kapitel 6.1 *Befunderhebung* erläuterten gesprächstechnischen Interventionen (Klärung, Konfrontation und Deutung) die höchste Wertigkeit zu. Idealerweise werden diese Interventionen in der genannten Reihenfolge im Gesprächsverlauf entwickelt. In der Anfangsphase des Interviews überwiegt empathisches Zuhören mit gezieltem Nachfragen bei Eindrücken von Unklarheit, Diffusität berichteter Gefühle oder Überspringen bedeutsam erscheinender Themen und Inhalte (Klärung). Haben sich so aus der teilnehmenden Beobachtung des Interaktionsgeschehens im Gesprächsverlauf erste Eindrücke zu typischen Verhaltensmustern des Patienten verdichtet und konturiert, lassen diese sich aus dem Dialog heraus spiegeln (Konfrontation, Beispiel: «Mir ist beim Zuhören aufgefallen, dass …»). Wenn sich im Gesprächsverlauf anhand der Reaktionen des Patienten auf diese Klärungen und Konfrontationen eine erste plausibel erscheinende psychodynamische Hypothese zur unbewussten Dynamik der geschilderten Symptomatik entwickeln lässt, kann diese in einer späteren Phase des Gesprächs dem Patienten als erste Probedeutung angeboten werden. Dies ist bei weitem nicht immer der Fall. Wird eine solchermaßen dialogisch entwickelte Probedeutung gegeben (Beispiel: «Könnte man das vielleicht so verstehen, dass …»), ist die Beobachtung des weiteren Gesprächsverlaufs daraufhin, wie das Kind bzw. der Jugendliche diese Probedeutung aufgreift, von zentraler Bedeutung für die Beurteilung. Darüber hinaus wird global beurteilt, wie das Kind bzw. der Jugendliche auf die o. g. spezifischen Merkmale einer psychodynamischen Gesprächsführung reagiert. In der Schlussphase des Gespräches, wenn die Beendigung sowie die mögliche Fortsetzung des Dialoges zu einem späteren Termin thematisiert werden, liefern Mitteilungen und Verhaltensweisen des Patienten ebenfalls wertvolle Hinweise, die in nachfolgender Wertigkeit zu berücksichtigen sind. Im Zweifelsfalle, wenn die Bewertung sich nicht hinreichend auf Äußerungen des Patienten gründen lässt, kann die *spezifische Psychotherapiemotivation* aus dem Gesamteindruck eingeschätzt werden. Gelingt jedoch eine sichere Abgrenzung der für diese Kategorie in Betracht kommenden Mitteilungen des Patienten von der *Veränderungsmotivation* sowie vom allgemeinen Kontaktbedürfnis nicht, so ist «nicht beurteilbar» zu wählen.

Beispiele

Altersstufe 1 (3 bis 5 Jahre)	
Nicht vorhanden	Das Kind verweigert sich völlig den Spiel- und Kontaktangeboten des Untersuchers oder zeigt offene Ablehnung.
Niedrig	Das Kind ist durch altersgerechte Kontaktangebote (spielen, malen etc.) zwar erreichbar, verharrt jedoch weitgehend passiv in repetitiven Spielmustern oder weicht deutlich aus, sobald der Untersucher versucht, ein Problem symbolisch ins Spiel zu bringen, z. B. im Szeno-Spiel durch Anbieten einer Mutterfigur, die sich entfernen will.
Mittel	Das Kind teilt sein Problem beim Malen oder im Spiel auf der Symbolebene eher zögerlich mit. Wenn der Untersucher belastende Themen wie Gefahr, Wut, Angst, Trennung aufgreift oder spielerisch anbietet, reagiert es zurückhaltend, signalisiert jedoch, dass es den Kontakt halten möchte.
Hoch	Das Kind teilt einen Aspekt seines Problems im Spiel- oder Malkontakt mit und zeigt sich neugierig interessiert, wenn der Untersucher im Spiel deutende Verstehenshilfen anbietet oder im symbolischen Spiel bleibend das Kind beim Ausprobieren von Lösungsversuchen empathisch unterstützt.

Altersstufe 2 (6 bis 12 Jahre)	
Nicht vorhanden	Das Kind verweigert sich völlig dem Spiel- und Gesprächsangebot des Untersuchers oder zeigt offene Ablehnung.
Niedrig	Das Kind geht zwar interessiert auf ein Gesprächs- oder Spielangebot ein, weicht aber mehrfach den Verstehensbemühungen des Untersuchers (Hinwenden zum inneren Erleben, Thematisieren von Konflikten, Beziehungskontext, etc.) aus.
Mittel	Das Kind geht zögerlich auf die Verstehensbemühungen des Untersuchers ein, zeigt aber deutlich seine Ambivalenz, indem es an anderer Stelle ausweicht (z. B. Vermeidungsverhalten, Verleugnen etc.). Es macht jedoch insgesamt deutlich, dass es den Dialog mit dem Untersucher fortsetzen will.
Hoch	Das Kind reagiert mit Nachdenklichkeit und Interesse auf die Verstehensbemühungen des Untersuchers und signalisiert deutlich, dass es den Dialog mit dem Untersucher fortsetzen will.
Altersstufe 3 (13 bis 18 Jahre)	
Nicht vorhanden	Der Jugendliche verweigert sich völlig dem Gesprächsangebot oder zeigt offene Ablehnung.
Niedrig	Der Jugendliche geht zwar auf den Gesprächskontakt ein, weicht aber mehrfach den Verstehensbemühungen des Untersuchers (Hinwenden zum inneren Erleben, Thematisieren von Konflikten, Beziehungskontext, etc.) aus.
Mittel	Der Jugendliche geht zögerlich auf die Verstehensbemühungen des Untersuchers ein, zeigt aber deutlich seine/ihre Ambivalenz, indem er an anderer Stelle ausweicht (z. B. Vermeidungsverhalten, Verleugnen etc.). Er signalisiert jedoch insgesamt, dass er den Dialog mit dem Untersucher aufrechterhalten will.
Hoch	Der Jugendliche reagiert mit emotionaler Betroffenheit und/oder Nachdenklichkeit und Interesse auf die Verstehensbemühungen des Untersuchers und signalisiert deutlich den Wunsch nach Fortsetzung des begonnenen Dialogs.

Krankheitsgewinn

Theoretischer Hintergrund

In der psychoanalytischen Neurosenlehre werden seit Sigmund Freud die Begriffe des primären und sekundären Krankheitsgewinns unterschieden. Mit primärem Krankheitsgewinn wird – im Sinne eines dynamischen Verständnisses, bei dem das Symptom eine neurotische Kompromissbildung zwischen Abwehr und Abgewehrtem darstellt – der «Erfolg» des Symptoms als Versuch einer zunächst spannungsreduzierenden Konfliktlösung bezeichnet. Führt beispielsweise eine verdrängte Trennungsangst zum Symptom «Schulphobie», bestünde der primäre Krankheitsgewinn in der durch Schulverweigerung erreichten Vermeidung der Trennung und hergestellten Nähe zur Mutter. Der primäre Krankheitsgewinn ist somit kausal an der Symptomgenese beteiligt. Sigmund Freud (1905) betonte die ätiologische Bedeutung des primären Krankheitsgewinns und prägte in diesem Zusammenhang den Begriff «Flucht in die Krankheit». Der sekundäre Krankheitsgewinn hingegen umfasst alle durch eine manifeste Störung im Nachhinein ausgelösten, subjektiv als verstärkend erlebten sonstigen Folgen und Reaktionen der Umwelt, die dazu beitragen können, dass ein Patient an seiner entstandenen Symptomatik festhält. Hierzu zählen insbesondere die gesteigerte Aufmerksamkeit und Zuwendung, die aus einer krankhaften Störung resultieren. Insbesondere bei psychogenen Störungen mit vorwiegend körperlicher Symptomatik ist das Verständnis des sekundären Krankheitsgewinns bedeutsam. Die somatisch-medizinische Zuwendung zum körperlichen Symptom kann im Erleben dieser Patienten für die Legitimierung ihrer Hilfsbedürftigkeit besonders wichtig sein. Zu berücksichtigen ist ferner, dass bestimmte intrapsychische Konflikte, insbesondere Konflikte von *Nähe vs. Distanz* (ehemals: *Autonomie vs. Abhängigkeit)* sowie *Selbstversorgen vs. Versorgtwerden* erheblich mit dem Krankheitsgewinn interferieren können (siehe Kapitel 5.2 *Theoretische Konzeption der Achsen – Konflikt*). Thomä und Kächele (1985) weisen in einer Zusammenstellung verschiedener Ausführungen S. Freuds zum primären und sekundären Krankheitsgewinn darauf hin, dass dieser sich kritisch zur Frage der Unterscheidbarkeit im Hinblick auf die Ätiologie versus Aufrechterhaltung psychogener Symptome äußerte. Sie kommen zu dem Schluss, dass insbesondere stabile Symptomgestaltungen sich durch einen Verlauf auszeichnen, «bei dem die primären Bedingungen sich so mit den sekundären Motiven vermischen, dass eine Unterscheidung kaum mehr möglich ist» (ebd. S. 137).

In der Kinder- und Jugendpsychiatrie und -psychotherapie erscheint eine Differenzierung zwischen primärem und sekundärem Krankheitsgewinn ebenfalls eher problematisch. Eine Trennschärfe bei der theoretischen Unterscheidung zwischen Ätiologie und sekundärer Symptomverstärkung lässt sich bei der klinischen Beurteilung oft nicht herstellen. Beispielsweise ist der Wunsch nach Aufmerksamkeit sehr häufig in die komplexe Symptomgenese eingebunden. Aus diesem Grunde wird in der OPD-KJ-2 der Krankheitsgewinn in seinen primären und sekundären Komponenten zusammenfassend bewertet. Dies soll helfen, das Ausmaß des zu erwartenden Widerstandes gegen die Behandlung bzw. die zu erwartende Tendenz, an einem Symptom festzuhalten, im Voraus einschätzen zu können. Der Krankheitsgewinn bildet somit gewissermaßen einen dynamischen Gegenpol zu den Items *Leidensdruck*, *Veränderungsmotivation* und *spezifische Psychotherapiemotivation*. Aus der Bewertung des Wechselspiels zwischen den genannten Items lassen sich somit Rückschlüsse auf die anzunehmende Ambivalenz gegenüber der Behandlung ziehen.

Operationalisierung

Mit dem Begriff des Krankheitsgewinns werden alle Aspekte des subjektiven Erlebens des Patienten zusammengefasst, die sich potenziell verstärkend auf die Symptomatik auswirken können. Hierzu gehören neben durch die Störung vermiedenen (z. B. angstbesetzten) Erfahrungen auch alle Reaktionen der Umwelt, die subjektiv verstärkend wirken, auch wenn diese objektiv betrachtet aversiv erscheinen können. Beispielsweise kann ein sich aggressiv und hyperaktiv verhaltendes Kind stetig wiederkehrende Wutreaktionen der Eltern als ihm zuteilwerdende vermehrte Aufmerksamkeit verarbeiten, ungeachtet des negativen Affektes, der diese begleitet. Auch Aspekte wie «Machtgewinn» in der Familie fließen hier ein. Der Krankheitsgewinn ist in der Regel unbewusst. Eine verbale Bestätigung ist im Interview in aller Regel nicht zu erwarten. Die Beurteilung muss sich demnach auf beobachtbares Verhalten oder Schilderungen des Patienten stützen, aus denen indirekte Rückschlüsse auf den Krankheitsgewinn plausibel sind.

Beispiele

Alle Altersstufen (3 bis 18 Jahre)	
Nicht vorhanden	Es ergeben sich aus verbalen und averbalen Mitteilungen des Kindes bzw. Jugendlichen keinerlei Hinweise auf sozialen oder emotionalen Gewinn durch die Störung, Diagnostik oder Therapie.
Niedrig	Es ergeben sich aus verbalen und averbalen Mitteilungen des Kindes bzw. Jugendlichen an ein bis zwei Stellen im Interview diskrete Hinweise auf emotionalen Gewinn oder soziale Vorteile durch die Störung, Diagnostik oder Therapie, die jedoch nicht prägend für den Gesamteindruck sind. • Ein Kind signalisiert, dass es ihm gut tut, dass sich die anderen Sorgen machen; es ergeben sich jedoch ansonsten keine Hinweise, dass dies verhaltensbestimmend ist. • Eine Jugendliche lächelt, als die Mutter im Gespräch ihre Hilflosigkeit gegenüber der anorektischen Symptomatik der Tochter beschreibt.
Mittel	Es werden im subjektiven Erleben des Patienten einige soziale Vorteile oder Aspekte emotionalen Gewinns durch die Störung, Diagnostik und Therapie durch verbale oder averbale Mitteilungen des Patienten erkennbar. Diese werden an mehr als zwei Stellen im Interview deutlich. Das Symptom ist in die Beziehungssteuerung des Patienten eingebunden. Die Störung hat dazu geführt, dass diesen Kindern bzw. Jugendlichen in ihren Familien, in der Schule oder im sozialen Umfeld eine wahrnehmbare «Sonderrolle» zukommt.
Hoch	Es werden mehrere soziale Vorteile oder Aspekte emotionalen Gewinns durch die Störung, Diagnostik und Therapie aufgrund der verbalen und averbalen Mitteilungen des Patienten im Gespräch deutlich. Das Symptom scheint in deutlichem Ausmaß der Beziehungssteuerung zu dienen. Die Störung hat dazu geführt, dass diesen Kindern und Jugendlichen in ihren Familien, in der Schule oder im sozialen Umfeld eine ausgeprägte «Sonderrolle» zukommt.

	Beispiel: Ein Kind sorgt mit aggressiven Verhaltensweisen zuhause dafür, dass sich beide Eltern durchweg in ihrem Ärger über das Kind einig sind und das Familienleben sich nahezu ausschließlich um die Verhaltensprobleme des Kindes dreht. Ein bestehender Partnerkonflikt der Eltern wird nicht mehr ausgetragen, sondern verlagert sich gänzlich auf einen dauerhaften Eltern-Kind-Konflikt.

Arbeitsbündnisfähigkeit

Theoretischer Hintergrund

Das therapeutische Arbeitsbündnis ist die psychotherapeutische Form des Patientenvertrags. Im Gegensatz zu Erwachsenenbehandlungen ist das Arbeitsbündnis in der Kinder- und Jugendpsychotherapie in der Regel ein Dreiecksverhältnis zwischen Eltern, Kind und Behandler. Erfasst werden sollen hier aber vornehmlich die persönlichen Voraussetzungen, die die Kinder oder Jugendlichen für das Eingehen eines Arbeitsbündnisses mitbringen. Viele Patienten konnten in der frühen Kindheit keine ausreichenden Erfahrungen mit verlässlichen, Schutz und Geborgenheit spendenden, im weitesten Sinne des Wortes «haltenden Objekten» machen (Heigl-Evers, Heigl & Ott, 1993). Insofern sind das Zustandekommen wie auch die Aufrechterhaltung eines therapeutischen Bündnisses besonders wichtige Teile der Arbeit des Therapeuten. Somit kann das Entstehen eines Arbeitsbündnisses zunächst vorrangiges Ziel der therapeutischen Bemühungen sein. Auch angesichts der genannten Bedeutung der Eltern und der Bemühungen des Therapeuten ist die altersspezifische Einschätzung der *Arbeitsbündnisfähigkeit*, die ein Kind oder Jugendlicher «mitbringt», als Teil der Behandlungsvoraussetzungen sinnvoll. Voraussetzung der *Arbeitsbündnisfähigkeit* beim Kind ist die Bereitschaft, klare Absprachen mit dem Therapeuten zu treffen und sich im Rahmen einer vertrauensvollen, tragfähigen Beziehung daran zu halten. Solche Vereinbarungen betreffen vor allem auch den äußeren Rahmen (Pünktlichkeit, Stundenfrequenz, Ferienregelung). Gerade in der Kindertherapie hat der Therapeut Vorbildfunktion, indem er Abwesenheit und Veränderungen sehr rechtzeitig ankündigen muss.

Der Anteil, den Eltern an der Realisierung des Arbeitsbündnisses haben, ist im Hinblick auf das therapeutische Spektrum – vom ambulanten Setting mit z. T. weiten Fahrwegen bis hin zum stationären Aufenthalt – sehr variabel. Im Gesamtbild soll bei der Beurteilung der *Arbeitsbündnisfähigkeit*, je nach Altersstufe und Setting, die Compliance der Eltern mit einfließen.

Bei Kindern vor dem sechsten Lebensjahr wird für die ambulante Therapie nahezu ausschließlich der Einfluss der Eltern zum Tragen kommen. Aus diesem Grunde wird das Item erst ab Altersstufe 2 (6 bis 12 Jahre) eingeschätzt. Bei Jugendlichen ab dem 15. Lebensjahr überwiegt die Relevanz der intrinsischen Arbeitsbündnisfähigkeit. Es wird empfohlen, die Einschätzung des erzielbaren Arbeitsbündnisses mit den Eltern zusätzlich in frei formulierter Form separat zu dokumentieren, da dies für die Interpretation dieser Kategorie in der Regel bedeutsam ist. Ferner ist zu beachten, dass diese Kategorie nicht aus einer einzigen Erstgesprächssituation heraus eingeschätzt werden kann. Um dennoch eine Einschätzung im Sinne einer voraussehbaren psychotherapeutischen Arbeitsbündnisfähigkeit innerhalb einer diagnostischen Phase zu ermöglichen, sollte mindestens eine weitere Sitzung nach dem Erstgespräch in die Beurteilung einfließen können, um einschätzen zu können, wie motiviert und verlässlich die Patienten nach einer ersten Sitzung wieder kommen. Zu beachten ist zudem, dass die *Arbeitsbündnisfähigkeit* sich immer nur auf das jeweilige aktuelle Behandlungssetting beziehen kann. Beispielsweise kann es vorkommen, dass Patienten im Laufe einer stationären Behandlung eine hohe *Arbeitsbündnisfähigkeit* an den Tag legen, nach ihrer Entlassung jedoch ein angebotenes ambulantes Setting, das mehr Selbstverantwortung erfordert, nicht mehr verlässlich wahrnehmen.

Beispiele

Altersstufen 2 und 3 (6 bis 18 Jahre)	
Nicht vorhanden	Trotz unterstützenden Umfelds, trotz Hinweisen auf die Termine durch Eltern oder andere Erzieher, trotz Losgeschicktwerdens kommt das Kind unpünktlich oder gar nicht zu den Sitzungen. In Drucksituationen kommt es möglicherweise zu telefonischen Kontaktaufnahmen. Verbindlichkeit in der Beziehung etabliert sich aber nicht.

Altersstufen 2 und 3 (6 bis 18 Jahre)	
Niedrig	Die betreffenden Kinder sind mehrfach unpünktlich. Mit diesem Verhalten konfrontiert, weichen sie aus. Häufig gibt es in der Vorgeschichte schon abgebrochene Hilfsmaßnahmen, die nicht primär durch die mangelnde Kooperationsbereitschaft der Eltern oder durch andere beschränkte familiäre oder soziale Ressourcen begründet waren. Beim Therapeuten entsteht das Gefühl, dass kein stabiles Therapiebündnis erreicht werden kann; vielmehr erscheint die Herstellung einer Arbeitsbündnisfähigkeit als vorrangiges Arbeitsziel.
Mittel	Es scheint absehbar, dass sich ein verbindliches Therapiesetting etablieren kann. Abweichungen können auf dieser Basis therapeutisch nutzbringend thematisiert werden. Es lässt sich im Gespräch eine grundsätzliche Übereinkunft auf das im Vordergrund stehende behandlungsbedürftige Problem entwickeln.
Hoch	Die Patienten verhalten sich sehr zuverlässig im Rahmen des vereinbarten Settings, treffen zuverlässig und rechtzeitig adäquate Absprachen, so dass bei allen Beteiligten das Gefühl einer stabilen Beziehungsaufnahme entsteht. In der Beziehung ist die Bereitschaft des Patienten spürbar, auf Lösungen für das gemeinsam definierte Problem hinzuarbeiten.

Nutzung des professionellen Helfersystems

Theoretischer Hintergrund

Die Verfügbarkeit und Nutzung von professionellen Hilfssystemen beeinflussen den Verlauf psychischer Störungen entscheidend. Insbesondere im komplexen Hilfesystem eines modernen Sozialstaats mit teils widerstreitenden und widersprüchlichen Aufträgen und Kostenträgern ist es für eine psychodynamische Diagnostik wichtig, wiederkehrende Interaktionsmuster von Patienten und ihren Familien zu erkennen und im Hinblick auf ihre Funktionalität und ihre Bedeutung zu beurteilen. Re-Inszenierungen früherer ggf. traumatischer oder vernachlässigter Beziehungen finden sich vor allem bei strukturell geringer integrierten Patienten und sind für Diagnostik und Behandlungsplanung bedeutsam.

Auch materielle Aspekte wie soziale Transferleistungen oder Vergünstigungen sind hier zu berücksichtigen.

Operationalisierung

Bei der Beurteilung der *Nutzung des professionellen Helfersystems* wird einerseits erfasst, inwieweit eine Familie oder ein Kind überhaupt Kenntnis von Hilfsangeboten hat, in welcher Weise und seit wann diese genutzt werden und ob sich sekundäre Abhängigkeiten von Helfern entwickelt haben, die ggf. die Autonomieentwicklung eines Kindes ungünstig beeinflussen. Extrempole sind auf der einen Seite ängstlich bis paranoid strukturierte Familien, die Hilfsangebote komplett ignorieren, und auf der anderen Seite multipel hilfsbedürftige Familien, die parallel diverse Helfer und Therapeuten beschäftigen. Eine zeitgerechte, lösungs- und problemorientierte sowie verbindliche Nutzung von Hilfsangeboten steht in der Mitte. Bei dieser Kategorie geht es um den faktischen Umgang mit außerfamiliären Hilfssystemen, die soziale Unterstützung bieten können. Dies ist im Interview (meistens eher mit den Eltern) explizit zu erfragen und in jedem Fall durch fremdanamnestische Daten zu ergänzen. Das innere Erleben spielt hierbei eine untergeordnete Rolle, sollte aber nicht vollständig vernachlässigt werden.

Beispiele

Altersstufe 1 (3 bis 5 Jahre)	
Nicht vorhanden	Diese Familien haben de facto keine Kenntnis von professionellen Hilfsangeboten, oder sie verweigern sich außerfamiliärer Hilfe strikt und kategorisch. Es herrschen ängstliche bis paranoide Wahrnehmungen der sozialen Umwelt und insbesondere gegenüber Institutionen vor. Die Außenwelt wird streng von der innerfamiliären Welt abgegrenzt. Die Kinder dieser Familien haben de facto keinen Kontakt zu Erwachsenen außerhalb der Familie, da diese als potenziell bedrohlich erlebt werden.

Niedrig	Hier finden sich Familien mit marginaler Kenntnis von professionellen Hilfseinrichtungen. Die Kinder wachsen mit wenig Kontakt zu Gleichaltrigen auf, die Familie ist stark auf die Binnenstruktur bezogen und grenzt sich teilweise ängstlich bis feindselig von der Umgebung ab. Der Kindergartenbesuch ist typischerweise selten oder unregelmäßig, der Kontakt zu dortigen Bezugspersonen ist brüchig oder begrenzt sich auf formale Themen. Die Kinder selbst berichten kaum über Menschen außerhalb der Familie und können sich diese auch nicht als hilfreich bei Problemsituationen vorstellen, es sei denn als übermächtige virtuelle Retter.
Mittel	Es besteht prinzipielle Kenntnis über professionelle Helfersysteme in der Lebensumwelt der Kinder dieser Altersstufe. Das Kind nimmt an außerfamiliären Aktivitäten unter Fremdanleitung teil. Für die Eltern haben außerfamiliäre Ratgeber aber deutlich weniger Bedeutung als innerfamiliäre, und das spezifische Angebot bei Verhaltensauffälligkeiten wird wenig, skeptisch oder nur bei deutlichen Problemen genutzt. Typischerweise bleibt eine zurückhaltende Ambivalenz bestehen.
Hoch	Die Eltern nutzen intensiv die für diese Altersstufe bestehenden Angebote, sie haben Kontakt zu anderen Kindern mit Babys und Kleinkindern, sei es in Krabbelgruppen oder im Kindergarten. Der Rat von Kindergärtnerinnen und anderen Institutionen wird regelmäßig gesucht, eine Teilnahme an Elternabenden ist selbstverständlich. Typischerweise werden auch Literatur und Internet als Informationsquellen über die kindliche Entwicklung genutzt.
Altersstufe 2 (6 bis 12 Jahre)	
Nicht vorhanden	Unterstützung durch professionelle Helfersysteme oder Institutionen spielt bei diesen Kindern keinerlei Rolle. Kenntnis über Hilfspersonen oder hilfreiche externe Institutionen ist nicht vorhanden. Typischerweise besteht ein paranoid-feindseliges Familienklima, in dem die Vorstellung, außerfamiliäre Hilfe in Anspruch zu nehmen, angstbesetzt ist.
Niedrig	Diese Kinder sind kaum in der Lage, außerfamiliäre Hilfspersonen zu nutzen. Zwar befinden sie sich in Situationen mit prinzipiell hilfreichen Erwachsenen, die Kinder neh-

	men dies aber kaum wahr und messen Personen außerhalb der Familie quasi keine konstruktive Macht zu. «Significant Others» im salutogenetischen Sinn sind in der Vorstellung und Realität dieser Kinder nur marginal ausgeprägt.
Mittel	Diese Kinder haben zwar Kenntnisse oder Kontakte zu außerfamiliären Hilfspersonen und pflegen ggf. auch Beziehungen zu diesen, die emotionale Relevanz ist aber nicht stark ausgeprägt. Hilfspersonen sind primär Funktionsträger (Trainer, Anleiter, Fachpersonen etc.) und weniger individuell besetzte und klar beschreibbare Individuen. In Krisenzeiten sind außerfamiliäre Personen nur bedingt hilfreich und werden von den Kindern nur sporadisch oder fremdmotiviert aufgesucht. Der hilfreiche Einfluss dieser Außenstehenden wird im Vergleich zu den Eltern bzw. primären Bezugspersonen als eher gering empfunden.
Hoch	Hier finden sich Kinder, die sich bereits sehr früh außerfamiliären Hilfspersonen (Kindergärtnerin, Heimerzieher, Lehrerin etc.) intensiv anvertrauen und deren Hilfe auch bei der Lösung familiärer Probleme in Anspruch nehmen. Sie tun sich leicht damit, familienfremde Personen in ihr tägliches Leben zu integrieren und so ggf. protektive Außenperspektiven einzuführen. Dies kann einerseits wahllos geschehen bei mangelnder Objektkonstanz (vgl. Achse *Struktur*) oder aber kontinuierlich und nachhaltig mit dem Aufbau einer oder mehrerer Beziehungen zu konstant relevanten Außenpersonen.
Altersstufe 3 (13 bis 18 Jahre)	
Nicht vorhanden	Es besteht keinerlei Kenntnis über Hilfsinstitutionen (z. B. bei Flüchtlingen oder Jugendlichen mit kognitiven Beeinträchtigungen), oder diese werden kategorisch abgelehnt.
Niedrig	Die Kenntnis über potenziell hilfreiche außerfamiliäre Institutionen oder Personen ist rudimentär ausgeprägt und wird nur bei extremen Situationen aktiviert. Alternativ besteht ein hohes innerfamiliäres Angstpotenzial bis hin zu paranoider Verzerrung bei stark an die Familie gebundenen Jugendlichen. Hilfsangebote werden verzerrt umgedeutet, entwertet oder ignoriert und allenfalls in unvermeidlichen dramatischen Notlagen ambivalent akzeptiert.

Mittel	Diese Jugendlichen kennen diverse Wege und Strategien, sich außerhalb der Familie Hilfe bei professionellen Krisen zu verschaffen. Die außerfamiliären Beziehungen haben hierbei eher funktionalen als persönlichen interaktionellen Charakter und werden diskontinuierlich gestaltet. Je nach Bindungsmuster zur Primärfamilie (vgl. Achse *Struktur*) werden außerfamiliäre Personen skeptisch oder ängstlich betrachtet.
Hoch	Diese Jugendlichen haben detaillierte Kenntnis über schulische und institutionelle Hilfen außerhalb der Familie und können diese ungehindert nutzen. Die Kontakte sind prinzipiell positiv hilfreich und werden vom Jugendlichen aktiv gepflegt und auch ohne aktuelle Krisen regelmäßig aufgesucht. Diese Kontakte ergänzen familiäre Strukturen immer oder stellen einen tragfähigen Ausgleich für innerfamiliäre Beziehungsprobleme dar.

Teil 3: Klinische Anwendung der Achsen in Diagnostik und Therapie

11. Beziehung

11.1 Diagnostik

Die Achse *Beziehung* lässt sich zur Beschreibung familiärer Interaktionen, zur klinischen Diagnostik dysfunktionaler Beziehungsmuster sowie als Verlaufsinstrument (Prä-Post-Messungen) bei Psychotherapien bzw. zur Qualitätssicherung verwenden (Weber, 2012).

Instrument zur Beschreibung familiärer Interaktionen

Das Instrument eignet sich zur Diagnostik familiärer Beziehungen. So kann der Untersucher einschätzen, ob und wie ausgeprägt sich ein Kind im Verlauf einer Sitzung, nach anfänglichem Kontaktwunsch gegenüber einem an der Interaktion desinteressierten Vater, zurückzieht oder mit vorwurfsvollem, anklagendem Verhalten reagiert, und wie wiederum der Vater auf das jeweilige Verhalten reagiert. Darüber hinaus kann untersucht werden, ob es bestimmte typische Beziehungsmuster für die einzelnen Dyaden innerhalb der Familie gibt bzw. wie die triadischen Interaktionen aussehen. Klinisch wird es u. a. bereits im Rahmen von Sorgerechtsgutachten angewandt, da das OPD-KJ-Instrument eine umfassende Beschreibung von Beziehungsverhalten ermöglicht. In einer empirischen Arbeit untersuchte Seifert (2011) im Rahmen von Sorgerechtszuteilungen die Eltern-Kind-Beziehung als Prädiktor für die Beurteilung in Sorgerechtsgutachten.

Klinische Diagnostik von dysfunktionalen Beziehungsmustern des Kindes

In der klinischen Diagnostik beurteilt der Untersucher, ob sich anhand des beobachteten, direkt erlebten bzw. ihm von Drittpersonen geschilderten Beziehungsverhaltens des Kindes dysfunktionale Beziehungsmuster des Kindes charakterisieren lassen. Hierfür werden das Beziehungsverhalten in verschiedenen Beziehungsdyaden (Untersucher, Eltern, Lehrer, Freunde), die Reaktionen der Bezugspersonen darauf und die Resonanz des Therapeuten in den Begegnungen mit dem Kind herangezogen. Lassen sich so Beziehungsaspekte aufzeigen, die aufgrund dysfunktionaler Übertragungsmuster dem Kind keine funktionalen Beziehungsgestaltungen ermöglichen und aufgrund des starken Dranges zur Fortsetzung dieses Verhaltens (Wiederholungszwang) das Kind in dessen psychischer Weiterentwicklung einschränken? Zur Veranschaulichung wird hier und auch bei der Beschreibung der Beziehungsachse als Verlaufsinstrument (s. u.) auf einen bereits dargestellten klinischen Fall (Weber, 2012) zurückgegriffen:

Peter ist ein zehnjähriger Junge, der als Kleinkind u. a. einer massiven Vernachlässigung durch seine Eltern ausgesetzt war. Verschiedene Platzierungen in Kinderheimen scheiterten daran, dass Peter dort für nicht tragbar erachtet wurde. Das Ausmaß seiner Verhaltensstörung führte dann dazu, dass er etliche Monate stationär in der Kinderpsychiatrie behandelt wurde. Dort wurde eine reaktive Bindungsstörung festgestellt.

Ferner wurde bei ihm eine OPD-KJ-Diagnostik durchgeführt. Dabei wurde eine gering integrierte psychische Struktur sowie in der Konfliktachse ein *Nähe- vs. Distanz*-Konflikt festgestellt. Auf der Achse *Beziehung* wurde Folgendes festgehalten: Peter verhielt sich auf eine extreme Weise autonom, konnte auf keine dialogischen Angebote eingehen, erzählte nie etwas Persönliches von sich, zeigte keine positiven Affekte in Beziehungen, musste den Kontakt stark kontrollieren und ließ sich nirgends anleiten. Ein Spiel unter Kindern war ihm so nicht möglich. Bei den verschiedensten Beziehungsangeboten zeigte Peter Desinteresse und starke Verschlossenheit. Wenn einzelne Mitpatienten bzw. Stationsmitarbeiter Kontakt herstellen wollten, der ihm zu nahe war, konnte er auch mit heftiger Aggressivität reagieren. Insgesamt war sein Beziehungsverhalten durch eine große Rigidität geprägt und auch bei ganz unterschiedlichen Versuchen der Interaktionspartner, mit ihm in Kontakt zu kommen, immer gleich gestaltet, was kennzeichnend für dysfunktionale Übertragungsprozesse, im Sinne der gegenwärtigen Beziehungsgestaltung, ist. Auf der Station reagierten die Kinder vorwiegend mit Desinteresse und Rückzug. Die Stationsmitarbeiter erlebten in ihrer eigenen Resonanz keine positiven Affekte in der Beziehung mit

Peter und spürten oftmals einen inneren Ärger über seine Zurückweisungen. Sie verspürten starke Impulse, sich aus der Beziehung ganz zurückzuziehen bzw. sich ihm hilflos widerwillig zu fügen oder abgeschwächt mit kontrollierenden Gegenmaßnahmen zu reagieren.

Mit dem OPD-KJ-2-Kreismodell lässt sich das in allen Stationsbereichen und sonstigen Lebenskontexten zeigende dysfunktionale Beziehungsmuster zwischen Peter und seinen Interaktionspartnern darstellen, exemplarisch wird in der **Abbildung 3** der *Subjektgerichtete Kreis der Dyaden* dargestellt. Dieses Beziehungsmuster lässt sich so zusammenfassen:

Peter verhält sich in allen Lebensbereichen völlig autonom, zeigt keinerlei zugewandtes freudiges Interesse am Gegenüber und reagiert auf unterschiedliche Kontaktangebote mit aggressivem Rückzug.

Dieses Beziehungsmuster war bei Peter wesentlich durch seine dysfunktionalen Übertragungsmuster bedingt. Seine aufgrund zahlreicher, lang anhaltender Gewalt- und Vernachlässigungserfahrungen entstandenen überwiegend negativen Beziehungserwartungen übertrug er mit großem Druck auch auf die Stationsmitarbeiter, die in ihrer inneren Resonanz nur ein ganz enges Spektrum von aversiven Affekten (s. o.) fühlen konnten.

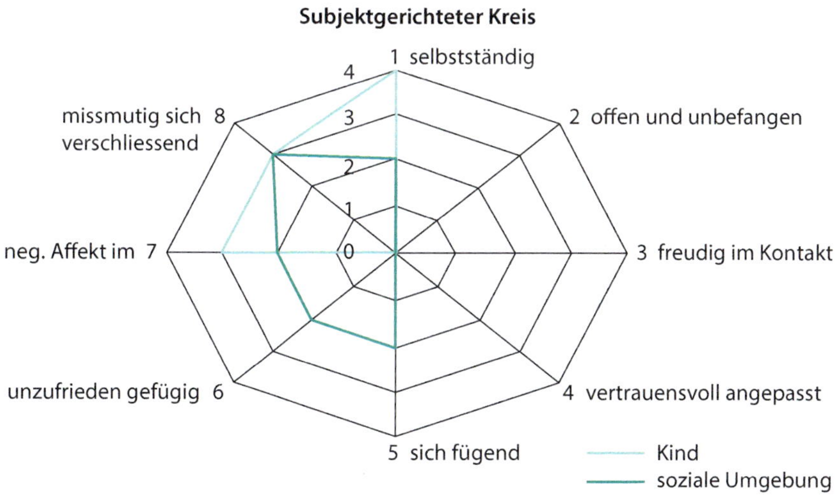

Abbildung 3: OPD-KJ-2-Achse *Beziehung* «Subjektgerichteter Kreis»: Peter und seine Interaktionspartner

Verlaufsinstrument

Im Gegensatz zum SASB-Instrument, das in einem mikroanalytischen Ansatz die einzelnen Sprechakte untersucht und als empirisches Instrument entwickelt wurde, ist die Achse *Beziehung* primär für die klinische Anwendung entwickelt worden. Neben der oben beschriebenen klinischen Diagnostik kann sie auch im Verlauf von Psychotherapien eingesetzt werden, um Veränderungen in einzelnen Stunden zu dokumentieren und auch Änderungen der therapeutischen Beziehungen in verschiedenen Therapiephasen zu erfassen. Psychotherapiestudien haben die Achse *Beziehung* bisher noch kaum eingesetzt. Eine Einzelfallstudie befasste sich mit dem therapeutischen Verlauf eines Jugendlichen in einer Psychodramagruppe (Bindernagel, Scherrer, Winzeler & von Wyl, 2011).

Zur kurzen Veranschaulichung wird hier die Anwendung der Achse *Beziehung* anhand einer Psychotherapiestunde im Rahmen einer ambulanten psychodynamischen Psychotherapie von Peter, dem oben genannten Jungen, dargestellt (siehe **Abb. 4**). Diese Psychotherapie fand im Anschluss an die stationäre Behandlung statt.

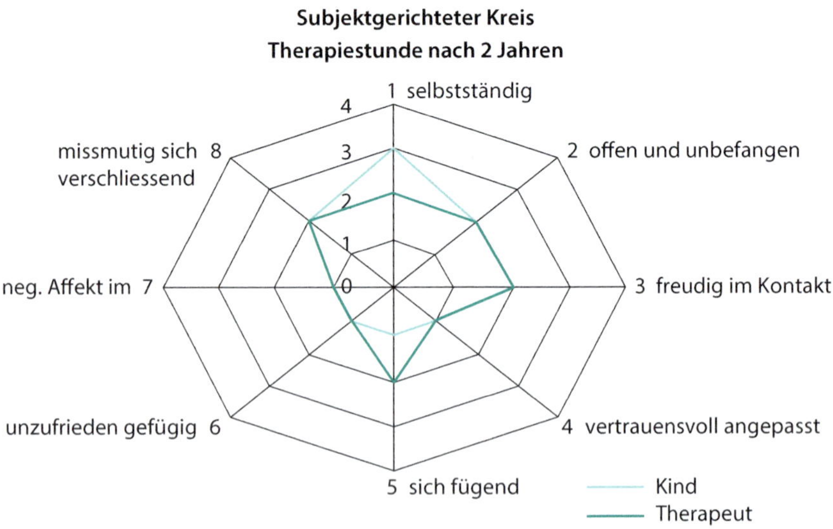

Abbildung 4: OPD-KJ2-Achse *Beziehung* «Subjektgerichteter Kreis»: Peter und der Therapeut, zwei Jahre nach Entlassung

In dieser Therapiestunde zeigt Peter in der Beziehung zum Therapeuten nun im Vergleich zu seinem Beziehungsverhalten während des stationären Aufenthaltes und des ambulanten Therapiebeginns ein breiteres Spektrum an Interaktionsmöglichkeiten, so dass jetzt im Kreismodell auch mehr Items höhere Einstufungen bekommen. Auf der Achse der Beeinflussung ist nun mehr Flexibilität zu beobachten. So kann er sich mehr unterordnen, teils unzufrieden (wenn er nach einer Grenzsetzung einen Gegenstand verärgert hinwirft und ihn dann doch aufräumt), teils auch begleitet von einem freudigen Affekt, die vom Therapeuten festgesetzten Regeln anwenden zu wollen (vertrauensvoll angepasst). Etwa als er nach einem Aufräumen gewisser Spielsachen am Stundenende schmunzelnd sagt, er habe jetzt die Hälfte aufgeräumt, die andere Hälfte müsse der Therapeut aufräumen, das sei doch so abgemacht. Weiter imponiert seine selbständige und bestimmende Art, die anders als zur Klinikzeit in Verbindung mit geäußerten Beziehungswünschen steht. So rennt er z. B. nach der Begrüßung davon, versteckt sich hinter der Tür und will gefunden werden. Sein missmutiges Verschließen tritt deutlich weniger ausgeprägt auf, und er zeigt sich offener in seinen Mitteilungen und seinem Verhalten. So berichtet er spontan von den Erlebnissen seiner Klassenreise, wo er sich verletzt habe. Anschließend zeigt er dem Therapeuten seinen verletzten Zeh. Auf der Affiliationsachse treten neben weiterhin auch heftigen aggressiven Affekten (so schleudert er z. B. nach einer kleinen Enttäuschung den Ball gegen die Fensterscheibe) nun etliche in Beziehung zum Therapeuten stehende freudige Affekte auf. So strahlt er über das ganze Gesicht, als er zu Beginn und am Ende der Stunde bei seinem plötzlichen Verschwinden wieder entdeckt wird.

Beim Therapeut entsteht immer wieder das Gefühl von gemeinsamem Erleben und von Freude im Spiel. Insgesamt tauchen bei ihm mehr positive als negative Empfindungen Peter gegenüber auf. Ärgerliche und unzufriedene Gefühle halten nicht lange an. Er erlebt sich in der Beziehung weniger unter Druck gesetzt, weniger angestrengt und fühlt sich freier in seinen Interventionen, z. B. als er die Enttäuschungssituation der letzten Stunde anspricht.

Zusammenfassende beziehungsdynamische Formulierung: Peter zeigt im Vergleich zur Klinikzeit und Therapiebeginn ein viel breiteres Repertoire an Verhaltensmöglichkeiten. Weiterhin dominiert sein ausgeprägtes selbständiges Verhalten, das jetzt jedoch mit mehr freudigen Affekten kombiniert ist. Der Therapeut erlebt in seiner inneren Resonanz, dass er weiterhin mehrheitlich den Beziehungsangeboten des Kindes rasch nachkommt, zugleich fühlt er sich insgesamt weniger gereizt und fühlt sich immer wieder im Dialog mit dem Kind wohl.

11.2 Anwendung in der stationären Behandlungskonzeption

In stationären und multiprofessionellen Teams bietet die Achse *Beziehung* bereits jetzt ein Arbeitsinstrument mit dem innerhalb eines Teams eine gemeinsame Sprache erarbeitet werden kann, um die Interaktionen der Kinder und Jugendlichen auf der Station untereinander bzw. im Kontakt mit den Teammitgliedern zu beschreiben. Ebenso wie die Erarbeitung eines Behandlungskonzepts unter Verwendung der Achse *Beziehung* im klinischen Rahmen von Bedeutung ist, ist ein solches Vorgehen für den Verlauf im Rahmen einer jugendstrafrechtlichen Maßnahme sehr hilfreich. Häufig steht die delinquente Entwicklung eines Jugendlichen in engem Zusammenhang mit seinem Beziehungsverhalten mit dysfunktionalen Übertragungsphänomenen. Gerade pathologische Beziehungsmuster erschweren wiederum Maßnahmenverläufe wesentlich. Werden solche Beziehungsmuster im Rahmen einer jugendstrafrechtlichen Maßnahme nicht sichtbar, kommt es immer wieder zu Abbrüchen und Umplatzierungen, die häufig den Charakter von Re-Inszenierungen aufweisen.

In den multiprofessionellen Teamsitzungen können die typischen dysfunktionalen Beziehungsmuster des Patienten zusammengetragen werden. In der Beziehung zum Behandlungsteam äußern sich die aktuell wirksamen innerpsychischen Konflikte und strukturellen Defizite, dargestellt auf der Beziehungsachse. Im Vordergrund steht die Frage, ob Beziehung grundsätzlich als regulierend erlebt werden kann, Beziehungsangebote zur Ko-Regulation angenommen werden können oder kontrolliert und bekämpft werden müssen.

Das Wahrnehmen der szenischen Inszenierung des Patienten sowie das Verwenden des therapeutischen Teams als Resonanzraum und Container sind die zentralen Ressourcen des stationären Behandlungsteams, um zu einem besseren Verständnis des Patienten zu kommen. Um dies zu erreichen, sind alle Teammitglieder aufgerufen, einerseits ihre Beziehungen und Befindlichkeiten einem Patienten gegenüber wahrzunehmen und zu beschreiben sowie zu überlegen, wie sich diese auf das Beziehungsgefüge des Teams auswirken. Andererseits geht es auch darum, Phantasien über den Patienten und seine Familie sowie über die Motive seines Handelns zu äußern. So wird oft sichtbar, wie die Beziehungsgestaltung zwischen Subjekt und Objekt aussieht und welche grundlegenden Beziehungsschwierigkeiten bestehen. Es lässt sich durch den Vergleich der Beziehungskreise eines Patienten mit verschiedenen Personen darstellen, wie unterschiedlich oder gleich die Beziehungsgestaltung des Patienten ist.

Vage Befindlichkeitsäußerungen des Einzelnen werden über dessen Auseinandersetzung mit der Resonanzachse des OPD-KJ-2 zu relevanten Befunden. Erst dieses Verarbeiten und Zurückführen zu Beobachtbarem und damit wieder In-Beziehung-Setzen zu dem Patienten, führen dazu, dass der Austausch von Befindlichkeiten und Phantasien zu einem Prozess der Reflexion über den Patienten und einem exakteren Wahrnehmen und Verstehen seiner Person werden kann. In einer psychodynamisch ausgerichteten therapeutischen Gesamtkonzeption können die Behandlungsmaßnahmen an einem gemeinsamen Referenzpunkt orientiert werden, nämlich der unbewussten Bedeutung der Beziehung. Die gemeinsame Reflexion über die Dynamik der Beziehungsmuster des Kindes und der inneren Resonanz im Behandlungsteam erlaubt, Interventionen abzustimmen, Projektionen und Spaltungsprozesse zu reflektieren und den Behandlungsplan individuell auszurichten. In den Teamsitzungen kann deutlich werden, welche Veränderungen in der Beziehungsgestaltung seitens der Mitglieder des Behandlungsteams notwendig sind. Im Idealfall ist es erlaubt, psychodynamisches Verstehen mit strukturfördernden Maßnahmen zu kombinieren sowie in Kooperationszusammenhängen zu denken.

Die Wirksamkeit der bisherigen Beziehungserfahrungen, Gefühle und Bedürfnisse, die sich in die Psyche eingeschrieben haben, werden erfasst. Je nach der Fähigkeit des Kindes, sein Inneres und seine sozialen Beziehungen reflektieren und regulieren zu können, wird im Behandlungsplan eine gemeinsame Haltung erarbeitet. Das Beziehungsangebot und die therapeutischen Interventionen können auf die psychische Struktur des Kindes ausgerichtet werden. Durch die Teilnahme am Erleben des Kindes in der Beziehung kann die mangelhaft entwickelte innere psychische Struktur nachreifen und in regelmäßigen Abständen die Veränderung in der Beziehungsgestaltung dargestellt und evaluiert werden. Der Behandlungsfokus liegt einerseits auf der Entwicklung von Beziehungsfähigkeit, die auch auf der Affiliationsebene darstellbar ist, und andererseits auf der Entwicklung der Selbstregulationskompetenz, die sich auch auf der Interdependenzebene zeigt.

Die kontinuierliche Wahrnehmung und der Austausch über das Verstehen der Bedeutung der Beziehung und seiner Zusammenhänge in eskalierenden Interaktionen geben auch eine Orientierungshilfe im Umgang mit dem Kind. Die Regulierung von Nähe und Distanz, Entgegenkommen und Begrenzung gelingt in einer umgänglicheren Form. Auch der handelnde Dialog des Kindes wird in eine gemeinsame Sprache übersetzt und bewahrt davor, in eine dysfunktionale Beziehungsdynamik hineinzugeraten.

Zusammenfassend lässt sich sagen, dass die Achse *Beziehung* ein sinnvolles Instrumentarium dafür bietet, das Beobachten und eigene Erleben der Interaktionen auf der Station zwischen Kind und den Teammitarbeitern zusammenzutragen. Dadurch werden ein reflektiertes Verständnis der unbewussten Beziehungsgestaltung und daraus abgeleitete Beziehungsangebote und Interventionen in der multiprofessionellen Behandlung möglich.

12. Konflikt

In diesem Kapitel geht es zunächst um einige grundsätzliche Aspekte, die mit der Einschätzung der Konfliktachse zu tun haben, wie die Differenzierung in unterschiedliche Typen von Belastungen und die Tatsache, dass wir die Altersstufe berücksichtigen müssen, auch wenn uns die Patienten beispielsweise als deutlich «jünger» erscheinen. Dies ist wichtig, denn ein intrapsychischer Konflikt ist per definitionem eine Entwicklungsbehinderung. Dann wird das diagnostische Vorgehen dargestellt, d.h. die Frage beantwortet, anhand welchen Materials man eine Konflikthypothese bildet und diese dann, z.B. in den nachfolgenden diagnostischen Gesprächen, prüft. In diesem Zusammenhang ist auch die Frage von Belang, warum das Training wichtig und sinnvoll ist. Wir werden im Folgenden die Vorteile einer umfassenden OPD-KJ-2-Diagnostik erörtern, in deren Rahmen die Konfliktachse ihren Platz hat und die Beziehungen zu den Achsen *Struktur* und *Behandlungsvoraussetzungen* erörtern. Schließlich wird abschließend an einem Fall die Arbeit mit der Konfliktachse erläutert, wobei die engen Beziehungen zwischen Konflikt- und Strukturachse deutlich werden (vgl. dazu auch Seiffge-Krenke et al., 2014).

12.1 Die Konflikteinstufung: einige grundsätzliche Anmerkungen

Wie im Kapitel 5 *Theoretische Konzeption der* Achsen – *5.2* Konflikt bereits dargestellt, geht es um die Einschätzung eines zeitlich überdauernden intrapsychischen und entwicklungshemmenden Konflikts, der mit einem aktiven oder passiven Modus vom Kind oder vom Jugendlichen verarbeitet wird. Dieser Konflikt kann sich in verschiedenen Entwicklungsbereichen (Familie, Gleichaltrige/Freunde, Kindergarten/ Schule sowie Körper/Krankheit) zeigen. Wir vermuten insofern Zusammenhänge mit der Strukturachse, als bei einer schlecht integrierten Struktur, d.h. bei einer eher defizitären Struktur, kein Konflikt mehr erkennbar ist. Demnach ist eine relativ gut integrierte Struktur Voraussetzung dafür, dass sich Konflikte ausbilden. Bei mäßig integrierter Struktur sind eher Konfliktthemen sichtbar als echte intrapsychische Konflikte, die durch ein Aufeinanderprallen von Wunsch und Abwehr gekennzeichnet sind.

Der Arbeitskreis OPD-KJ-2 hat sich nach reiflicher Diskussion dazu entschlossen, in Anlehnung an Piaget (1973) in die Altersstufen 1 (3 bis 5 Jahre, d.h. das Klein- und Vorschulkind), die Altersstufen 2 (6 bis 12 Jahre, d.h. die mittlere Kindheit) und die Altersstufe 3 (13 Jahre und älter) zu differenzieren. Eingestuft wird jeweils nach dem realen Alter, nicht nach dem Entwicklungsalter, denn erfahrungsgemäß wirken viele Kinder und Jugendliche mit neurotischen Störungen deutlich «jünger». Wir gehen davon aus, dass es Konfliktvorläufer gibt sowie eine transgenerationale Weitergabe von Konflikten. Man sollte darauf achten, ob sich bei den Eltern ähnliche Konfliktthemen finden, ob hier also eine transgenerationale Weitergabe vorliegt.

Bei der Einstufung ist wichtig, sich Folgendes zu verdeutlichen: Der *Nähe- vs. Distanz-Konflikt* sollte nur dann diagnostiziert werden, wenn Bindungen elementar gestört sind. Er zeigt sich im aktiven Modus als Angst vor Nähe, als übersteigerte emotionale Unabhängigkeit und im passiven Modus als Angst vor Trennung und Suche nach engen Beziehungen. Er sollte nicht diagnostiziert werden, wenn flexible Bindungen zu anderen möglich sind, z.B. außerhalb des Elternhauses zu anderen Personen. Der Konflikt *Unterwerfung vs. Kontrolle* bedeutet, dass Selbst- und Fremdkontrolle beziehungsbestimmend sind. Im aktiven Modus findet man ständiges Aufbegehren gegen Pflichten, im passiven Modus Gefügigkeit und Unterordnung. Beim Konflikt *Selbstversorgen vs. Versorgtwerden* ist das Versorgungsthema beziehungsbestimmend. Im aktiven Modus finden wir Selbstversorgung und Aufopferung für andere, im passiven Modus ein anklammerndes, parasitäres Verhalten. Beim *Selbstwertkonflikt* steht die Regulierung des Selbstwertes im Vordergrund. Im aktiven Modus finden wir eine grandiose Selbstüberschätzung, im passiven Modus deutliche Einbrüche des Selbstwertes. Der *Schuldkonflikt* entsteht dann, wenn Kinder und Jugendliche versuchen, die Beziehung zu den Eltern in jedem Fall zu sichern, und sie aufgrund der hohen Loyalitätsbindung unangemessene Schuldgefühle haben. Im aktiven Modus finden wir Entwertungen, die Kinder und Jugendlichen können als unmoralisch und gewissenlos erscheinen. Im passiven Modus erwecken sie den Eindruck, als hätten sie schwere Schuld auf sich geladen, und sie zeigen eine überzogene Treuebindung an die Eltern. Beim *ödipalen Konflikt* stehen erotisch-sexuelle Wünsche und deren Abwehr im Vordergrund. Sexualität und triadische Beziehungen werden im aktiven Modus betont, während die Kinder und Jugendlichen im passiven Modus sehr sachlich und eher sexuell unattraktiv und uneindeutig erscheinen. Beim *Identitätskonflikt* sind Identitätsfindung und -sicherung lebensbestimmend. Im aktiven Modus finden wir eine unkritische Übernahme wechselnder Identifizierungen, im passiven Modus Orientierungslosigkeit und Ratlosigkeit.

12.2 Eine wichtige Differenzierung: schwere Lebensbelastungen, Alltagskonflikte vs. intrapsychische Konflikte

Patienten, die zu uns kommen, erleben vielfache Belastungen. So kann es sein, dass in den letzten Monaten vor dem diagnostischen Erstgespräch oder dem Beginn der Behandlung schwerwiegende Lebensbelastungen (wie Trennung oder schwere Erkrankung der Eltern) vorgefallen sind, die das Kind oder den Jugendlichen beeinträchtigen. In der Regel findet man bei Kindern und Jugendlichen in ambulanter oder stationärer Psychotherapie zahlreiche schwere Lebensbelastungen, aber auch schwere Traumata wie Missbrauch, Misshandlung etc. In der Tat haben sich die Lebensbedingungen von Kindern und Jugendlichen in den letzten Jahren sehr stark verändert; wir finden mehr alleinerziehende Eltern, eine höhere Arbeitslosigkeit, mehr Armut und mehr Kinder und Jugendliche mit Migrationshintergrund (Seiffge-Krenke, 2006). In den letzten Jahren ist auch die Zahl von Kindern und Jugendlichen in den Praxen und Kliniken gestiegen, die traumatisiert sind und schwerste Belastungen wie Missbrauch, Misshandlung und Vernachlässigung erlebt haben (Egle et al., 2005). Man muss allerdings vor einer inflationären Verwendung des Begriffs «traumatisiert» warnen.

Diese schweren Lebensbelastungen sind auf der Befunddokumentation anzugeben, und zwar wird unterschieden zwischen schweren Lebensbelastungen, die in den letzten sechs Monaten vor dem diagnostischen Gespräch lagen, und länger zurückliegenden schweren Lebensbelastungen. Insbesondere die erst kurz vor dem diagnostischen Interview aufgetretenen schweren Lebensbelastungen wie plötzlicher Tod von Angehörigen können das Strukturniveau der Patienten beeinträchtigen und somit auch die Einschätzung von Konflikten erschweren.

Es ist wichtig, erneut darauf hinzuweisen, dass Alltagsbelastungen nicht auf der Konfliktachse eingeschätzt werden. Sie kommen häufig vor und sind nur mild belastend und relativ leicht von Kindern und den Jugendlichen zu bewältigen (wie schlechte Note bekommen, Streit mit den Eltern). Dazu zählen auch die typischen alltäglichen Auseinandersetzungen zwischen Eltern und Kindern über Hausaufgaben, Aufräumen und Ausgehen. Diese Alltagsbelastungen haben zunächst keinen Krankheitswert und sind eher normativ. Sie können sogar, und das gilt besonders in der Adoleszenz, eine entwicklungsfördernde Funktion haben, da mehr Autonomie mit den Eltern ausgehandelt wird.

Es ist wichtig, im Rahmen der Arbeit mit der Konfliktachse den intrapsychischen Konflikt klar von diesen beiden Typen von Belastungen abzugrenzen. Während Alltagsbelastungen zwar vermerkt werden können, aber etwas anderes sind als intrapsychische Konflikte im Sinne der OPD-KJ-2, sollte, wie erwähnt, auf dem Einschätzbogen der Konfliktachse das Vorkommen schwerer Lebensbelastungen (wie kritische Lebensereignisse und Traumata) separat eingeschätzt werden. Dies ist notwendig, weil ein Vorliegen solcher schwerer Belastungen, wie erwähnt, das Strukturniveau erniedrigt, aber auch den intrapsychischen Konflikt verschärft bzw. die Fähigkeit, diesen zu verarbeiten, beeinträchtigen kann.

12.3 Konfliktdiagnostik im Rahmen der Erstgespräche: Hinweise zum diagnostischen Vorgehen und typische «Fehler»

Bei der Konfliktdiagnostik im Rahmen der Erstgespräche sind mehrere wichtige Fragen zu klären, zunächst die Frage: Auf der Basis welchen Materials diagnostiziere ich einen solchen internalisierten Konflikt? Diese Fokussierung ist für die weitere Therapieplanung wichtig: Welches ist der wichtigste Konflikt?

Zunächst zur Frage, wie man den *Konfliktfokus* findet. Hier geht es darum, welches Konfliktthema erlebens- und verhaltensbestimmend ist, wobei die unbewusste Dynamik, etwa in der inneren Resonanz und im szenischen Verstehen, ebenfalls einbezogen wird. Auch Märchen oder Lieblingsgeschichten bzw. -filme eines Kindes oder Jugendlichen können wichtige Hinweise geben. Zum Zweiten muss man sich fragen, welcher Konflikt die Entwicklung von Kindern und Jugendlichen am meisten behindert, hier wird also die *Dysfunktionalität* genauer betrachtet. Dann bilden wir eine Rangfolge, an deren oberster Stelle der wichtigste Konflikt steht. Da aber im Verlaufe einer Behandlung oft auch noch andere Themen deutlicher werden, ist es sinnvoll, auf dem Einstufungsschema zu schauen, welche weiteren entwicklungsbehindernden Konflikte sich andeuten.

Bei der Frage, welches Material als Beleg heranzuziehen ist, ist zu bedenken, dass die Konflikthypothese sich durch Integration von diagnostischem Material aus vier verschiedenen Quellen speist:

a) das Gespräch mit Kindern/Jugendlichen und ihren Eltern
b) die Beobachtung beim Spiel sowie Ergebnisse aus (projektiven) Testverfahren
c) der Anamnese aus der Befragung der Eltern und teilweise auch des Kindes und
d) der szenischen Darstellung.

Insbesondere dem szenischen Verstehen kommt großes Gewicht zu im Rahmen der Konfliktachse. Es wird empfohlen, probatorische Sitzungen so zu beginnen, dass man ein unstrukturiertes Erstinterview des

Kindes oder Jugendlichen an den Anfang setzt, z. B. nach dem Interviewleitfaden (siehe Anhang) oder nach Diederichs-Paeschke und Kollegen (2011), und dass Kinder und Eltern einzeln interviewt werden, wobei der Einbezug des Vaters besonders wichtig ist. Nach Bildung von Konflikt- und Strukturhypothesen aus diesen ersten Sitzungen könnten dann in den nächsten Sitzungen gezieltere Nachfragen im Vordergrund stehen, die möglicherweise Aufschluss darüber geben können, welcher der verschiedenen Konflikte der (im Moment) wichtigere ist. Dieses Vorgehen bietet sich vor allem bei Kindern und Jugendlichen mit komorbiden Störungen an, bei denen möglicherweise Entwicklungsbehinderungen in verschiedenen Bereichen vorliegen, die erst nach und nach in der Behandlung sichtbar werden. In der letzten Sitzung sollte gezielt nach Behandlungsvoraussetzungen gefragt werden, d. h. es wird empfohlen, nach einem Trichterprinzip vorzugehen. In Abhängigkeit vom Setting kann es aber sinnvoll sein, die Frage nach der Behandlungsmotivation und den Erklärungen für eine Störung («Warum, glaubst du, bist du hier?» «Was soll sich ändern?») auch an den Anfang des Gesprächs zu stellen.

Interviewfragen, die sich auf die typischen Konflikte beziehen, sind Fragen nach aufeinandertreffenden Motiven oder Bestrebungen, die typisch für einen Konflikt sind. Man bildet dann eine Konflikthypothese und könnte am Ende möglicherweise eine Probedeutung geben oder ein Gesprächsangebot machen, ob es um diesen Konflikt gehen könnte. Man würde also schauen, für welche Konflikthypothese man das meiste Material hat und würde die Konflikthypothese im nächsten Gespräch dann probeweise ansprechen. Bei der Einstufung sollte man auch die Altersstufe beachten, d. h. es ist nach dem chronologischen Alter im Manual einzustufen. Sodann ist auch der Modus genauer zu betrachten: Geht das Kind oder der Jugendliche im Rahmen der Verarbeitung dieses Konfliktes aktiv oder passiv vor, und in welchen Bereichen? Sind viele Bereiche betroffen oder nur wenige? Eine aktive Verarbeitung könnte einen Hinweis auf Ressourcen geben.

Wenn mehrere bedeutsame Konflikte vorliegen, könnte das auf Komorbidität hindeuten und möglicherweise auch auf Strukturdefizite. Des Weiteren kann man darauf achten, ob es Konfliktvorläufer bei den Eltern gibt. Schließlich ist, wie bereits beschrieben, auch einzustufen, ob es im letzten halben Jahr vor dem ersten Gespräch schwere Belastungen gab (und welche weiteren Belastungen davor lagen). Weil man, wie erwähnt, davon ausgeht, dass sehr schwere Belastungen wie kritische Lebensereignisse oder sogar Traumata die Fähigkeit des Kindes oder Jugendlichen zur Verarbeitung beeinträchtigen und die Abwehr erhöhen, so dass hier nicht nur Einflüsse auf der Strukturachse, sondern möglicherweise auch auf die Verarbeitung von Konflikten nachweisbar sind. Das Ablaufschema in **Abbildung 5** kann bei der Arbeit mit der Konfliktachse helfen.

Einige typische diagnostische «Fehler» ließen sich in den Trainings immer wieder beobachten. Zum Beispiel zeigte sich, dass die Diagnose von *Abhängigkeit vs. Autonomie-Konflikten* relativ häufig vergeben wurde, weil die frühere Formulierung dieses Konfliktthemas (Arbeitskreis OPD-KJ, 2007) suggeriert, dass es um Autonomie gehe. Wir haben diesen Konflikt jetzt in *Nähe vs. Distanz* umformuliert und kla-

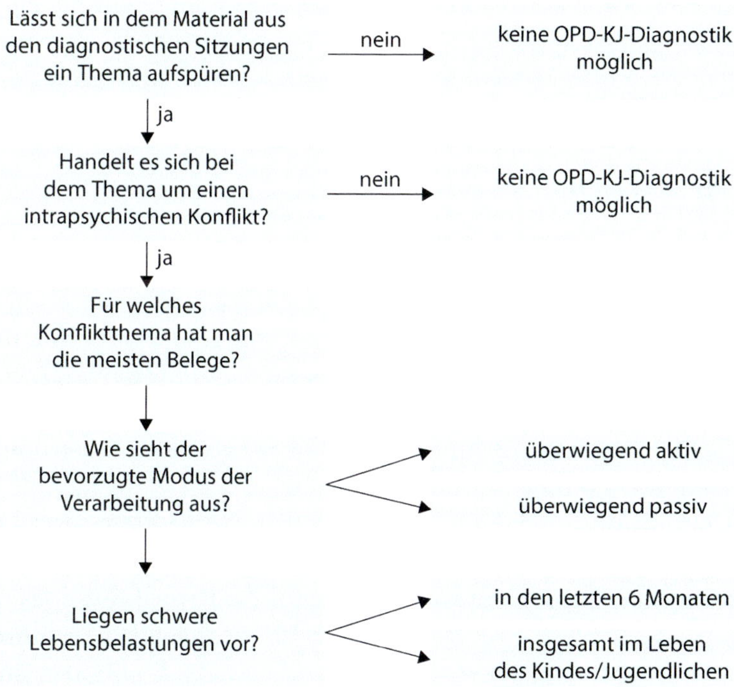

Abbildung 5: Ablaufschema zur Einschätzung der Konfliktachse

rer operationalisiert, dass es hier um ein äußerst elementares Thema geht und dass dieser Konflikt nur dann diagnostiziert werden sollte, wenn keine Bindungen vorliegen, auch keine Alternativen beim Wegfall von elterlichen Bindungen, und dass das Verhalten von Kindern und Jugendlichen zwischen den Extremem «Angst vor zu großer Nähe» und «Angst vor zu großer Distanz» oszilliert. Des Weiteren hat die zunehmende Anzahl von Kindern und Jugendlichen aus Trennungs- und Scheidungsfamilien dazu geführt, dass die (frühere) Diagnose *Loyalitätskonflikt* (Arbeitskreis OPD-KJ, 2007) relativ häufig gestellt wurde. Dieser ist nicht unbedingt und auch nicht ausschließlich an ein solches Trennungsthema gebunden. Wir haben daher dieses Konfliktthema jetzt neu formuliert als *Schuldkonflikt*. Schließlich ist zu bedenken, dass fast alle Patienten einen vergleichsweise niedrigen Selbstwert haben und dass ein *Selbstwertkonflikt* nur bei extremen Ausprägungen eingestuft werden sollte. Wir finden aber de facto eine relativ häufige Diagnose von Selbstwertkonflikten vor. Auch traten bislang Probleme bei der Einstufung des *Identitätskonfliktes* auf; er sollte nur bei einem deutlich entwicklungsbehindernden Thema und nicht bei den normalen Identitätsfragen von Kindern und Jugendlichen eingestuft werden.

12.4 Warum ist das Training wichtig?

Die Achse *Konflikt* ist die schwierigste und psychodynamischste Achse in der OPD-KJ-2. Durch den komplexen Aufbau – den Einbezug von drei Bereichen, drei Altersstufen, sieben Themen und zwei Verarbeitungsmodalitäten – wird schon deutlich, dass ein intensives Training notwendig ist, um diese Achse sinnvoll anwenden zu können. Allerdings sollten keine zu großen Zeitabstände zwischen den Trainings liegen, damit der Trainingsgewinn groß bleibt.

Welche Effekte bringt nun das Training? OPD-KJ bietet drei Trainingskurse an, einen Grundkurs und zwei Aufbaukurse, in denen die Einstufung aller Achsen mit einem Gesamtumfang von 35 Stunden eingeübt und zertifiziert wird. In diesem Zusammenhang haben wir eine Untersuchung durchgeführt (Seiffge-Krenke et al., 2011), in welcher mögliche Einflussfaktoren untersucht wurden, wie etwa Geschlecht,

Alter und Erfahrung des Untersuchers, Einflussfaktoren aufseiten des Patienten (Geschlecht, Alter und Diagnose), aber auch Merkmale des Trainings (Dauer, Anzahl der Patienten und kontinuierliche oder diskontinuierliche Teilnahme am Training) und schließlich die Frage, ob einzelne Achsen besonders schwierig einzustufen sind. Es zeigte sich an einer Stichprobe trainierter Studenten, die insgesamt 35 Stunden OPD-KJ Training absolviert hatten, eine gute Übereinstimmung zwischen den Ratern (Seiffge-Krenke et al., 2011). Die Intra-Class-Korrelation als Maß der Interrater-Reliabilität betrug über beide Achsen ICC(3,1) = 0,75, wobei die Übereinstimmung der Rater innerhalb der Konfliktachse größer war (ICC = 0,79) als innerhalb der Strukturachse (ICC = 0,58). Alter und Geschlecht der Rater hatten keinen Einfluss auf die Einschätzungen auf der Konflikt- und Strukturachse. Es ist allerdings wichtig, nicht zu lange Zeiträume zwischen den einzelnen Trainingskursen vergehen zu lassen, damit das Neugelernte gefestigt und gut verankert werden kann. Daher ist es z. B. sinnvoll, die weitere Anwendung von OPD-KJ-2 in Intervisionsgruppen mit niedergelassenen Kollegen und Kolleginnen oder Qualitätszirkeln regelmäßig durchzuführen. Dabei hat sich als besonders wichtig erwiesen, dass man eine gemeinsame «Sprache» hat.

12.5 Der Bericht an den Gutachter mithilfe der Konfliktachse

Die bisherige Praxis der Verwendung der OPD-KJ bei der Erstellung des Berichts an den Gutachter ist noch verbesserungsbedürftig. Kurze Schlagworte sind nicht hilfreich und können zu Nachfragen des Gutachters führen. Es sollte also ausführlicher erläutert werden, warum man etwa der Meinung ist, dass ein bestimmter intrapsychischer Konflikt vorliegt. Hierbei kann die Konfliktachse hilfreich sein, an der man sich an den vorgegebenen Konfliktthemen und ihrer Verarbeitung orientieren kann.

Der Bericht an den Gutachter enthält Ausführungen zu zahlreichen Punkten wie der aktuellen Situation, die zum Aufsuchen eines Therapeuten geführt hat, Ausführungen über den gegenwärtigen psychischen und körperlichen Entwicklungsstand des Patienten, seine familiäre Situation sowie die Diagnose der krankheitswertigen Störung. Außerdem soll die Psychodynamik dargestellt, d. h. Überlegungen angestellt werden, was zu der Symptomatik, bezogen auf die Biographie und die familiäre Situation des Patienten, beigetragen hat. Schließlich müssen auch Angaben zum Behandlungsziel gemacht werden, ein Behandlungsplan erstellt und Angaben zur möglichen Prognose der vorgeschlagenen Behandlung gemacht werden.

Informationen für den Bericht an den Gutachter können vor allen Dingen im *psychischen Befund* eingebracht werden, also der Frage vier: «Was ist jetzt?», zum Beispiel in Bezug auf die aktuelle Struktur, der relativen Dominanz eines bestimmten Konfliktthemas im gegenwärtigen Leben eines Kindes oder Jugendlichen. Aber auch unter Frage sechs *Psychodynamik*: «Wo kommt das Problem eigentlich her?», «Wie ist es zu diesen Konflikten und Strukturdefiziten gekommen?», kann die OPD-KJ-2 sinnvoll eingesetzt werden, da etwa verdeutlicht werden kann, wie stark das bisherige Leben und Beziehungsgeschehen des Kindes oder Jugendlichen durch Themen determiniert wurden, die als frühe Vorläufer des Konfliktgeschehens anzusehen sind, inwieweit eine transgenerationale Weitergabe von dysfunktionalen Konfliktthemen beobachtbar ist und welcher dominante Verarbeitungsmodus das Leben des Kindes oder Jugendlichen einschränkte. Man kann des Weiteren unter Frage neun *Behandlungsplan und Zielsetzungen* erläutern, welche Ziele das Kind, der Jugendliche oder die Eltern haben, d. h. welcher Konfliktfokus gewählt wird, wo man stützend und strukturierend vorgeht, wo eher aufdeckend. Schließlich kann man unter Frage zehn *Prognose* einige prognostische Überlegungen mitteilen, die sich aus den Behandlungsvoraussetzungen, wie sie im Rahmen von OPD-KJ-2 erhoben werden, ergeben haben.

12.6 Die Konfliktachse: eine Hilfe bei der Indikation und Therapieplanung

Für tiefenpsychologisch fundierte und analytische Therapieindikationen sind strukturelle prognostische Merkmale wichtig, die dem Therapeuten eine differentielle Indikationsstellung bezüglich bestimmter Psychotherapieformen (z. B. tiefenpsychologisch fundiert versus analytisch) ermöglichen. Sie betreffen wesentliche Aspekte der Struktur- und Konfliktachse, wie sie in der OPD-KJ-2 operationalisiert werden, und beziehen sich auf die Psychodynamik (d. h. einen zentralen, zugrunde liegenden intrapsychischen Konflikt) und Strukturaspekte wie Affekttoleranz, Impulskontrolle, die Fähigkeit zur Selbst- und Objektdifferenzierung und zur emotionalen Kontaktaufnahme. Hilfreich sind diesbezüglich also die Informationen, die auf den Achsen *Konflikt* und *Struktur* der OPD-KJ-2 gewonnen werden. Diese Hinweise können herangezogen werden, um eine Differentialindikation zu erstellen und die Behandlungsplanung zu stützen, d. h. sie liefern Hinweise dafür, ob eher regressionsfördernd oder eher ich-stützend vorgegangen werden kann (Seiffge-Krenke, Mayer et al., 2013c). Des Weiteren kann auf der Basis dieser Informationen entschieden werden, ob eine Identitätsdiffusion als strukturelles Defizit oder ein ein relativ gutes Strukturniveau implizierender Identitätskonflikt vorliegt (Seiffge-Krenke, 2012b).

Gegenwärtig wird die Konfliktachse von niedergelassenen Therapeuten bereits häufig zur Indikation und für die Therapieplanung herangezogen. Dabei kann es sinnvoll sein, diagnosespezifische Strukturdefizite zu eruieren (Seiffge-Krenke, Fliedl et al., 2013a). Ein weiteres Anwendungsfeld liegt in der Kinder- und Jugendpsychiatrie. Hier zeigen die Erfahrungen, dass die OPD-KJ-Diagnostik hilft, sich zu begrenzen, indem etwa in einem zeitlich eng begrenzten Rahmen einer stationären Therapie eine Fokussierung auf einen Konflikt erfolgt, der dann bearbeitet werden kann. Eine vollständige Erfassung von Struktur, Konflikt und Behandlungsvoraussetzungen bietet darüber hinaus den Vorteil, dass man auch Informationen über die Behandlungsmotivation des Patienten und möglicherweise vorhandene Ressourcen bekommt, was bei diesen Patienten besonders wichtig ist (Seiffge-Krenke, Fliedl & Katzenschläger, 2013b).

12.7 Arbeit mit der Konfliktachse in laufenden Behandlungen: Verschiebung des Konfliktfokus

Wie erläutert, kann die Konfliktachse in den probatorischen Sitzungen eingesetzt werden, um wesentliche Informationen für die Erstellung des Berichts an den Gutachter zu bekommen, was uns auch bei der Therapieplanung, etwa dabei, einen Konfliktfokus zu finden, unterstützen kann. Abschließend soll in einer laufenden Behandlung die Verschiebung des Konfliktfokus erläutert werden, d. h. die konkrete Arbeit mit der Konfliktachse in einer psychoanalytischen Behandlung (Welter & Seiffge-Krenke, 2006). Es handelt sich um eine tiefenpsychologisch fundierte Therapie bei Julia, die zu Beginn 13 Jahre alt ist. Sie hat 70 Stunden Einzeltherapie bekommen; 17 Stunden waren für die Elternarbeit vorgesehen. Zunächst werden die probatorischen Sitzungen und dann der Therapieverlauf dargestellt.

Bei Julia wurde eine Essstörung bei aktueller psychosozialer Belastung durch Mobbingerfahrungen diagnostiziert, als Nebendiagnose in geringerer Ausprägung eine dissoziative Störung (Inszenierung, Elternbeteiligung). Als Konflikt wurde *Unterwerfung vs. Kontrolle* diskutiert, ein *ödipaler Konflikt* war nur angedeutet. Auf der Strukturebene wurde eine *gute bis mäßige Integration* festgestellt, es zeigten sich vor allen Dingen Defizite in der Selbst- und Objektdifferenzierung und im Umgang mit negativen Affekten (*Affekttoleranz*), im Kontakt war Julia auffallend blass. Was die *Behandlungsvoraussetzungen* angeht, so stand die Frage im Vordergrund, wer eigentlich die Therapie wollte, denn die Eltern schienen sehr stark involviert und unterhielten sich nächtelang im Ehebett über die Probleme in den Freundschaftsbeziehungen und in den romantischen Beziehungen ihrer Tochter. Auffällig war aber auch, dass die gesamte Familie, beide Eltern und vor allen Dingen Julia selbst, sehr stark im Außen blieben.

Was den Verlauf der Therapie angeht, so zeigte sich, dass Julia eine ungeheure Materialmenge in die Stunden brachte und sehr viele Beziehungen zu Gleichaltrigen thematisierte, was zu einer großen Konfusion aufseiten der Therapeutin geführt hat. In einer Stunde waren insgesamt 45 verschiedene Namen gefallen, aber alle Namen aus ihren Freundschaftscliquen blieben blass und austauschbar. In der Gegenübertragung breitete sich eine große Lähmung und Ermüdung aus und die Patientin war schlecht auf eine Beziehung fixierbar. Sie zeigte wenig Selbstreflexion und war ganz im Außen. Thematisch ging es sehr oft um Dreieckssituationen und Sexuelles im Sinne von Locken und Blocken. Die Therapeutin bemerkte bei sich in der Gegenübertragung voyeuristische Züge. Was Krisensituationen anging, so war deutlich, dass Julia sich, wenn es schwierig wurde, mit vielfältigen Körpersymptomen wie Hyperventilationen und Ohnmachtsanfällen aus der Affäre zog.

Es zeigte sich in der zweiten Hälfte der Behandlung eine Verschiebung im Konfliktfokus. Es wurde deutlich, dass sich das Thema von *Unterwerfung vs. Kontrolle* zum *ödipalen Konflikt* verschob. Gleichzeitig wurden die Beziehungsmuster kohärenter und langdauernder. Die Patientin hatte allerdings kaum Bewusstsein für ihre Mitbeteiligung an den Auseinandersetzungen im Freundeskreis, wo ihre Interaktion in der Regel darin bestand, dass sie zwei Freundinnen gegeneinander aufbrachte oder ein jugendliches Paar auseinander brachte und sich dann gar nicht erklären konnte, warum der Freund X oder die Freundin Y so wütend auf sie war. Wir finden auch ein starkes Involviertsein der Eltern, die sich nächtelang mit den Gefahren und Folgen der Sexualität ihrer Tochter beschäftigen.

Am Ende der Behandlung war eine gewisse Stabilität in den Außenbeziehungen erreicht: Julia hatte einen Freund und kaum noch Konflikte in der Schule oder mit ihren Freundinnen. Die sprechenden Körpersymptome waren weitgehend verschwunden. Die Beteiligung der Eltern in Bezug auf den sexuellen Konflikt und die Ablösung waren bis zum Ende nicht besprechbar, die Eltern beharrten darauf, dass ihre Beziehungen harmonisch seien. Beim intrapsychischen Konflikt war nach wie vor *Unterwerfung vs. Kontrolle* spürbar, aber auch deutlich der *ödipale* Konflikt, d. h. die starke Beziehung zwischen Julia und ihrem Vater. Am Ende der 70 Stunden wurde eine Fortsetzung von Julia nicht gewünscht. Sie fand, dass sie genug erreicht hatte. In gewisser Weise ist der Therapieabbruch wiederum ein Hinweis für das Thema *Unterwerfung vs. Kontrolle*, er kann aber auch als ein Entwicklungsgewinn betrachtet werden, denn sie hat die Therapeutin sozusagen stellvertretend für ihre Eltern verlassen.

13. Struktur

Die Achse *Struktur* erfasst den Schweregrad einer Störung. Sie ist ein differenziertes Instrument für die Behandlungsplanung und -organisation. Anhand der Diagnostik der verschiedenen Dimensionen der Achse *Struktur* bieten sich Anhaltspunkte, ob eher eine Konfliktpathologie oder eine Entwicklungspathologie vorherrscht. Stehen etwa konfliktpathologische Aspekte im Vordergrund, ist das Behandlungsvorgehen anders, als wenn bei dem Kind oder dem Jugendlichen eine strukturelle Problematik bzw. Entwicklungspsychopathologie vorliegt.

13.1 Ausmaß der Störung

Anhand der in **Tabelle 4** aufgeführten strukturellen Merkmale ist zu prüfen, wie stark das Ausmaß der strukturellen Einschränkungen ist. Dabei ist es wichtig, zwischen punktuellen Einschränkungen einzelner Dimensionen und generelleren Beeinträchtigungen zu unterscheiden. Bei Kinder und Jugendlichen können die Steuerungsfähigkeiten beeinträchtigt sein, ohne dass bereits eine strukturelle Pathologie vorliegt (Beispiel: einfache Aufmerksamkeitsstörung). Eine genauere Einordnung ist dann ggf. erst mithilfe der Konfliktachse möglich.

Die Strukturachse erfasst die zugrunde liegende strukturelle Problematik bei scheinbar konfliktbedingten Psychopathologien. So kann beispielsweise eine Essstörung sowohl auf einem gut integrierten Strukturniveau bei einer Reifungskrise vorliegen oder auch der Selbstreparation bei zugrunde liegender Psychose dienen. Entsprechendes gilt bei der Zwangsstörung, bei der auf allen Strukturebenen eine mangelnde Grenze zwischen Realität und Phantasie vorliegt, jedoch – je geringer

Tabelle 4: Strukturelle Fähigkeiten im Überblick

Steuerung	Identität	Interpersonalität	Bindung
Affekttoleranz	Selbsterleben	emotionale Kontaktaufnahme	Zugang zu Bindungs-repräsentanzen
Selbstwert-regulation	Selbst-Objekt-Differenzierung	Phantasien	sichere innere Basis
Impulssteuerung	Objekterleben	Affekterleben	Fähigkeit, allein zu sein
Steuerungsinstanz (Gewissens-bildung)	Kohärenz	Reziprozität	Nutzen der Bindungs-beziehung
	Zugehörigkeit	Empathie	
		Fähigkeit, sich zu trennen	

das Strukturniveau desto deutlicher wird das Ausmaß der ich-strukturellen Einschränkungen erkennbar (Streeck-Fischer, 1988).

Eine differenzierte Diagnostik der Struktur gibt Hinweise für die therapeutische Technik, die erforderlichen Absprachen und die Rahmengestaltung. So stehen etwa bei einer mäßig bis gut integrierten strukturellen Ausstattung eher konfliktorientierte Interventionen im Vordergrund.

In der Regel besteht ein Zusammenhang zwischen dem zentralen Konfliktthema und der strukturellen Ausstattung. Es ist kaum zu erwarten, dass der *Nähe- vs. Distanzkonflikt* (früher: Autonomie vs. Abhängigkeit) bei einem mäßig bis gut integrierten strukturellen Niveau vorkommt. Auf mäßigem bis gut strukturierten Niveau sind eher Konflikte wie *Selbstversorgen vs. Versorgtwerden, Unterwerfung vs. Kontrolle* oder ein *ödipaler Konflikt* vorherrschend. Beim neurotischen Konflikt auf mäßig bis gut integriertem Niveau liegen umschriebene strukturelle (besser gesagt: funktionelle) Ich-Einschränkungen vor. Globalere strukturelle Beeinträchtigungen sind dagegen meist mit einer strukturell entwicklungsbedingten Psychopathologie verbunden, die «von gering bis mäßig», ggf. aber auch «von gering bis desintegriert» reicht und mit einem Nähe- vs. Distanzkonflikt (früher: Abhängigkeit vs. Autonomie), aber auch einem Identitätskonflikt, einem Selbstwertkonflikt oder auch einem Schuldkonflikt (früher: Loyalitätskonflikt) einhergehen kann.

13.2 Therapieplanung und therapeutische Zielsetzung bei einer strukturellen Störung auf geringem Niveau

Es wird im Folgenden lediglich auf die therapeutischen Aspekte bei Störungen auf gering integriertem Niveau eingegangen, da hier vor allem eine strukturbezogene Arbeit erforderlich ist, während die Konfliktpathologie eher zweitrangig zu bearbeiten ist. Im zweiten Schritt kann sich der therapeutische Fokus auf die Konfliktachse beziehen, wenn die therapeutische Arbeit nicht mehr durch Angriffe auf Rahmen und Beziehung infrage gestellt wird.

Bei einer strukturellen Störung sind Fähigkeiten wie Selbstreflexion, Affektwahrnehmung und -differenzierung, Realitätsprüfung und Steuerungsfähigkeit nur eingeschränkt verfügbar. Im Vordergrund der therapeutischen Interventionen stehen nicht unbewusste Konflikte, Wünsche und ihre Abwehr, sondern die entwicklungsbedingten Einschränkungen in der Selbstregulierung und Beziehungsgestaltung.

Gestaltung des Settings

Bei der Gestaltung des Settings ist zu berücksichtigen, wie Rahmenbedingungen geschaffen werden können, damit sich das Kind oder der Jugendliche entwickeln kann. Hier sind beispielsweise Absprachen in Bezug auf die Wahrnehmung der Termine, die Einhaltung von Regeln (kein Spielzeug zerstören, nicht weglaufen), in Bezug auf selbst-/fremddestruktives oder suizidales Agieren, Suchtverhalten o. Ä. notwendig. Von Seiten des Therapeuten kann es erforderlich sein, dass er sein Spielzimmer in einer Weise gestaltet, dass das Kind mit seiner Reizoffenheit nicht ständig durch die vielfältigen Spielangebote abgelenkt wird, um Spielfähigkeit zu entwickeln. Das kann bedeuten, dass es sinnvoll ist, ein eher karges Therapiezimmer mit abschließbaren Schränken vorzuhalten, um dem Kind dabei zu helfen, sich auf Wesentliches zu konzentrieren. Hinter den strukturellen Einschränkungen des Kindes oder Jugendlichen mit seiner mangelnden Steuerung sollte kein tieferer Sinn wahrgenommen werden, der durch Deutungen aufgedeckt wird (vgl. Diepold, 1995), vielmehr geht es darum, die Begrenzung und damit den Rahmen als eine therapeutische Vorgabe erst einmal zu sichern.

Auch mit den Eltern sind klare Absprachen erforderlich, um zu vermeiden, dass das Kind oder der Jugendliche in einem anhaltend desorganisierten familiären Umfeld daran gehindert wird, sich zu entwickeln (Streeck-Fischer, 2005).

Die therapeutische Haltung

Bei strukturell gestörten Kindern und Jugendlichen ist eine therapeutische Haltung erforderlich, die mit einer wohlwollenden, zugewandten Beziehung verbunden ist. Dabei sind jeweils – abhängig von unterschiedlichen therapeutischen Konzepten – mehr oder weniger antwortende und strukturgebende Vorgehensweisen (z. B. Clarkin, Yeomans & Kernberg, 2001; Foelsch et al., im Druck; Rudolf, 2004; Streeck-Fischer & Streeck, 2010) erforderlich, die zu einer korrigierenden emotionalen Erfahrung bei dem Kind und dem Jugendlichen führen. In einer als hilfreich erlebten unterstützenden Beziehung kann sich der Therapeut dem Kind oder dem Jugendlichen als Person bei der Entwicklung von mangelnden Fähigkeiten der Impulssteuerung, der Wahrnehmung von sich selbst und anderen zur Seite stellen. Dabei ist es wichtig, z. B. zu berücksichtigen, dass zunächst Fähigkeiten der Impulsregulierung entwickelt werden sollten, bevor auf Affekte der Wut zentriert wird. Grundsätzlich nimmt der Therapeut eine aktive therapeutische Haltung ein. Die therapeutische Abstinenz ist davon gekennzeichnet, dass sich der Therapeut nicht in der gleichen Weise zum Patienten verhält wie die Bezugspersonen (z. B. vernachlässigend), sondern als alternatives Objekt in Erscheinung tritt.

Eine Hierarchisierung der therapeutischen Schritte ist bei der Arbeit an strukturellen Einschränkungen erforderlich. Je tiefgreifender die strukturelle Störung, umso mehr geht es darum, am Selbsterleben und an der Impulssteuerung zu arbeiten. Hier stehen die Selbstbestimmung und Autonomie des Selbst sowie die Entwicklung der Realitätsprüfung im Vordergrund (also Aspekte der Steuerung und Identität). Erst später kann auf die Objektwahrnehmung und Interpersonalität zentriert werden.

Je schwerwiegender die strukturelle Störung ist, umso mehr ist Vorsicht in Bezug auf affektmobilisierende Techniken geboten. Regression und Abhängigkeit fördernde Therapieangebote sind hier nicht angebracht. Stattdessen geht es um die basale Stabilisierung des Selbst. Wegen der Mentalisierungsschwäche ist es wichtig, averbale Mitteilungen zu erfassen und ggf. aufzugreifen. Die Arbeit geschieht im «Hier und Jetzt», in der Bearbeitung der alltäglichen Probleme und Konflikte, der Erwartungen und Erfordernisse und nicht im «Dort und Damals».

Dabei sollten die Schritte folgendermaßen gehalten sein:

- Bei der Dimension der Regulation und Steuerung unterstützt der Therapeut das Kind, einen inneren Abstand von eigenen Impulsen, Affekten und suchthaftem Verhalten zu finden.
- Bei der Identität geht es um eine realistischere Wahrnehmung von sich selbst und anderen, unter Einbezug der Realität. Dies geschieht durch Spiegeln, Differenzieren und Konfrontation. Besonderheiten bieten dabei die migrationsbedingten Identitätsunsicherheiten.
- Bei der Dimension der Interpersonalität geht es darum, mit dem Kind oder Jugendlichen in eine affektive Verbindung zu kommen.
- Bei der Dimension der Bindung stehen beobachtbare Muster der Beziehungsgestaltung im Vordergrund. Dabei gilt es, Ansätze von sicherer Bindung zu fördern.

Spielen als Königsweg zum Erwerb struktureller Fähigkeiten

Strukturell eingeschränkte Kinder sind oft nicht in der Lage zu spielen. Anhand von zwei Extremen soll die Problematik deutlich werden.

1. Im ersten Fall vermeidet das Kind das Phantasieren und hält sich ganz an konkretistischen Darstellungen fest, innerhalb derer nichts Konflikthaftes oder auch Phantasievolles deutlich wird. Das Spiel bleibt karg und unbezogen. Der Therapeut ermüdet, und es kommt keine Kommunikation wie Spiel oder Psychotherapie in Gang.
2. Im zweiten Fall ist die Phantasie, z. B. auch das Destruktive, überbordend, während die Realität verloren geht. Das Spiel gerät außer

Kontrolle und wird real, so dass der Therapeut Grenzen und Struktur setzen muss.

In beiden Fällen ist es erforderlich, dass der Therapeut fehlende Aspekte in das Spiel einbringt. Was heißt das? Im Falle des kargen, nichtssagenden Spiels wäre zu prüfen, woran es liegt, dass Phantasien und Konflikte nicht aufkommen dürfen. Handelt es sich dabei um massive, panikartige Ängste, die hinter der Leere verborgen und abgewehrt werden müssen? Ist es ggf. erforderlich, das Kind über phantasievolle Geschichten, die nichts Bedrohliches haben, zu aktivieren (z. B. Benjamin Blümchen o. Ä.)?

Im Falle der mangelnden Grenzziehung zwischen Realität und Phantasie (2. Beispiel) bzw. zwischen Spiel und Realität wird es wichtig sein, auf diese Grenze durch Paktabsprachen und Rahmensetzungen hinzuweisen. Ist das Spiel von überbordender Destruktivität gekennzeichnet, wird es erforderlich sein, nach sicheren Orten zu suchen, wo Schutz zu finden ist. Ein hilfreiches, unterstützendes und begleitendes Objekt sollte hier eingeführt werden, das eine Alternative anbietet, Grenzen setzt und Schutz bietet.

13.3 Die Strukturachse in der stationären Behandlung und im multimodalen Gesamtbehandlungsplan

Ist es sinnvoll, OPD-KJ-2 im klinischen Alltag zu implementieren?

Bedarf es nicht zu viel an zeitlichem Aufwand, will man eine solche genaue Diagnostik betreiben?

Da insbesondere die Strukturachse bei den oft sehr komplex gestörten Kindern und Jugendlichen Hilfestellungen für das therapeutische Vorgehen geben kann, bewährt es sich, die Strukturachse sowohl in der Diagnostik als auch der Therapieevaluation einzusetzen (Cropp & Streeck-Fischer, im Druck). Neben der genauen differenzierenden Diagnostik hilft die Verwendung der Strukturachse, unterschiedliche Einschätzungen hinsichtlich eines Störungsbildes beim Kind oder dem Jugendlichen im therapeutischen Team zu vermeiden. Indem im Rahmen der ausführlichen Diagnostik die Strukturachse in den verschiedenen Berufsgruppen geratet wird, können gemeinsame Strategien des therapeutischen Vorgehens abgesprochen werden. Dadurch kann ggf. deutlich werden, ob das Kind oder der Jugendliche in verschiedenen Umfeldern unterschiedlich auftritt. Das ist beispielsweise der Fall, wenn das Kind oder der Jugendliche kein kohärentes Selbst hat und unterschiedliche Selbstbilder in unterschiedlichen Settings zeigt. Indem von den verschiedenen Mitgliedern eines therapeutischen Teams die Strukturachse ausgewertet wird, kann vermieden werden, dass es Kämpfe um die richtige Wahrnehmung bzw. Spaltungsprozesse im Team gibt. Ein solches Rating, das sich auf eine Achse beschränkt, kann durch Visualisierung der einzelnen Dimensionen mit ihren Ankerbeispielen in den Klinikablauf ohne großen zeitlichen Aufwand gut eingebunden werden.

Das Instrument kann sowohl am Anfang als auch am Ende der Behandlung eingesetzt werden. Dabei können ggf. Veränderungen hinsichtlich des Ausmaßes der strukturellen Störung mit einer strukturellen Anhebung nachgewiesen werden.

Therapieplanung in den Spezialtherapien

Musik-, Ergo,- Kunst- und Körpertherapie sind Therapieformen, die in der klinischen Behandlung nicht wegzudenken sind. Es sind Behandlungen, bei denen das Wort bzw. die Sprache nicht im Mittelpunkt steht. Für die Arbeit mit den Kindern und Jugendlichen haben sie einen hohen Stellenwert.

Auch in dieser Arbeit lässt sich aufzeigen, dass zwischen konfliktzentrierten und strukturbezogenen bzw. entwicklungsorientierten Vorgehensweisen unterschieden werden kann. Dies soll hier lediglich an den beiden Spezialtherapien wie Ergotherapie und Körpertherapie deutlich gemacht werden (Schulze et al., 2009). Siehe dazu die folgende Übersicht in **Tabelle 5**.

Tabelle 5: Therapeutisches Vorgehen abhängig vom Strukturniveau

OPD-KJ-2-Strukturachse	Ergotherapie	Körpertherapie
Integriert	z. B. Gruppenarbeit, gemeinsam etwas herzustellen, Gestaltungstherapie, kreative Darstellung innerer Zustände, ausdruckszentriertes Vorgehen	konfliktzentriertes Arbeiten z. B. Gruppenarbeit, Integration Körperbild/Selbstbild
Mäßig integriert	Förderung von Ausdruck und Kompetenzen mit wahrnehmungszentrierten Aspekten, Aktivierung von Ressourcen	Arbeit an der Affektwahrnehmung und -differenzierung auf der Körperebene, Verknüpfen von Affekt und Körpererfahrung, Erleben von Selbstwirksamkeit
Gering integriert	Unterstützung bei der Suche nach Ausdruck und Betätigung, Hilfen bei Steuerung, Frustrationstoleranz, Wahrnehmung im Tun	Arbeit an der Grenzziehung, Selbst- und Fremdwahrnehmung fördern, Arbeit an der Selbstregulation, Beziehung zwischen Körper und Raum, Suche nach Schutz
Desintegriert	strukturierende Vorgaben bei Erstarrung ebenso wie Realitätsverlust, z. B. handwerkliche Techniken	handlungsorientiertes Vorgehen, Selbstbestimmung unterstützen und fördern, Wahrnehmung von Grenzen

14. Behandlungsvoraussetzungen

Wie in den vorausgegangenen Kapiteln ausgeführt, sind die Achsen *Beziehung*, *Konflikt* und *Struktur* auf der Basis der gleichnamigen zentralen psychodynamischen Konstrukte konzipiert und operationalisiert. Die damit durchgeführte Diagnostik der vorherrschenden interpersonellen Beziehungsdynamik und der intrapsychischen Konfliktdynamik ermöglicht ein weitreichendes Störungs- und Symptomverständnis und bildet damit die Grundlage für klinische Hypothesen und daraus resultierende inhaltliche Fokussetzungen bei der Therapieplanung. Wird zudem das Verständnis der einem Störungsbild zugrunde liegenden psychischen Struktur ins diagnostische Gesamtbild integriert, leiten sich hiervon wichtige ergänzende klinische Arbeitshypothesen sowohl für die Phänomenologie der Symptomatik als auch auf die vorrangig zu wählenden therapeutischen Modalitäten und Interventionstechniken (primär strukturbezogen oder konfliktbearbeitend?) einschließlich des Behandlungs-Settings (in welchem Maße vorrangig strukturgebend?) ab. Von den klinischen Arbeitshypothesen, die sich mit diesen drei Achsen erarbeiten lassen, leiten sich wiederum weiterführende Überlegungen zur Indikation spezifischer Behandlungsmethoden und -settings sowie zur gezielten Behandlungsplanung ab. Diese Überlegungen werden anhand der Achse *Behandlungsvoraussetzungen* auf ihre klinische Validität, fallspezifische Eignung und Realisierbarkeit systematisch überprüft und ergänzt. Die weitgehende Konzeptualisierung dieser Achse aus der subjektiven Erlebensperspektive der Patienten stellt hierbei eine wichtige komplementäre Ergänzung zu den aus professioneller therapeutischer Perspektive erarbeiteten Einschätzungen zu Beziehungsdynamik, Konflikt und Struktur dar. Die Anwendung der Achse *Behandlungsvoraussetzungen* konzentriert sich auf die Indikationsstellung und die Behandlungsplanung.

Wie im einleitenden Kapitel ausgeführt, wird die grundsätzliche Behandlungsbedürftigkeit einer psychischen Störung im Kindes- und Jugendalter nicht mit der OPD-KJ-2, sondern auf der Basis leitliniengerechter kinder- und jugendpsychiatrischer Diagnostik anhand der Diagnosekriterien des Multiaxialen Klassifikationsschemas (MAS) für psychische Störungen des Kindes- und Jugendalters nach ICD-10 (Remschmidt, Schmidt & Poustka, 2006) sowie störungsspezifisch nach den aktuellen AWMF-Leitlinienempfehlungen der Deutschen Gesellschaft für Kinder- und Jugendpsychiatrie, -psychosomatik und -psychotherapie (DGKJP) gestellt. Danach ist zunächst der behandlungsbedürftige Krankheitswert einer zur Vorstellung führenden Problematik bzw. Symptomatik durch Sicherung einer entsprechenden klinischen Diagnose festzustellen. Für die Indikationsstellung spezifischer Behandlungsmaßnahmen ist dabei neben der klinischen Diagnose (MAS-Achse I: Klinisch psychiatrisches Syndrom) insbesondere der Schweregrad der durch die Störung bedingten psychosozialen Beeinträchtigung (MAS-Achse VI: Globale Beurteilung des psychosozialen Funktionsniveaus) wegweisend[5]. So spielt beispielsweise völlig unabhängig von psychodynamischen Arbeitshypothesen zu Beziehung, Konflikt und Struktur die Frage nach erhaltener bzw. nicht mehr gegebener Alltagsbelastbarkeit, die sich im Kindes- und Jugendalter in der Regel am täglichen Schulbesuch bemisst, bereits eine übergeordnete Rolle bei der Indikationsstellung für teilstationäre oder stationäre Behandlungsmaßnahmen bzw. für einen zunächst vorrangigen ambulanten Behandlungsversuch. Eine Besonderheit bei der Indikationsstellung für einzuleitende Behandlungsmaßnahmen im Kindes- und Jugendalter besteht ferner darin, dass neben dem Schweregrad einer

5 Die Beurteilung des psychosozialen Funktionsniveaus nach MAS-Achse VI erfolgt unabhängig von der Beurteilung des Integrationsniveaus der psychischen Struktur anhand der Achse *Struktur* und wird durch diese keineswegs ersetzt, wenngleich sich beide Beurteilungen konzeptuell überlappen und ein geringeres strukturelles Integrationsniveau meist auch ein geringeres allgemeines psychosoziales Funktionsniveau bedingt. Während das globale Funktionsniveau rein deskriptiv anhand sozialer Außenkriterien operationalisiert ist, werden bei der Achse *Struktur* vorwiegend explizit intrapsychische Kompetenzen und Fähigkeiten bewertet.

Symptomatik und der daraus resultierenden aktuellen Beeinträchtigung des psychosozialen Funktionsniveaus gesondert zu prüfen ist, inwieweit die Symptomatik die allgemeine psychosoziale Entwicklung behindert oder blockiert oder womöglich vielleicht im Dienste der Progression befördert. Auffällige Verhaltensweisen, die für sich allein betrachtet Symptomwert haben, können als «Reibegeräusche» eine progressive Entwicklung begleiten, wohingegen ein «symptomarm» wirkendes Zustandsbild vorwiegend durch einen festzustellenden Stillstand bei der Bewältigung anstehender psychosozialer Entwicklungsaufgaben als besorgniserregend einzustufen sein kann und damit die Indikation für einzuleitende Behandlungsmaßnahmen begründet[6]. Beispielsweise kann eine sich in Beziehungen konflikthaft bzw. «laut und lärmend» präsentierende Problematik mit Symptomen heftiger situationsunangemessener Wutausbrüche «unterm Strich» eine pubertäre Ablösungsentwicklung befördern, wohingegen bei einer ängstlich-depressiven Entwicklung eine jeweils mäßig ausgeprägte Kontaktarmut und Spielhemmung zu einem weitgehenden Stillstand bei der Bewältigung psychosozialer Entwicklungsaufgaben führen kann.

Zusammenfassend sind *vor* der Anwendung der Achse *Behandlungsvoraussetzungen* für die Indikationsstellung folgende drei Fragen zu beantworten:

1. Liegt eine Störung von Krankheitswert vor? Welche Diagnose nach MAS-Achse I (klinisch-psychiatrisches Syndrom) ist gegebenenfalls zu stellen?
2. Wie ist die durch die Symptomatik der gegebenenfalls vorliegenden Störung bedingte Beeinträchtigung des psychosozialen Funktionsniveaus nach MAS-Achse VI zu beurteilen?

6 Das Kriterium, inwieweit eine Symptomatik als entwicklungshemmend oder -blockierend zu bewerten ist, spielt in gleicher Weise auch bei der diagnostischen Einschätzung der klinischen Bedeutsamkeit intrapsychischer Konfliktthemen eine wegweisende Rolle (siehe Achse *Konflikt*). So gilt auch eine sich in prominenter Weise präsentierende Konfliktthematik als klinisch nicht bedeutsam, wenn sie das Voranschreiten der Entwicklung, gemessen an der Bewältigung anstehender psychosozialer Entwicklungsaufgaben, offensichtlich nicht beeinträchtigt.

3. Inwieweit wird die Bewältigung anstehender psychosozialer Entwicklungsaufgaben durch die vorliegende Symptomatik beeinträchtigt oder nicht?

Die Klärung dieser drei Fragen ermöglicht in der Regel die Beantwortung der Frage nach der Therapiebedürftigkeit, die jedoch nur den ersten Schritt auf dem Weg zur Indikationsstellung markiert. Ist die Therapiebedürftigkeit gegeben, müssen in gesonderten Schritten die Therapiemotivation sowie die Therapiefähigkeit beurteilt werden. Für diese Schritte der spezifischeren Indikationsstellung von Behandlungsmaßnahmen ist die ergänzende Heranziehung der Achse *Behandlungsvoraussetzungen* hilfreich und sinnvoll. Hierbei kommt den übergeordneten drei Dimensionen dieser Achse jeweils folgende Bedeutung zu.

Subjektive Dimensionen

Für die Beurteilung der Therapiemotivation ist zunächst die allgemeine *Veränderungsmotivation* maßgeblich. Diese ergibt sich in mehr oder weniger ausgeprägtem Maße aus dem subjektiven Leidensdruck, der wiederum in mehr oder weniger ausgeprägtem Maße aus der subjektiven Beeinträchtigung durch die bestehende psychische bzw. somatische Symptomatik resultiert. Diese wiederum ist dem objektiv festgestellten Schweregrad einer Symptomatik sowie der dadurch bedingten psychosozialen Beeinträchtigung und Entwicklungshemmung mehr oder weniger angemessen. Die genannten diagnostischen Kategorien bilden somit eine kausale Funktionskette in mehreren Schritten, wobei es bei jedem einzelnen Schritt zu nicht gleichsinnigen Brüchen kommen kann, die gegebenenfalls unbedingt diagnostiziert werden sollten, um so aus einem psychodynamischen Verständnis einer im Vergleich zur festgestellten Therapiebedürftigkeit unzureichenden Therapiemotivation geeignete Interventionen ableiten zu können, die die Therapiemotivation verbessern helfen.

Anhand der subjektiven Dimensionen erfolgt die Beurteilung der Therapiemotivation schrittweise. Zunächst wird die anhand der Äußerungen des Patienten im Interview beurteilte *subjektive Beeinträchtigung durch die bestehende psychische und gegebenenfalls somatische Symptomatik* mit dem objektiv ermittelten Schweregrad der psychosozialen

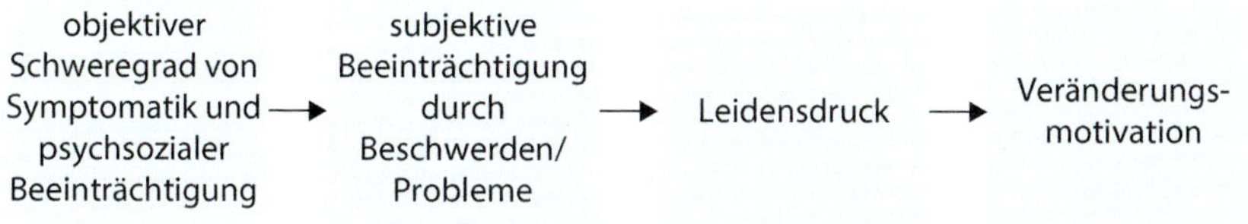

Abbildung 6: Kausaler Funktionszusammenhang der zur Veränderungsmotivation führenden Faktoren

Beeinträchtigung in Beziehung gesetzt. Erscheint diese unangemessen gering, was beispielsweise bei den Störungsbildern Anorexie oder Schulphobie typisch sein kann, leitet sich davon die Notwendigkeit konfrontierender Interventionen unter Einbeziehung der sorgeberechtigten Eltern ab, um die Ernsthaftigkeit der Prognose bei nicht angemessener Behandlung zu verdeutlichen. Im nächsten Schritt wird geprüft, inwieweit eine geäußerte *subjektive Beeinträchtigung* sich in entsprechendem *Leidensdruck* widerspiegelt. Ist dieser *Leidensdruck* relativ betrachtet unangemessen gering ausgeprägt, wird kaum eine hinreichende Therapiemotivation entstehen können. Meist liegt dies in einem hohen *Krankheitsgewinn* begründet (s. u.). Ist dies der Fall, leitet sich hiervon die Notwendigkeit ab, den *Krankheitsgewinn* psychodynamisch zu entschlüsseln und zu versuchen, durch geeignete Interventionen unter Einbeziehung des gesamten Familiensystems dessen die Therapiemotivation unterminierende Wirkung möglichst aufzuheben oder zumindest weitestgehend abzuschwächen. Im nächsten Schritt wird geprüft, inwieweit ein bestehender *Leidensdruck* sich in einer entsprechenden geäußerten *Veränderungsmotivation* widerspiegelt. Liegt hier eine Diskrepanz im Sinne einer im Vergleich zum Leidensdruck gering ausgeprägten *Veränderungsmotivation* vor, kann dies verschiedene Ursachen haben. So kann wiederum ein besonders hoher Krankheitsgewinn vorliegen (in diesem Fall trotz hohen Leidensdrucks), was beispielsweise bei Patienten mit somatisierenden Störungen typisch sein kann. Ein anderer Grund kann eine trotz hohen Leidensdrucks stark ausgeprägte Veränderungsangst sein (z. B. vor dem Verlust einer Beziehung durch Austragen von Konflikten). Ein weiterer Grund kann im Widerstand das Familiensystems liegen, dem der Patient trotz hohen Leidensdruckes in ausgeprägter Loyalitätsbindung durch Festhalten an seiner Krankenrolle ein Opfer bringt, in der oft unbewussten Wunschvorstellung, dadurch das Familiensystem vor Destabilisierung zu schützen (z. B. durch Mitagieren der Verleugnung eines innerfamiliären sexuellen Missbrauchs). Je nachdem, wie sich eine Diskrepanz bei einem der genannten Schritte psychodynamisch entschlüsseln lässt, lassen sich hiervon geeignete Interventionen ableiten, die darauf abzielen, den Leidensdruck bzw. die Veränderungsmotivation zu erhöhen, um so eine hinreichende Therapiemotivation zu bewirken.

Ressourcen

Die diagnostische Beurteilung der in der Achse *Behandlungsvoraussetzungen* operationalisierten Ressourcen ist in erster Linie für die Einschätzung der allgemeinen Therapiefähigkeit sowie für die Indikation eines geeigneten Behandlungssettings bedeutsam. Zudem erlaubt eine realistische Einschätzung der Ressourcen, die Behandlungsplanung danach auszurichten, wo ein Patient seinen erlebbaren Stärken und Defiziten entsprechend (einschließlich der seines sozialen Umfeldes) durch geeignete Interventionen abgeholt werden kann bzw. muss. Diese Ressourcenorientierung bei der Einschätzung einer angemessenen Therapiefähigkeit für eine spezifische Behandlungsform (z. B. ambulante analytische Psychotherapie) wird durch die Einschätzung der strukturellen Fähigkeiten anhand der Achse *Struktur* sowie durch die Diagnostik von gegebenenfalls umschriebenen Entwicklungsrückständen (MAS-Achse II), des Intelligenzniveaus (MAS-Achse III) sowie von assoziierten aktuellen abnormen psychosozialen Umständen (MAS-Achse V) ergänzt. Die Einschätzung der Ressourcen im Sinne der OPD-KJ-2 ist insbesondere für die Frage von Belang, ob eine ambulante Psychotherapie als alleinige Behandlungsform hinreichend ist, oder ob sie durch sozialpädagogische Maßnahmen zu flankieren ist, bzw. ob stattdessen eine teilstationäre oder stationäre Behandlung indiziert werden sollte. Eine ambulante Psychotherapie eines Kindes oder Jugendlichen als alleinige Behandlungsform setzt in aller Regel voraus, dass intrapsychische und familiäre Ressourcen hinreichend sind, um ein ambulantes Behandlungssetting zu tragen bzw. verantwortlich mit zu tragen. Zudem sollten die Peer-Ressourcen hinreichend sein, um dem Patienten zu ermöglichen, intrapsychische Bewegungen, die in der Therapie durch korrektive emotionale Erfahrungen und selbstreflexive Prozesse in Gang gesetzt werden, angstfrei in probatorische Veränderungsschritte in sozialen Bezügen umzusetzen. Reichen die Peer-Ressourcen für eine solchermaßen neu experimentierende soziale Umsetzung intrapsychischer Entwicklungsschritte nicht aus, besteht die Gefahr, dass die Therapie als rein intrapsychische «Trockenübung» auf der Stelle tritt, und es sollte die Indikation zumindest für eine initiale Therapie im geschützteren Sozialraum eines teilstationären oder stationären Settings geprüft werden.

Spezifische Therapievoraussetzungen

Anhand der Items der Dimension *Spezifische Therapievoraussetzungen* werden schließlich nochmals die Therapiemotivation und Therapiefähigkeit im Hinblick auf eine spezifisch psychodynamisch orientierte Psychotherapie eingeschätzt. Dem sollte eine Einschätzung des Leidensdruckes und der allgemeinen Veränderungsmotivation sowie der Ressourcen vorausgegangen sein. Kann aufgrund von hinreichendem Leidensdruck und entsprechender Veränderungsmotivation von einer Therapiemotivation ausgegangen werden und scheint aufgrund der mit der OPD-KJ-2 erfassten Beziehungs- und Konfliktdynamik sowie des strukturellen Befundes eine psychodynamisch orientierte Psychotherapie (mit initial konfliktbearbeitendem oder strukturgebendem Fokus) indiziert und erfolgversprechend, lässt sich hierfür die spezifische Eignung und Motivation des Patienten anhand der Items *Einsicht in biopsychosoziale Zusammenhänge* und *spezifische Therapiemotivation* abbilden. Die Einschätzung des *Krankheitsgewinns* erlaubt eine Prognose auf den zu erwartenden therapeutischen Widerstand, d.h. auf die Neigung des Patienten, an seinem Symptom bzw. seiner Krankenrolle festzuhalten. Bei Kindern und Jugendlichen ist hierbei insbesondere der sekundäre Krankheitsgewinn durch die Krankenrolle zu beachten, der wesentlich zur Aufrechterhaltung einer Symptomatik auch bei hohem Leidensruck und hoher Veränderungsmotivation beitragen kann. So kann beispielsweise die initiale Betroffenheit, die jugendliche Patienten mit selbstzerstörerischer Symptomatik mit hohem Leidensdruck bei ihren Eltern auslösen, zunächst eine emotionale Entlastung begünstigen. In der Hoffnung auf positive Veränderungen in der Eltern-Kind-

Beziehung können Therapiefortschritten folgen. Im weiteren Verlauf kann jedoch die Befürchtung, die Eltern und die Familie könnten bei einer allzu raschen Gesundung doch wieder in ihre alten Muster zurückfallen («zur Tagesordnung übergehen»), zu einem Festhalten an der selbstzerstörerischen Symptomatik führen. Das psychodynamische Verständnis des Krankheitsgewinns ermöglicht, dies bei der Therapieplanung frühzeitig aufzugreifen, um dieser im Therapieverlauf zu erwartenden Tendenz zum Aufrechterhalten einer Symptomatik gezielt entgegenzuwirken. Die Einschätzung der Arbeitsbündnisfähigkeit sowie der Nutzung psychosozialer Hilfssysteme vervollständigt schließlich die Behandlungsplanung, indem die realistische Umsetzbarkeit eines indizierten Behandlungsplans bzw. -settings gezielt überprüft wird. Dies soll das Augenmerk der Behandelnden frühzeitig darauf lenken, gegebenenfalls, wenn beispielsweise bei hinreichender individueller Therapiemotivation und -fähigkeit eines Kindes oder Jugendlichen eine indizierte Therapie aufgrund unzureichender Arbeitsbündnisfähigkeit des Familiensystems auf wackeligen Beinen steht, nicht zustande kommt oder zu scheitern droht, diesem durch gezielte Interventionen (z. B. höherfrequente Elternkontakte, flankierende sozialpsychiatrische Maßnahmen bei psychisch kranken Eltern etc.) entgegen zu wirken.

Zusammenfassend lassen sich die drei Standbeine einer Therapieindikation und Behandlungsplanung, nämlich die Klärung von erstens Therapiebedürftigkeit, zweitens Therapiemotivation und drittens Therapiefähigkeit, mit der Achse *Behandlungsvoraussetzungen* schrittweise vervollständigen und differenziert erarbeiten. Für den ersten Schritt ist hierbei eine herkömmliche leitliniengerechte kinder- und jugendpsychiatrische Diagnostik mit dem Multiaxialen Klassifikationsschema nach ICD-10 unabdingbare Voraussetzung. Durch die Beurteilung von Beziehungsdynamik, Konfliktdynamik und strukturellem Integrationsniveau anhand der jeweiligen Achsen der OPD-KJ-2 lassen sich aus geschulter therapeutischer Perspektive wesentliche klinische Arbeitshypothesen zum Störungsverständnis, zur Indikationsstellung sowie zum jeweils geeigneten Behandlungssetting und initialen therapeutischen Fokus (konfliktbearbeitend oder strukturgebend) erarbeiten. Diese klinischen Arbeitshypothesen werden durch die Einschätzung der Therapiemotivation und Therapiefähigkeit anhand der Achse *Behandlungs-*

voraussetzungen ergänzt. Eine differenzierten Betrachtung der einzelnen Items und Dimensionen dieser Achse führt zu gezielten Überlegungen, durch welche initialen oder flankierenden Interventionen gegebenenfalls sicher gestellt werden kann, dass Indikationsstellung und Behandlungsplanung auf allen drei genannten Standbeinen stehen.

15. Fortbildung in der OPD-KJ-2

Die Bedeutung der OPD-KJ-2 liegt sowohl in der Möglichkeit einer Struktur- und Konfliktdiagnostik (struktur- und konfliktbedingte Einschränkungen im Verhalten und Erleben) als Ergänzung zum multiaxialen Klassifikationssystem, in der Erfassung von Beziehungsmustern als auch in der Möglichkeit einer Einschätzung der Behandlungsvoraussetzungen. Darüber hinaus lassen sich Struktur- und Konfliktfoki für die Therapieplanung formulieren und Behandlungsverläufe und Behandlungsergebnisse abbilden (Resch & Koch, 2012).

Unter Berücksichtigung der Gütekriterien einer Operationalisierung psychodynamischer Konstrukte (Reliabilität, Objektivität, Validität) und mit Blick auf die Schwierigkeiten, die bei einer so komplexen Operationalisierung von Beziehungsverhalten, psychischer Struktur, intrapsychischer Konflikte und den Behandlungsvoraussetzungen auftauchen können, sind Trainingsseminare ebenso notwendig wie für den kontinuierlichen Austausch mit den Anwendern, um Rückmeldung zu bekommen und das Instrument immer weiter entwickeln zu können.

15.1 Interessenten und Bedarf

Die meisten Trainingsseminare wurden bisher an den Ausbildungsinstituten für tiefenpsychologisch orientierte Psychotherapie angeboten, aber auch klinisch tätige Teams konnten geschult und für die Beurteilung der OPD-KJ-Achsen trainiert werden. Einzelne interessierte niedergelassene Kolleginnen und Kollegen hatten und haben die Möglichkeit, sich im Rahmen von Kongressen und Therapiewochen fortbilden zu lassen.

Der Bedarf und die Nachfrage nahmen in den letzten zehn Jahren stetig zu, und es konnten bisher über 2000 Kolleginnen und Kollegen geschult werden.

OPD-KJ-Intervisions- und Supervisionsgruppen ermöglichen das Erreichen und Halten eines hohen Standards ebenso wie der Austausch an den Ausbildungsinstituten und Kliniken.

Neben klinisch und in der ambulanten Versorgung tätigen Therapeuten, Ärzten und Psychologen wird das Instrument zunehmend auch von pädagogisch arbeitenden Mitarbeiterinnen und Mitarbeitern der Jugendhilfe genutzt, um strukturiert und auf die OPD-KJ-Achsen bezogen Handlungspläne für den Umgang und die pädagogische Führung der Kinder und Jugendlichen formulieren zu können.

Darüber hinaus findet die OPD-KJ auch zunehmend Interesse bei anderen Therapieschulen.

15.2 Bisherige Erfahrungen mit den Trainingsseminaren

Seit dem Erscheinen des OPD-KJ-Manuals im Jahr 2003 wurden über hundert Grund- und Aufbaukurse durchgeführt. Durch den regen Austausch mit den Teilnehmern und deren Rückmeldungen war es möglich, das Instrument kontinuierlich weiter zu entwickeln und auf die Bedürfnisse der therapeutisch Tätigen abzustimmen. Die Arbeitsgruppe ging ursprünglich davon aus, dass hauptsächlich klinisch und tiefenpsychologisch erfahrene Kolleginnen und Kollegen die OPD-KJ-Achsen nutzen werden, doch die Erfahrung in den Trainingsseminaren hat gezeigt, dass auch Anfängerinnen und Anfänger von den Kursen profitieren und das erworbene Wissen für ihre Arbeit nutzen können. Die Rückmeldungen aus den Seminaren sind immer in die Verbesserung und Weiterentwicklung des Instruments eingeflossen, und die wesentlichen Veränderungen zur OPD-KJ-2 werden in den Theorieteilen und Manualisierungen der einzelnen Achsenkapitel skizziert.

15.3 Aufbau und Inhalt der Trainingsseminare

Für das OPD-KJ-Zertifikat sind der Besuch von einem Grundkurs und zwei Aufbaukursen notwendig. Die Kurse bauen aufeinander auf und umfassen jeweils 12 Zeitstunden.

Aufbau eines Grundkurses

Der Grundkurs bietet zunächst eine theoretische Einführung in die Entwicklung der Operationalisierung psychodynamischer Diagnostik und zu den einzelnen Achsen.

Nach einer theoretischen Einführung werden anhand eines Videos die Beziehungsmuster, die psychische Struktur und die intrapsychischen Konflikte in Kleingruppen beurteilt und dann in der Großgruppe diskutiert. Auch werden Hilfestellungen zu den Schwierigkeiten, die bei der Operationalisierung auftauchen können, gegeben. Der Grundkurs bietet somit einen ersten Einblick in den Aufbau und die Handhabung des Instrumentes.

Struktur des ersten Aufbaukurses

Der erste Aufbaukurs aktualisiert zunächst das Vorwissen unter Einbeziehung der bisher gemachten Erfahrungen mit dem Instrument und erweitert die Einschätzungsmöglichkeiten der Beziehungsachse um die Triade und die Resonanz des Untersuchers. Die OPD-KJ-Achsen werden anhand mehrere Videos oder auch Fallvignetten der Teilnehmer vertieft beurteilt und diskutiert.

Struktur des zweiten Aufbaukurses

Der zweite Aufbaukurs dient der weiteren Vertiefung und der konflikt- und strukturfokussierten Therapieplanung anhand von Fallvignetten der Teilnehmer. Je nach Bedarf können spezielle klinische Fragen in der Diagnostik und Therapieplanung aufgegriffen und diskutiert werden.

Zertifizierung

Mit dem Abschluss des zweiten Aufbaukurses erlangt man das OPD-KJ-Zertifikat und ist befähigt und autorisiert, die Einschätzung von Beziehung, Struktur und Konflikt im Sinne der OPD-KJ eigenständig im klinischen Alltag oder auch im Rahmen von Studien durchzuführen. Das Zertifikat kann beim Koordinator für Fort- und Weiterbildung beantragt werden.

Autorisierte Trainerinnen und Trainer

Dr. Eginhard Koch (Koordinator für Fort- und Weiterbildung)
eginhard.koch@med.uni-heidelberg.de

Dr. Oliver Bilke-Hentsch
oliver.bilke-hentsch@somosa.ch

Prof. Dr. Reimar du Bois
RduBois@t-online.de

Dr. Heiko Dietrich
hei98die@aol.com

Prim. Dr. Rainer Fliedl
Rainer.Fliedl@moedling.lknoe.at

Mag. Dr. Florian Juen
florian.juen@uibk.ac.at

Prof. Dr. Kai von Klitzing
kai.vonklitzing@medizin.uni-leipzig.de

Prof. Dr. Franz Resch
franz.resch@med.uni-heidelberg.de

Prof. Dr. Georg Romer
g.romer@ukmuenster.de

Dr. Susanne Schlüter-Müller
schluetermueller@yahoo.de

Prof. Dr. Klaus Schmeck
klaus.schmeck@upkbs.ch

Prof. Dr. Inge Seiffge-Krenke
seiffge-krenke@uni-mainz.de

Prof. Dr. Annette Streeck-Fischer
annette.streeck@t-online.de

Dr. Matthias Weber
m.weber.bs@sunrise.ch

Dr. Ruth Weissensteiner
rweissensteiner@msn.com

Dr. Klaus Winkelmann
winkelmann@akjp-hd.de

Dr. Sibylle-Maria Winter
Sibylle.Winter@charite.de

16. Achsenübergreifende Anwendung und Ausblick

Die vier Achsen der OPD-KJ-2 (*Beziehung, Struktur, Konflikt* und *Behandlungsvoraussetzungen)* sind konzeptionell aufeinander bezogen, dennoch kann jede einzelne Achse auch als Modul für sich alleine in der Diagnostik angewendet werden. Dies gilt sowohl für die Anwendung in der klinischen Praxis als auch in der Forschung. Damit ist insbesondere eine bedarfsgerechte und an den jeweiligen Kontext der Anwendung angepasste Arbeitsökonomie gewährleistet. So kann beispielsweise eine dezidierte Analyse der aktuellen Beziehungsdynamik zwischen Patient und Therapeut ausschließlich anhand der Beziehungsachse Ausgangspunkt für eine Fallsupervision sein oder im therapeutischen Prozess bei wiederholter Anwendung die Veränderung innerhalb der therapeutischen Beziehung abbilden. Ein ausschließlich anhand der Konfliktachse diagnostizierter herausragender intrapsychischer Konflikt, der die Entstehung einer behandlungsbedürftigen Symptomatik plausibel erklärt, kann beispielsweise Kernpunkt der Begründung für die Indikation zu einer analytischen Therapie in einem Kassenantrag sein. Die differenzierte Darstellung eines gering integrierten Strukturniveaus ausschließlich anhand der Strukturachse kann beispielsweise Kernpunkt und gleichzeitig Kennzeichen eines qualifizierten entwicklungspsychopathologisch fundierten Vorgehens bei der forensisch-psychiatrischen Begutachtung der Schuldfähigkeit eines jugendlichen Straftäters sein.

Im folgenden Abschnitt sollen einige Anregungen gegeben werden, wie sich bei der Anwendung des gesamten Instruments sinnvolle diagnostische Überlegungen aus einer achsenübergreifenden Sichtung der Befunde erschließen lassen. Oder mit anderen Worten: Wie lässt sich ein OPD-KJ-2-Gesamtbefund achsenübergreifend lesen bzw. interpretieren?

Eine integrierte achsenübergreifende diagnostische Gesamtsicht bietet sich für das psychodynamische Verständnis eines Störungsbildes anhand der Achsen *Beziehung, Struktur* und *Konflikt* an, wohingegen die Achse *Behandlungsvoraussetzungen* eher als eigenständiges Modul für die Indikationsstellung und Behandlungsplanung im Hinblick auf psychotherapeutische Behandlungsansätze zu verstehen ist (siehe *Klinische Anwendung der Achsen in Diagnostik und Therapie,* Kapitel 11 bis 14). Zur Illustration, wie im Sinne der OPD-KJ-2 das jeweilige Verständnis von Beziehungsdynamik, intrapsychischer Konfliktdynamik und strukturellem Integrationsniveau ineinander greift, dient das folgende Bild eines Sterns (s. **Abb. 7**).

Demnach bildet die Struktur den Kern der Organisation des psychischen Organismus. Das strukturelle Integrationsniveau determiniert maßgeblich, wie sich verinnerlichte intrapsychische Konflikte organisieren und konturieren. Je integrierter das Strukturniveau sich darstellt, desto deutlicher und in sich kohärenter können sich Konflikte als Kompromissbildungen zwischen den intrapsychischen Instanzen ausbilden und organisieren, d.h. desto deutlicher werden sie in ihrer Gestalt erkennbar. Je weniger integriert das Strukturniveau sich darstellt, desto weniger in sich kohärent können sich intrapsychische Konflikte organi-

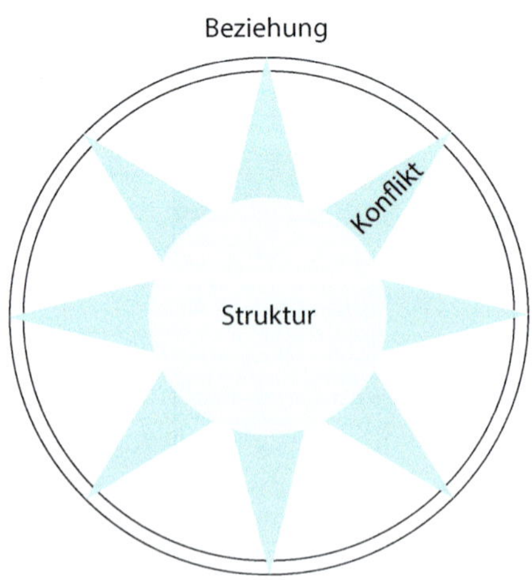

Abbildung 7: Konzeptübergreifendes Verzahnung von Beziehung, Konflikt und Struktur

sieren mit der Folge, dass sie sich in ihrer Kontur weniger deutlich darstellen. Das heißt nicht, dass sie nicht vorhanden oder weniger psychodynamisch wirksam sind. Sie sind, wenn sie vorhanden und in dysfunktionaler und entwicklungshemmender Weise bedeutsam sind, anhand der Operationalisierungen der Konfliktachse bei geringer integriertem Strukturniveau lediglich schwerer zu diagnostizieren. Das liegt daran, dass die betreffenden Verhaltenstypologien, wie sie in den Ankerbeispielen beschrieben sind, sich weniger stringent als Verhaltensstrategien darstellen, in denen sich eine Kompromissbildung zwischen Abwehr und Abgewehrtem ausdrückt. Um klinisch bedeutsame intrapsychische Konfliktthemen bei gering integriertem oder desintegriertem Strukturniveau zu diagnostizieren, gilt es, das Konfliktthema durch die Brille der jeweiligen Struktur zu sehen. So können z. B. virulente Konfliktthemen um *Nähe versus Distanz* oder um *Unterwerfung versus Kontrolle* über eine dysfunktionale Affektregulierung im Umgang mit dem jeweiligen Konfliktthema deutlich werden, auch wenn ein in sich stringentes Verhaltensmuster, das dem aktiven oder passiven Modus folgt, weniger deutlich erkennbar ist.

Sind klinisch bedeutsame intrapsychische Konflikte vorhanden, so bildet die interpersonelle Beziehungsdynamik im Hier und Jetzt die «Außenhaut» des psychischen Organismus im Sinne einer Kontaktfläche zur Umwelt, auf der diese Konflikte durch Reinszenierungen, die dem Wiederholungszwang unterliegen, sichtbar werden. In der symbolischen Darstellung des Sterns (s. Abb. 7) ragen deshalb die Spitzen der Konfliktdreiecke durch diese Außenschicht der interpersonellen Beziehungsdynamik hindurch. Erkennt man diese herausragenden «Spitzen», die sich anhand sorgfältig zu differenzierender subtiler Interaktionsmuster darstellen, wie sie in der Beziehungsachse operationalisiert sind, lässt sich die Gestalt der darunterliegenden intrapsychischen Konflikte entschlüsseln, deren Kontur wiederum nur unter Berücksichtigung des Integrationsniveaus der Struktur verständlich wird.

Ausgehend von diesem anhand des Stern-Schaubilds skizzierten konzept- bzw. achsenübergreifenden Verständnis des Wirkungszusammenhangs zwischen Beziehung, Konflikt und Struktur kann anhand einer Gesamtschau der drei Achsen im Einzelfall überlegt werden, wo der für den Beginn einer Behandlung wichtigste Fokus zu definieren ist bzw. wie verschiedene Foki untereinander entsprechend zu hierarchisieren sind. Foki in diesem Sinne können beziehungsdynamisch definiert, konfliktbezogen oder strukturbezogen sein. Die OPD-2 des Erwachsenenalters (Arbeitskreis OPD, 2006) schlägt hierfür Einteilungen und Hierarchisierungsregeln vor, die u. a. zwischen überwiegend *konfliktbedingten und überwiegend strukturbedingten Störungsbildern* unterscheiden, für die jeweils eine unterschiedliche geeignete Vorgehensweise empfohlen wird. Für die Handhabung der OPD-KJ-2 empfehlen wir, bis auf Weiteres von einer größtmöglichen Offenheit der Entwicklungsverläufe psychischer Störungen bei Kindern und Jugendlichen auszugehen, so dass eine Kategorisierung von Störungsbildern nach ihrem Erscheinungsbild anhand der Achsen *Beziehung*, *Struktur* und *Konflikt* wenig ratsam erscheint. Stattdessen empfehlen wir, das Gesamtbild anhand dieser drei Achsen eher als eine psychodynamische «Momentaufnahme» eines *psychopathologischen Entwicklungsbildes* zu verstehen, anhand dessen sich gleichwohl eine klinische Entscheidung darüber treffen lässt, an welcher Stelle das psychische Geschehen sich am virulentesten darstellt bzw. worauf eine therapeutische Strategie sich sinnvollerweise zunächst fokussieren sollte (nach dem Prinzip «first things first»).

Eine *beziehungsdynamische Fokussetzung* kann beispielsweise dann sinnvoll sein, wenn dysfunktionale Beziehungsgestaltungen im Hier und Jetzt das Bild in besonderer Weise prägen und ein Patient für eine Bearbeitung des zugrunde liegenden intrapsychischen Konfliktes nicht empfänglich oder bereit ist. Vorrangig ist hierbei, den Wiederholungszwang dysfunktionaler Konfliktreinszenierungen im interpersonellen Feld dadurch zumindest vorläufig aufzuheben, dass in der therapeutischen Interaktion im Hier und Jetzt eine adäquate Beziehungsantwort erfolgt, die z. B. nicht die aggressive Abwehr, sondern den abgewehrten Beziehungswunsch unmittelbar beantwortet. Ein beziehungsdynamischer Fokus kann ebenfalls angezeigt sein, wenn hinter einer dysfunktionalen Beziehungsgestaltung gar nicht in erster Linie ein intrapsychischer Konflikt, sondern ein reales Beziehungstrauma als ursächlich vermutet wird. Das Arbeiten an einem beziehungsdynamischen Fokus im Hier und Jetzt mit dem Ziel einer korrektiven emotionalen Beziehungserfahrung, die dann als neues internalisierbares Modell zur Verfügung steht, ist insbesondere bei nicht-verbalen Therapieverfahren

(z. B. Tanz- und Bewegungstherapie) ein häufig beschrittener Weg, gleichwohl in jeder Form von Psychotherapie sinnvoll anwendbar.

Eine *strukturbezogene Fokussetzung* bietet sich beispielsweise an, wenn strukturelle Defizite das aktuelle Erscheinungsbild einer Störung in einer Weise vorrangig prägen, dass eine konfliktbearbeitende Therapie für den Patienten überfordernd und damit destabilisierend wäre. In diesem Falle geht es darum, durch den Rahmen der Behandlung, das Setting und die Haltefunktion der therapeutischen Beziehung die labilen bzw. aktuell gering integrierten Strukturanteile des Patienten zu stabilisieren, um ihm so beispielsweise zu korrektiven Erfahrungen in den Bereichen *Steuerung* und *Interpersonalität* zu verhelfen, die ihm erst ermöglichen, sich angstfreier auf die therapeutische Beziehung einzulassen. Grundsätzlich bedeutet eine solchermaßen strukturbezogene Fokussetzung nicht, dass man sich in kategorialem Sinne auf eine primär strukturelle Störung festlegt. Nach erfolgter Stabilisierung ist vielmehr im Verlauf neu zu bewerten, ob die Therapie mit beziehungsdynamischem oder konfliktbezogenem Fokus weitergeführt werden sollte.

Eine *konfliktbezogene Fokussetzung* erscheint insbesondere dann angezeigt, wenn intrapsychische Konflikte als besonders virulent für ein Störungsbild angesehen werden und ein Patient an sich selbst und seinen dysfunktionalen Beziehungsgestaltungen leidet. Ist Letzteres (noch) nicht der Fall, was insbesondere bei kontraphobischen Abwehrstrukturen, die durch den aktiven Modus der Konfliktbewältigung gekennzeichnet sind, häufig ist, bietet es sich an, mit einem beziehungsdynamischen Fokus im Hier und Jetzt der therapeutischen Interaktion sowie der alltäglichen Beziehungserfahrungen zu beginnen. Ziel hierbei ist, dem Patienten durch Klärungen und Konfrontationen bzw. spiegelnde Interventionen einen emotional erlebbaren Zugang zu seinen eigenen Anteilen an missglückten Beziehungserfahrungen zu verschaffen und ihm die korrektive Erfahrung zu erschließen, dass auch andere Beziehungsgestaltungen möglich sind und gelingen können. Ein explizit konfliktbezogener Fokus im Sinne aufdeckender («deutender») Konfliktbearbeitung setzt ein Mindestmaß an Introspektionsfähigkeit und Selbstreflexivität voraus (bzw. *Einsicht in biopsychosoziale Zusammenhänge*). Ist dies nicht gegeben, bietet sich ebenfalls der Einstieg mit beziehungsdynamischer Fokussetzung (reale Interaktion im Hier und

Jetzt) an, wobei diese sehr wohl von klinischen Arbeitshypothesen zu herausragenden intrapsychischen Konflikten geleitet sein kann und damit implizit einer konfliktbezogenen Fokussetzung folgen kann.

Wie in den vorangegangenen Abschnitten beispielhaft vorweggenommen, können bei therapeutischen Verläufen die beschriebenen Fokussetzungen grundsätzlich ineinander übergehen und sich dabei auch teilweise überlappen. Dies spiegelt die bereits erwähnte klinische Realität des Verlaufes von Störungsbildern bei Kindern und Jugendlichen wider, für die eine weitaus größere Offenheit anzunehmen ist als im Erwachsenenalter.

Ausblick: ungelöste Fragen

Bei der Überarbeitung der OPD-KJ zur OPD-KJ-2 haben wir versucht, möglichst viele im vergangenen Jahrzehnt gemachte Erfahrungen, empirische Befunde sowie aktuelle Entwicklungen im Diskurs zur Entwicklungspsychopathologie sowie zu psychodynamischen Konstrukten aufzugreifen und zu integrieren. Wissenschaft ist im stetigen Fluss. Auch zum jetzigen Zeitpunkt bleiben Fragen offen oder scheinen noch nicht hinreichend befriedigend geklärt. Manches konnten wir unter den Mitgliedern des Arbeitskreises OPD-KJ-2 bislang nur andiskutieren und mussten es für künftig ausstehende Überarbeitungen vorerst zurückstellen. Folgende Themen könnten in Zukunft ausführlicher aufgegriffen werden:

- *Trauma:* Im entwicklungspsychopathologischen und psychodynamischen Diskurs hat das Verständnis der Verarbeitung seelischer Traumatisierungen sowie der Dynamik und Phänomenologie ihrer Folgeerscheinungen im vergangenen Jahrzehnt enorm an Bedeutung gewonnen. Die Psychotraumatologie hat sich zu einer eigenen Disziplin entwickelt, die spezifische Wirkzusammenhänge bei traumatogenen Störungen erforscht und daraus spezifische Behandlungsprinzipien ableitet, die sich vom Vorgehen bei konfliktbedingten Störungen unterscheiden (Fischer & Riedesser, 1999; Streeck-Fischer 2006; Seidler, Freyberger & Maercker, 2011; Leuzinger-Bohleber, Roth & Buchheim, 2010). Zwar lassen sich traumatisch bedingte psychopathologische Phänomene durchaus mit dem Instrument der OPD-KJ abbilden, z. B. durch feindselige Beziehungserwartungen anhand der Beziehungsachse oder durch traumabedingte strukturelle Defizite anhand der Strukturachse. Eine solche Abbildung psychischer Traumafolgen bleibt im System der OPD-KJ-2 bislang jedoch rein phänomenologisch, d. h. es fehlt (noch) ein konzeptioneller Bezug zur Psychotraumatologie bzw. eine konzeptionelle Verankerung der Psychotraumatologie in der OPD-KJ-2. Diese liegt beispielsweise noch weit hinter der differenzierten Verankerung der Achse *Konflikt* in der psychoanalytischen Konfliktlehre zurück. Ob und wenn ja in welcher Form psychotraumatologische Erkenntnisse in eine künftige Neufassung der OPD-KJ-2 Eingang finden kann und wird, bleibt vorerst Gegenstand unseres fortlaufenden Diskurses.

- *Identität:* In der Weiterentwicklung der OPD-KJ zur OPD-KJ-2 hat die konzeptuelle Verankerung des Konstrukts der *Identität* eine Erweiterung erfahren. Dies trägt der zentralen Bedeutung der Identitätsentwicklung als Kern der Persönlichkeitsentwicklung Rechnung. Stand unseres aktuellen Diskurses ist, dass die Identitätsentwicklung in einer eigenen Dimension der Strukturachse abgebildet wird. Zudem wird weiterhin ein eigenständiger intrapsychischer Konflikt als Identitätskonflikt beschrieben, dessen Vorhandensein und ggf. dessen klinische Bedeutsamkeit einzuschätzen ist. Diese konzeptuelle Überlappung zwischen Strukturachse und Konfliktachse beim Identitätsbegriff erschien uns dem Stand der Diskussion und der genannten vielschichtigen Bedeutung der Identitätsentwicklung und ihrer Störungen vorerst angemessen. Es bleibt auch hier dem fortlaufenden Diskurs der Zukunft überlassen, ob diese konzeptuelle Zweiteilung bei künftigen Fassungen der OPD-KJ beizubehalten oder durch eine überzeugendere Einteilung zu ersetzen wäre.

Literatur

Abelin, E. (1971). The role of the father in the separation-individuation process. In J. B. McDevitt & C. F. Settlage (Eds.), *Separation – individuation* (pp. 229–252). New York: International University Press.

Ainsworth, M. D.; Blehar, M. C.; Waters, E.; Wall, S. (1978). *Patterns of attachment: A psychological study of the strange situation*. Hillsdale: Lawrence Erlbaum Associates.

Alamdar-Niemann, M. (1992). *Türkische Jugendliche im Eingliederungsprozess. Eine empirische Untersuchung zur Erziehung türkischer Jugendlicher in Berlin (West) und der Bedeutung ausgewählter individueller und kontextueller Faktoren im Lebenslauf*. Hamburg: Dr. Kovac.

American Psychiatric Association (1994). *Diagnostic and Statistical Manual of mental disorders, (4th ed.)*. Washington (DC): American Psychiatric Association.

Arbeitskreis OPD (Hrsg.). (1996). *Operationalisierte psychodynamische Diagnostik*. Bern: Huber.

Arbeitskreis OPD (Hrsg.). (2006). *Operationalisierte Psychodynamische Diagnostik OPD-2: Das Manual für Diagnostik und Therapieplanung*. Bern: Huber.

Arbeitskreis OPD-KJ (Hrsg.). (2003). *Operationalisierte Psychodynamische Diagnostik im Kindes- und Jugendalter*. Bern: Huber.

Arbeitskreis OPD-KJ (Hrsg.). (2007). *Operationsalisierte Psychodynamische Diagnostik im Kindes- und Jugendalter* (2. korr. Aufl.). Bern: Huber.

Arbeitsgruppe OPD-KJ – Institut für Psychotherapie Berlin (2009). Interviewsituationen und Formulierungsvorschläge im OPD-KJ-Interview.

Bakermans-Kranenburg, M. J. & van IJzendoorn, M. H. (2009). The first 10000 adult attachment interviews: Distribution of adult attachment representations in clinical and non-clinical groups. *Attachment and Human Development, 11*, 223–263.

Balint, M. (1952). Über Liebe und Hass. *Psyche, 6*, 19–33.

Ball, J.; Lohaus, A. & Miebach, C. (2006). Psychische Anpassung und schulische Leistungen beim Wechsel von der Grundschule zur weiterführenden Schule. *Zeitschrift für Entwicklungspsychologie und Pädagogische Psychologie, 38*, 101–109.

Barkmann, C.; Romer, G.; Watson, M.; Schulte-Markwort, M. (2007). Parental physical illness as a risk for psychosocial maladjustment in children and adolescents: Epidemiological findings from a national survey in Germany. *Psychosomatics, 48*, 476–481.

Baumrind, D. (1991). The influence of parenting style on adolescent competence and substance use. *Journal of Early Adolescence, 11*, 56–95.

Benecke, C.; Bock, A.; Wieser, E.; Tschiesner, R.; Lochmann, M.; Küspert, F.; Schorn, R. et al. (2011). Reliabilität und Validität der OPD-KJ-Achsen Struktur und Konflikt. *Praxis der Kinderpsychologie und Kinderpsychiatrie, 60*, 60–73.

Bengel, J.; Meinders-Lücking, F.; Rottmann, N. (2009). *Schutzfaktoren bei Kindern und Jugendlichen. Band 35*. Köln: Bundeszentrale für gesundheitliche Aufklärung.

Benjamin, L.S. (1974). A Structural Analysis of Social Behauvior (SABS). *Psychological Review, 81*, 392–425.

Benjamin, L.S. (1982). Use of Structural Analysis of Social Behavior (SASB) to guide intervention in psychotherapy. In J.C. Anchin & D.J. Kiesler (Eds.), *Handbook of interpersonal psychotherapy* (pp. 121–212). New York: Guilford.

Benjamin, L.S. (1987). Use of the SABS dimensional model to develop treatment plans for personality disorders I: Narcissism. *Journal of Personality Disorders, 1*, 43–70.

Benjamin, L.S. (1988). Adding social and intrapsychic descriptors to axis I of DSM-III. In T. Millon & G. Klerman (Eds.), *Contemporary directions in psychopathology* (pp. 599–638). New York: Guilford.

Benjamin, L.S. (1993). *Interpersonal diagnosis and treatment of personality disorders*. New York: Guilford.

Bindernagel, D.; Scherrer, A.; Winzeler, A.L.; von Wyl, A. (2011). Psychodrama-Gruppentherapie mit Kindern. *Zeitschrift für Psyschodrama und Soziometrie, 10*, 109–124.

Bion, W.R. (1963). *Container-contained in elements of psychoanalysis*. London: Heinemann.

Blanck, G. & Blanck, R. (1979). *Ego psychology II*. New York: Columbia University Press.

Blos, P. (1973). *Adoleszenz*. Stuttgart: Klett-Cotta.

Blos, P. (2001). *Adoleszenz. Eine psychoanalytische Interpretation* (7. Aufl.). Stuttgart: Klett-Cotta.

Bowlby, J. (1975). *Bindung. Eine Analyse der Mutter-Kind Beziehung*. München: Kindler.

Bowlby, J. (1980). *Attachment and loss*. London: Hogarth Press.

Bowlby, J. (1988). Developmental psychiatry comes of age. *The American Journal of Psychiatry, 145*, 1–10.

Bowlby, J. (1998). *A secure base: Clinical applications of attachment theory*. London: Tavistock/Routledge.

Bretherton, I. & Oppenheim, D. (2003). The MacArthur Story Stem-Battery development, administration, reliability, validity, and reflection about meaning. In R.N. Emde, D.P. Wolf & D. Oppenheim (Eds.), *Revealing the inner world of young children* (pp. 55–80). New York: OxfordUniversity Press.

Bretherton, I.; Suess, G.J.; Golby, G.; Oppenheim, D. (2011). Attachment Story Completion Task (ASCT) Methode zur Erfassung der Bindungsqualität im Kindergartenalter durch Geschichtenergänzungen im Puppenspiel. In G.J. Suess, H. Scheuer-Englisch & P. Pfeiffer (Hrsg.), *Bindungstheorie und Familiendynamik: Anwendung der Bindungstheorie in Beratung und Therapie* (S. 83–124). Gießen: Psychosozial-Verlag.

Brickman, H.R. (1993). Between the devil and the deep blue sea: The dyad and the triad in psychoanalytic thought. *International Journal of Psycho-Analysis, 74* (5), 905–915.

Broderick, P. & Korteland, C. (2002). Coping style and depression in early adolescence: Relationships to gender, gender role, and implicit beliefs. *Sex Roles, 46*, 201–213.

Bühler, K. (1918). *Die geistige Entwicklung des Kindes*. Jena: Fischer.

Burchartz, A. (2012). *Psychodynamische Psychotherapie bei Kindern und Jugendlichen. Das tiefenpsychologisch fundierte Verfahren: Basiswissen und Praxis*. Stuttgart: Kohlhammer.

Bürgin, D. (1998a). Psychoanalytische Ansätze zum Verständnis der frühen Eltern-Kind Triade. In K. von Klitzing (Hrsg.), *Psychotherapie in der frühen Kindheit* (S. 15–31). Göttingen: Vandenhoek & Ruprecht.

Bürgin, D. (1998b). Vater als Person und Vater als Prinzip. In D. Bürgin (Hrsg.), *Triangulierung. Der Übergang zur Elternschaft* (S. 179–214). Stuttgart: Schattauer.

Caldwell, L. L. & Witt, P. A. (2011). Leisure, recreation, and play from a developmental context. *New Directions for Youth Development, 130*, 13–27.

Cierpka, M. (1992). Zur Entwicklung des Familiengefühls. *Forum der Psychoanalyse, 8*, 32–46.

Cierpka, M. (2008). *Handbuch der Familiendiagnostik*. Heidelberg: Springer.

Cierpka, M.; Grande, T.; Rudolf, G.; von der Tann, M.; Stasch, M.; OPD Task Force (2007). The operationalized psychodynamic diagnostics system: Clinical relevance, reliability and validity. *Psychopathology, 40*, 209–220.

Clarkin, J. F.; Yeomans, F. E.; Kernberg, O. F. (1999). *Psychotherapy for borderline personality*. New York: Wiley & Sons.

Clarkin, J. F.; Yeomans, J. F.; Kernberg, O. F. (Hrsg.) (2001). *Psychotherapie der Borderline-Persönlichkeit*. Stuttgart: Schattauer.

Conolly, J. & Goldberg, A. (1999). Romantic relationships in adolescence: The role of friends and peers in their emergence and development. In W. Furman, B. B. Brown & C. Feiring (Eds.), *The development of romantic relationships in adolescence* (pp. 266–290). New York: CambridgeUniversity Press.

Cropp, C.; Salzer, S.; Hausser, L.F. & Streeck-Fischer, A. (2013). Interrater-Reliabilität und Konstruktvalidität der OPD-KJ Achsen Struktur – Erste Forschungsergebnisse zum Einsatz der OPD-KJ im Rahmen der klinischen Routine. *Praxis der Kinderpsychologie und Kinderpsychiatrie, 62*, 270–284.

Damasio, A. R. (1999). *Ich fühle, also bin ich: Die Entschlüsselung des Bewussstseins*. München: List.

Diederichs-Paeschke, V.; Forkel, C.; Held, U.; Jaletzke, C.; Stafski, B.; Bilke-Hentsch, O. (2011). Psychoanalytisches Erstgespräch und OPD-KJ-Interview. Kein Spagat! *Praxis der Kinderpsychologie und Kinderpsychiatrie, 60*, 4–26.

Diepold, B. (1995). Borderline-Entwicklungsstörungen bei Kindern. *Praxis der Kinderpsychologie und Kinderpsychiatrie, 44*, 270–279.

Dilling, H.; Mombour, W.; Schmidt, M. H. (Hrsg.). (1991). *Internationale Klassifikation psychischer Störungen (ICD-10)*. Bern: Huber.

Dornes, M. (2006). *Die Seele des Kindes: Entstehung und Entwicklung*. Frankfurt a. M.: Fischer.

Dührssen, A. (1981). *Die biographische Anamnese unter tiefenpsychologischen Aspekten*. Göttingen: Vandenhoeck & Ruprecht.

Egle, U. T.; Hoffmann, S. O.; Joraschky, P. (Hrsg.). (2005). *Sexueller Mißbrauch, Mißhandlung und Vernachlässigung*. Stuttgart: Schattauer.

Eisenberg, N. & Harris, J. D. (1984). Social competence: A developmental perspective. *School Psychology Review, 13*, 267–277.

Erikson, E. H. (1966). *Identität und Lebenszyklus*. Frankfurt a. M.: Suhrkamp.

Erikson, E. H. (1968). *Identity, youth, and crisis*. New York: W. W. Norton.

Erikson, E. H. (1988). *Jugend und Krise*. Stuttgart: Klett-Cotta.

Erikson, E.H. (1992). *Der vollständige Lebenszyklus, 2. Auflage*. Frankfurt a.M.: Suhrkamp.

Fairbairn, W.R.D. (1952). *Psychoanalytic studies of the personality*. London: Tavistock, Routledge and Keagan.

Faltermaier, T.; Kühnlein, I.; Burda-Viering, M. (1998). Subjektive Gesundheitstheorien: Inhalt, Dynamik und ihre Bedeutung für das Gesundheitshandeln im Alltag. *Zeitschrift für Gesundheitswissenschaften, 6*, 309–326.

Fegert, J.M. & Resch, F. (2012). Risiko, Vulnerabilität, Resilienz und Prävention. In J.M. Fegert, C. Eggers & F. Resch (Hrsg.), *Psychiatrie und Psychotherapie des Kindes- und Jugendalters* (2. Aufl., S. 131–142). Berlin: Springer.

Fenichel, O. (1941). *Problems of psychoanalytic technique*. New York: Albany.

Field, T. (1998). Maternal depression effects on infants and early interventions. *Preventive Medicine, 27* (2), 200–203.

Fischer, G. & Riedesser, P. (1999). *Lehrbuch der Psychotraumatologie*. München: Reinhardt.

Fisher, S. & Greenberg, P.R. (1977). *The scientific credibility of Freud's theories and therapies*. New York: Basic Books.

Fivaz-Depeursinge, E. & Corboz-Warnery, A. (1999). *The primary triangle*. Boulder: Basic Books.

Fivaz-Depeursinge, E.; Favez, N.; Lavanchy, S.; de Noni, S.; Frascarolo, F. (2005). Four-month-olds make triangular bids to father and mother during trilogue play with still-face. *Social Development, 14* (2), 361–378.

Fivaz-Depeursinge, E.; Lavanchy-Scaiola, C.; Favez, N. (2010). The young infant's triangular communication in the family: Access to threesome intersubjectivity? Conceptual considerations and case illustrations. *Psychoanalytic Dialogues, 20* (2), 125–140.

Foelsch, P.; Odom, A.O.; Arena, H.; Krischer, M.; Schmeck, K.; Schlüter-Müller, S. (2010). Differenzierung zwischen Identitätskrise und Identitätsdiffusion und ihre Bedeutung für die Behandlung. *Praxis der Kinderpsychologie und Kinderpsychiatrie, 59*, 418–434.

Foelsch, P.; Schlüter-Müller, S.; Schmeck, K.; Borzutzky, A.; Odom, A.O.; Arena, H. (im Druck). *Behandlung von Jugendlichen mit Identitätsstörungen (AIT) – Ein integratives Therapiekonzept für Persönlichkeitsstörungen*. Heidelberg: Springer.

Fonagy, P.; Gergely, G.; Jurist, E.L.; Target, M. (2006). *Affektregulierung, Mentalisierung und die Entwicklung des Selbst*. Stuttgart: Klett-Cotta.

Fonagy, P. & Target, M. (2003). *Frühe Bindung und psychische Entwicklung*. Gießen: Psychosozial-Verlag.

Freud, A. (1936). *The ego and the mechanism of defense*. New York: International University Press, rev. ed.:1966.

Freud, A. (1965). *Normality and pathology in childhood*. New York: University Press.

Freud, S. (1905). Drei Abhandlungen der Sexualtheorie *GW, Bd. 5* (S. 27–145).

Freud, S. (1908). Charakter und Analerotik *GW, 7* (S. 23–31).

Freud, S. (1914). Erinnern, Wiederholen, Durcharbeiten *GW, Bd. 10* (S. 125–136).

Freud, S. (1931). Über die weibliche Sexualität *GW, Bd. 14* (S. 515–537).

Frey, C.U. & Röthlisberger, C. (1996). Social support in healthy adolescents. *Journal of Youth and Adolescence, 25*, 17–31.

Geyer, M.; Kächele, H.; Cierpka, M. (1992). *Das Repertoire der Übertragungsbereitschaften von psychoneurotisch-psychosomatisch gestörten jüngeren Frauen. Erstantrag auf Gewährung einer Sachbeihilfe an die Deutsche Forschungs-Gemeinschaft (DFG)*.

Goth, K.; Foelsch, P.; Schlüter-Müller, S.; Jung, E.; Pick, O.; Birkhölzer, M.; Schmeck, K. (2012). Assessment of identity development and identity diffusion in adolescence – Theoretical basis and psychometric properties of the self-report questionnaire AIDA. *Child and Adolescent Psychiatry and Mental Health, 6*, 1186–1127.

Göttken, T. & von Klitzing, K. (2013). «Da fehlt etwas!» – Die Arbeit mit Vätern in der psychoanalytischen Kurzzeitherapie für Kinder mit Depression und Angststörungen (PaKT). In H. Walter & H. Hierdeis (Hrsg.), *Väter in der Psychotherapie – Der Dritte im Bunde?* (S. 131–165). Stuttgart: Schattauer.

Grieser, J. (2010). Der Körper als Dritter – Psychosomatische Triangulierungsprozesse am Beispiel der Adoleszenz. *Praxis der Kinderpsychologie und Kinderpsychiatrie, 59*, 140–158.

Hampel, P. & Petermann, F. (2005). Age and gender effects on coping in children and adolescents. *Journal of Youth and Adolescence, 34*, 73–83.

Hassenstein, B. (1986). *Verhaltensbiologie des Kindes*. München: Piper.

Havighurst, R. (1972). *Developmental tasks and education*. New York: McKay.

Heigl-Evers, A.; Heigl, F.; Ott, J. (Hrsg.). (1993). *Lehrbuch der Psychotherapie*. Stuttgart: Fischer.

Heimann, P. (1950). On counter-transference. *International Journal of Psycho-Analysis, 31*, 81–84.

Herpertz-Dahlmann, B.; Resch, F.; Schulte-Markwort, M.; Warnke, A. (Hrsg.). (2008). *Entwicklungspsychiatrie: Biopsychologische Grundlagen und die Entwicklung psychischer Störungen (2. Aufl.)*. Stuttgart: Schattauer.

Hoza, B.; Molina, B.S.G.; Bukowski, W.M.; Sippola, L.K. (1995). Peer variables as predictors of later childhood adjustment. *Development and Psychopathology, 7*, 787–802.

Ihle, W.; Esser, G.; Schmidt, M.H.; Blanz, B.; Reis, O.; Meyer-Probst, B. (1999). Risk conditions and developmental patterns of mental disorders from childhood to early adulthood – Results from longitudinal studies in Rostock and Mannheim. In R.K. Silbereisen & A. v. Eye (Eds.), *Growing up in times of social change* (pp. 131–149). Berlin, New York: de Gruyter.

Jacobson, E. (1978). *Das Selbst und die Welt der Objekte*. Frankfurt a.M.: Suhrkamp.

Jelen-Maboussin, A.; Klipsch, O.; Pressel, C.; Lenz, K.; Lehmkuhl, U.; Winter, S. (2013). Operationalisierte Psychodynamische Diagnostik des Kindes- und Jugendalters – Veränderungsmessung mit der Strukturachse bei Kindern und Jugendlichen mit psychiatrischer Störung. *Psychotherapeut*, 24, 24–31.

Kernberg, O.F. (1975). *Borderline conditions and pathological narcissism*. New York: Janson Aronson.

Kernberg, O.F. (1984). *Severe personality disorders. Psychotherapeutic strategies*. New Haven, London: Yale University Press.

Kernberg, P.F. (1989). Narzißtische Persönlichkeitsstörungen in der Kindheit. In O.F. Kernberg (Hrsg.), *Narzißtische Persönlichkeitsstörungen* (S. 261–330). Stuttgart, New York: Schattauer.

Kiesler, D.J. (1983). The interpersonal circle: A taxonomy for complementarity in human transactions. *Psychological Review, 3*, 185–211.

Klein, M. (1962). *Das Seelenleben des Kleinkindes*. Stuttgart: Klett.

Kogan, I. (2003). On being a dead, beloved child. *Psychoanalytic Quarterly, 72*, 727–767.

Kohte-Meyer, I. (2006). Kindheit und Adoleszenz zwischen verschiedenen Kulturen und Sprachen. In E. Wohlfart & M. Zaumseil (Hrsg.), *Transkulturelle Psychiatrie – Interkulturelle Psychotherapie*. Heidelberg: Springer.

Kohut, H. (1971). *Narzissmus*. Frankfurt a. M.: Suhrkamp.

Köpp, W. (2002). Die Bedeutung des Beziehungserlebens für die differentielle Therapieindikation. Psychotherapie Psychosomatik Medizinische Psychologie., 52, 173–178.

Laucht, M. (2003). Vulnerabilität und Resilienz in der Entwicklung von Kindern. Ergebnisse der Mannheimer Längsschnittstudie. In K. H. Brisch & T. Hellbrügge (Hrsg.), *Bindung und Trauma. Risiken und Schutzfaktoren für die Entwicklung von Kindern* (S. 53–71). Stuttgart: Klett-Cotta.

Laufer, M. & Laufer, M. E. (1984). *Adolescence and developmental breakdown*. New Haven: YaleUniversity Press.

Leary, T. (1957). *Interpersonal diagnosis of personality*. New York: The Ronald Press.

LeDoux, J. (1996). *The emotional brain*. New York: Simon & Schuster.

Leuzinger-Bohleber, M.; Roth, G.; Buchheim, A. (Hrsg.) (2008). *Psychoanalyse – Neurobiologie – Trauma*. Stuttgart: Schattauer.

Lichtenberg, J. D. (1991). *Psychoanalyse und Säuglingsforschung.* Berlin: Springer.

Linderkamp, F. (2006). Komorbidität und elterliche Psychopathologie bei externalisierenden Verhaltensstörungen im Kindesalter. *Zeitschrift für Entwicklungspsychologie und Pädagogische Psychologie, 38*, 43–52.

Loch, W. (1986). *Perspektiven der Psychoanalyse*. Stuttgart: Hirzel.

Lohaus, A. & Schmitt, G. M. (1989). Kontrollüberzeugungen zu Krankheit und Gesundheit (KKG), Bericht über die Entwicklung eines Testverfahrens. *Diagnostica, 35*, 59–72.

Luborsky, L. & Crits-Christoph, P. (1990). *Understanding transference*. New York: Basic Books.

Mahler, M. & Gosliner, B. (1955). On symbiotic child psychosis: Genetic, dynamic and restitutive aspects. *Psychoanal Study Child, 10*, 195–212.

Mahler, M., Pine, F. & Bergmann, A. (1978). *Die psychische Geburt des Menschen*. Frankfurt a. M.: Fischer.

Mentzos, S. (2005). *Neurotische Konfliktverarbeitung*. Frankfurt a. M.: Fischer.

Mertens, W. (1992). *Kompendium psychoanalytischer Grundbegriffe*. München: Quintessenz.

Mertens, W. (2012). Wie psychoanalytisch ist die OPD (OPD-KJ)? *Kinderanalyse, 20* (3), 172–193.

Montada, L. (1987). Themen, Traditionen, Trends. In R. Oerter & L. Montada (Eds.), *Entwicklungspsychologie* (2. völlig neubearb. und erw. Aufl., S. 3–86). Weinheim: Beltz PVU.

Müller-Knapp, U. (2012). Operationalisierte Psychodynamische Diagnostik im Kindes- und Jugendalter (OPD-KJ): Eine Untersuchung der Reliabilität, Validität und Änderungssensitivität im stationär kinderpsychiatrischen Alltag. Dissertation, Universität Basel.

National Center for Clinical Infant Programmes (1994). *ZTT-DC: 0–3 Diagnostic classification of mental health and developmental disorders of infancy and early childhood.*

Nowotny, E. (2006). Psychische Erscheinungsformen von Vernachlässigung und Missbrauch kleiner Kinder. *Deutsche Arbeitsgemeinschaft für Jugend- und Eheberatung e. V. – Informationsrundschreiben, 212*, 42–50.

Oerter, R. (1995). Kultur, Ökologie und Entwicklung. In R. Oerter & L. Montada (Hrsg.), *Entwicklungspsychologie: ein Lehrbuch* (3. vollständig überarb. und erw. Aufl., S. 84–127). Weinheim: Beltz.

Oerter, R. & Montada, L. (2008). *Entwicklungspsychologie* (6. Aufl.). Weinheim, Basel: Psychologie Verlags Union.

Parker, J. G. & Gottman, J. M. (1989). Social and emotional development in a relational context: Friendship interaction from early childhood to adolescence. In T. J. Berndt & G. W. Ladd (Eds.), *Peer relationships in child development* (pp. 95–131). New York: Wiley.

Perrez, M. (2004). Stressoren in der Familie und Familie als Stressor im Vorfeld der Entwicklung von Störungen bei Kindern und Jugendlichen. In P. E. Schlottke, G. Lauth, R. K. Silbereisen & S. Schneider (Hrsg.), *Enzyklopädie der Psychologie, Band Störungen im Kindes- und Jugendalter* S. 193–246). Göttingen: Hogrefe.

Petermann, F. & Walter, H. J. (2000). Psychologische Interventionen bei chronisch kranken Kindern: Asthma bronchiale. In F. Petermann (Hrsg.), *Fallbuch der Klinischen Kinderpsychologie und -psychotherapie* (2. Aufl., S. 299–310). Göttingen: Hogrefe.

Piaget, J. (1973). *Das Erwachen der Intelligenz beim Kinde*. Stuttgart: Klett-Cotta.

Plass, A. & Wiegand-Grefe, S. (2012). *Kinder psychisch kranker Eltern*. Weinheim: Beltz.

Plutchik, R. (1997). The circumplex as a general model of the structure of emotions and personality. In R. Plutchik & H. R. Conte (Eds.), *Circumplex models of personality and emotions*. Washington, DC: American Psychological Association.

Racker, H. (1959). *Übertragung und Gegenübertragung*. München: Remhardt.

Raithel, J. (2004). Lebensstil und gesundheitsrelevantes Verhalten im Jugendalter. *Soziale Welt, 55*, 75–94.

Rathgeber, M.; Sommer, T.; Seiffge-Krenke, I. (2009). Halbstrukturiertes Interview zur OPD-KJ. Johannes Gutenberg-Universität Mainz.

Rebok, G.; Riley, A.; Forrest, C.; Starfield, B.; Green, B.; Robertson, J.; Tambor, E. (2001). Elementary school-aged children's reports of their health: A cognitive interviewing study. *Quality of Life Research, 10* (1), 59–70.

Remschmidt, H. & Mattejat, F. (1994). *Kinder psychotischer Eltern*. Göttingen: Hogrefe.

Remschmidt, H.; Schmidt, M. H.; Poustka, F. (2006). *Multiaxiales Klassifikationsschema für psychiatrische Störungen im Kindes- und Jugendalter nach ICD-10 der WHO* (6. Aufl.). Bern: Huber.

Resch, F. (1999a). Beitrag der klinischen Entwicklungspsychologie zu einem neuen Verständnis von Normalität und Pathologie. In R. Oerter, C. v. Hagen, G. Röper & G. Noam (Hrsg.), *Klinische Entwicklungspsychologie: Ein Lehrbuch* (S. 606–622). Weinheim: Beltz.

Resch, F. (1999b). *Entwicklungspsychopathologie des Kindes- und Jugendalters. (2. Aufl.).* Weinheim: Psychologie Verlags Union.

Resch, F. (2009). Developing Mind: Intersubjektivität und die Entwicklung der psychischen Struktur. In F. Resch & M. Schulte-Markwort (Hrsg.), *Kindheit im digitalen Zeitalter* (S. 2–22). Weinheim: Beltz.

Resch, F. (2012). Die Perspektive der Kindheit und Jugend. In P. Fiedler (Hrsg.), *Die Zukunft der Psychotherapie* (S. 93–116). Heidelberg: Springer.

Resch, F. & Koch, E. (2012). Bedeutung der Strukturachse für Therapieplanung und Behandlung. *Kinderanalyse, 20*, 4–20.

Resch, F.; Mattejat, F.; Remschmidt, H. (2006). Entwicklungspsychopathologie. In F. Mattejat (Hrsg.), *Verhaltenstherapie mit Kindern, Jugendlichen und ihren Familien, Lehrbuch der Psychotherapie (Bd. 4)* (S. 73–83). München: CIP-Medien.

Resch, F. & Schulte-Markwort, M. (Hrsg.). (2008). *Kursbuch für integrative Kinder- und Jugendpsychotherapie. Schwerpunkt: Adoleszenz*. Weinheim: Beltz Psychologie Verlagsunion.

Resch, F.; Schulte-Markwort; M.; Bürgin, D. (1998). Operationalisierte psychodynamische Diagnostik im Kindes- und Jugendalter – Ein Beitrag zur Qualitätssicherung. *Praxis der Kinderpsychologie und Kinderpsychiatrie, 6*, 373–386.

Resnick, M. D.; Harris, L. J.; Blum, R. W. (1993). The impact of caring and connectedness on adolescent health and well-being. *Journal of Paediatrics and Child Health, 29*, S3–S9.

Roth, M. (2002). Geschlechtsunterschiede im Körperbild Jugendlicher und deren Bedeutung für das Selbstwertgefühl. *Praxis der Kinderpsychologie und Kinderpsychiatrie, 51*, 150–164.

Rotmann, M. (1978). Über die Bedeutung des Vaters in der «Wiederannäherungs-Phase». *Psyche, 32*, 1105–1147.

Rudolf, G. (1995). *Psychotherapeutische Medizin: Ein einführendes Lehrbuch auf psychodynamischer Grundlage* (2. Aufl.). Stuttgart: Enke.

Rudolf, G. (2004). *Strukturbezogene Psychotherapie*. Stuttgart: Schattauer.

Rudolf, G. (2012). Psychoanalytisch oder psychodynamisch? *Kinderanalyse, 20* (3), 195–197.

Rutter, M.; Shaffer, D. R. & Sturge, C. (1975). *A guide to a multi-axial classification scheme for psychiatric disorders in childhood and adolescence*. London: Institute of Psychiatry.

Sarason, B. R.; Sarason, I. G.; Pierce, G. R. (Hrsg.). (1990). *Social support: An interactional view. Wiley series on personality processes*. Oxford: John Wiley & Sons.

Schauenburg, H. & Cierpka, M. (1994). Methoden zur Fremdbeurteilung interpersoneller Beziehungsmuster. *Psychotherapeut, 39*, 135–145.

Schepker, R. & Toker, M. (2009). *Transkulturelle Kinder- und Jugendpsychiatrie*. Berlin: Medizinisch Wissenschaftliche Verlagsgesellschaft.

Schmeck, K. (2001). Die Bedeutung grundlegender Persönlichkeitsmerkmale für das Verständnis von psychischen Störungen im Kindes- und Jugendalter. Habilitationsschrift. Universität Frankfurt am Main.

Schmitz, B. & Wurm, S. (1999). Social relationships, state and trait affect in adolescence. *Zeitschrift für Pädagogische Psychologie, 13*, 223–235.

Schreyer-Mehlhop, I.; Petermann, F.; Siener, C.; Petermann, U. (2011). Ressourcenorientierte Diagnostik des Sozialverhaltens in der Schule. Ein Baustein zur Förderung sozial-emotionaler Kompetenz. *Kindheit und Entwicklung, 20*, 201–208.

Schulte-Markwort, M. (1996). *Krankheitserleben bei psychiatrisch auffälligen Kindern und Jugendlichen*. München: Quintessenz.

Schulze, U.; Sukale, T.; Pemberger, B.; Kepper-Juckenack, I.; Pape, P.; Reuter, K.; Libatl, G. et al. (2009). *Angewandte klinisch relevante Verfahren: Musik-, Ergo-, Kunst- und Körpertherapien*. Stutgart: Schattauer.

Seidler, G. H.; Freyberger, H. J.; Maercker, A. (Hrsg.) (2011). *Handbuch der Psychotraumatologie.* Stuttgart: Klett-Cotta.

Seifert, B. (2011). Eltern-Kind-Beziehung als Prädiktor für die Beurteilung in Obhuts- und Sorgerechtszuteilungen. Universität Innsbruck.

Seiffge-Krenke, I. (1998). Chronic disease and perceived developmental progression in adolescence. *Developmental Psychology, 34*, 1073–1084.

Seiffge-Krenke, I. (1999). Families with daughters, families with sons: Different challenges for family relationships and marital satisfaction? *Journal of Youth and Adolescence, 3*, 325–342.

Seiffge-Krenke, I. (2003). Testing theories of romantic development from adolescence to young adulthood: Evidence of a developmental sequence. *International Journal of Behavioral Development, 27*, 519–531.

Seiffge-Krenke, I. (2006). *Nach Pisa. Stress in der Schule und mit den Eltern. Bewältigungskompetenz deutscher Jugendlicher im internationalen Vergleich*. Göttingen: Vandenhoeck & Ruprecht.

Seiffge-Krenke, I. (2009). *Psychotherapie und Entwicklungspsychologie* (2. überarb. Aufl.). Berlin: Springer.

Seiffge-Krenke, I. (2012a). Die Konfliktachse der OPD-KJ. Grundlagen, klinische Anwendung und erste empirische Ergebnisse. *Kinderanalyse, 20*, 43–59.

Seiffge-Krenke, I. (2012b). *Therapieziel Identität.Veränderte Beziehungen, Krankheitsbilder und Therapie*. Stuttgart: Klett-Cotta.

Seiffge-Krenke, I.; et al. (2014). *OPD-KJ-2-Konfliktachse: Ein Fallbuch.* Göttingen: Vandenhoeck & Ruprecht.

Seiffge-Krenke, I.; Fliedl, R.; Katzenschläger, P. (2013a). Diagnosespezifische Strukturdefizite. Konsequenzen für die psychotherapeutische Behandlung von Kindern und Jugendlichen. *Psychotherapeut, 58*, 15–23.

Seiffge-Krenke, I.; Fliedl, R.; Katzenschläger, P. (2013b). Welche Vorteile bringt eine umfassende Diagnostik mit OPD-KJ bei kinder- und jugendpsychiatrischen Patienten. *Zeitschrift für Kinder- und Jugendpsychiatrie und Psychotherapie, 41*, 6–18.

Seiffge-Krenke, I.; Mayer, S.; Rathgeber, M.; Sommer, T. (2013c). Die Konflikt- und Struckturachse der OPD-KJ als Hilfen für die Identifikation und Therapieplanung bei stationären und ambulanten Patienten. *Psychotherapeut, 58*, 6–14.

Seiffge-Krenke, I. & Lohaus, A. (2007). *Stress und Stressbewältigung im Kindes- und Jugendalter*. Göttingen: Hogrefe.

Seiffge-Krenke, I.; Mayer, S.; Winter, S. (2011). Beurteilerübereinstimmung bei der OPD-KJ: Wovon hängt sie ab und welchen Erfolg bringt das Training? *Klinische Diagnostik und Intervention, 4*, 176–193.

Seiffge-Krenke, I. & Pakalniskiene, V. (2011). Who shapes whom in the family: Reciprocal links between autonomy support in the family and parents' and adolescents' coping behaviors. *Journal of Youth and Adolescence, 40*, 983–995.

Seiffge-Krenke, I. & Seiffge, J.M. (2005). «Boys play sport ...?» Die Bedeutung von Freundschaftsbeziehungen für männliche Jugendliche. In V. King & K. Flaake (Eds.), *Männliche Adoleszenz* (pp. 267–285). Frankfurt a.M.: Campus.

Seitz, P. (1966). The consensus problem in psychoanalysis. In L.A. Gottschalk & A.H. Auerbach (Eds.), *Methods of research in psychotherapy*. New York: Appleton Century Crofts.

Selman, R.L. (1984). *Die Entwicklung des sozialen Verstehens*. Frankfurt a.M.: Suhrkamp.

Siegal, M. & Peterson, C.C. (1999). *Childrens' understanding of biology and health*. Cambridge: University Press.

Sollberger, D.; Byland, M.; Widmer, G. (2008). Erwachsene Kinder psychisch kranker Eltern – Belastungen, Bewältigung und biographische Identität. In A. Lenz & J. Jungbauer (Hrsg.), *Kinder und Partner psychisch kranker Menschen. Belastungen, Hilfebedarf, Interventionskonzepte* (S. 157–194). Tübingen: DGVT Deutsche Gesellschaft für Verhaltenstherapie.

Squire, L.R. (1982). The neuropsychology of human memory. *Annual Review of Neuroscience, 5*, 241–273.

Stefini, A.; Reich, G.; Horn, H.; Winkelmann, K.; Ohmes, U.; Frost, U.; Kronmüller, K.-T. (2013). Interrater-Reliabilität der OPD-KJ – Die Achsen «Konflikt» und «Struktur». *Praxis der Kinderpsychologie und Kinderpsychiatrie, 62*, 255–269.

Stern, D. (1985). *The interpersonal world of the infant*. New York: Basic Books.

Stern, D. (1992). *Die Lebenserfahrung des Säuglings*. Stuttgart: Klett-Cotta.

Stierlin, H. (1970). Familientherapie mit Adoleszenten im Lichte des Trennungsprozesses. *Psyche, 24*, 50–68.

Streeck-Fischer, A. (1988). Zwang und Persönlichkeitsentwickung im Kindes- und Jugendalter. *Praxis der Kinderpsychologie und Kinderpsychiatrie, 38*, 366–376.

Streeck-Fischer, A. (1999). Zur OPD-Diagnostik des kindlichen Spiels. *Praxis der Kinderpsychologie und Kinderpsychiatrie, 8*, 580–588.

Streeck-Fischer, A. (2005). Psychotherapie mit Kindern und Jugendlichen. In W. Senf & M. Broda (Hrsg.), *Praxis der Psychotherapie* (S. 614–624). Stuttgart: Thieme.

Streeck-Fischer, A. (2006). *Trauma und Entwicklung: Frühe Traumatisierungen und ihre Folgen in der Adoleszenz.* Stuttgart: Schattauer.

Streeck-Fischer, A. & Streeck, U. (2010). Die psychoanalytisch interaktionelle Methode in der Behandlung von Jugendlichen. *Praxis der Kinderpsychologie und Kinderpsychiatrie, 6*, 435–452.

Strupp, H.H. & Binder, J.L. (1991). *Kurzpsychotherapie*. Stuttgart: Klett-Cotta.

Sullivan, H.S. (1953). *The interpersonal theory of psychiatry*. New York: Norton.

Thomä, H.; Grünzig, H.J.; Böckenförde, H.; Kächele, H. (1976). Das Konsensusproblem in der Psychoanalyse. *Psyche, 30*, 978–1027.

Thomä, H. & Kächele, H. (1985). *Lehrbuch der psychoanalytischen Therapie. Band 1: Grundlagen*. Heidelberg: Springer.

Thomä, H. & Kächele, H. (1988). *Lehrbuch der psychoanalytischen Therapie. Band 2: Praxis*. Heidelberg: Springer.

Tress, W. (Hrsg.). (1993). *Die strukturale Analyse sozialen Verhaltens (SASB)*. Heidelberg: Asanger.

Tronick, E. & Reck, C. (2009). Infants of depressed mothers. *Harvard Review of Psychiatry, 17*, 147–156.

Vernberg, E. & Field, T. (1990). Transitional stress in children and young adolescents moving to new environments. In S. Fisher & C. L. Cooper (Eds.), *On the move: The psychology of change and transition* (pp. 127–152). Chichester: John Wiley & Sons.

von der Stein, B. (2006). Verborgene Traumatisierung und transgenerationelle Traumaweitergabe bei Nachkommen von Migranten. *Psychoanalyse – Texte zur Sozialforschung, 2*, 137–150.

von Klitzing, K. (1998). «Wenn aus zwei drei werden ...» Ergebnisse einer prospektiven Studie zur Entstehung der Eltern-Kind-Beziehung. In D. Bürgin (Hrsg.), *Triangulierung – Der Übergang zur Elternschaft* (S. 104–115). Stuttgart: Schattauer.

von Klitzing, K. & Bürgin, D. (2005). Parental capacities for triadic relationships during pregnancy: Early predictors of children's behavioral and representational functioning at preschool age. *Infant Mental Health Journal, 26*, 19–39.

von Klitzing, K.; Simoni, H.; Bürgin, D. (1999). Child development and early triadic relationships. *International Journal of Psychoanalysis, 80*, 71–89.

von Staabs, G. (1964). *Der Szenotest. Beitrag zur Erfassung unbewußter Problematik und charakterologischer Struktur in Diagnostik und Therapie*. Bern: Huber.

Weber, M. (2012). Anwendungsmöglichkeiten der OPD-KJ Achse Beziehung. *Kinderanalyse, 20*, 21–42.

Weber, M. & Stadelmann, S. (2011). Verwendung von Geschichtenergänzungsaufgaben zur OPD-KJ Strukturdiagnostik. *Praxis der Kinderpsychologie und Kinderpsychiatrie, 60*, 41–59.

Weitkamp, K.; Wiegand-Grefe, S.; Romer, G. (2012). Operationalisierte Psychodynamische Diagnostik im Kindes- und Jugendalter (OPD-KJ): Ein systematischer Review zur empirischen Validierung. *Kinderanalyse, 20*, 148–170.

Weitkamp, K.; Wiegand-Grefe, S.; Romer, G. (2013). Operationalisierte Psychodynamische Diagnostik im Kindes- und Jugendalter (OPD-KJ): Reliabilität und Konstruktvalidität der Achsen Struktur und Behandlungsvoraussetzungen. *Praxis der Kinderpsychologie und Kinderpsychiatrie, 62*, 243–254.

Welter, N. & Seiffge-Krenke, I. (2006). Essstörung oder dissoziative Störung? Diagnostische Probleme und Verschiebung des Konfliktfokus im Verlauf einer Jugendlichentherapie. *Kinderanalyse, 14*, 307–334.

Wiehe, K. (2006). Zwischen Schicksalsschlag und Lebensaufgabe – Subjektive Krankheitstheorien als Risiko- oder Schutzfaktoren der Bewältigung chronischer Krankheit im Kindesalter. *Praxis der Kinderpsychologie und Kinderpsychiatrie, 55*, 3–22.

Wiggins, J. S. (1991). Circumplex models of interpersonal behavior in clinical psychology. In P. C. Kendall & J. N. Butcher (Eds.), *Handbook of research methods in clinical psychology*. New York: Wiley & Sons.

Williams, J. M. & Binnie, L. M. (2002). Children's concepts of illness: An intervention to improve knowledge. *British Journal of Health Psychology, 7*, 129–147.

Windaus, E. (2012). Die OPD-KJ und die psychoanalytische Therapie. *Kinderanalyse, 20*, 203–219.

Winkler Metzke, C. & Steinhausen, H.-C. (2002). Bewältigungsstrategien im Jugendalter. *Zeitschrift für Entwicklungspsychologie und Pädagogische Psychologie, 34*, 216–226.

Winnicott, D.W. (1953). Transitional objects and transitional phenomena. *International Journal of Psycho-Analysis, 34*, 89–97.

Winnicott, D.W. (1956). On transference. *International Journal of Psycho-Analysis, 37*, 386–388.

Winnicott, D.W. (1958). *Collected papers. Through paediatrics to psychoanalysis*. London: Tavistock.

Winnicott, D.W. (1971). *Therapeutic consultations in child psychiatry*. London: Hograth.

Winnicott, D.W. (1974). *Vom Spiel zur Kreativität*. Stuttgart: Klett-Cotta.

Winnicott, D.W. (1984). *Reifungsprozesse und fördernde Umwelt: Studien zur Theorie der emotionalen Entwicklung*. Frankfurt a M.: Fischer.

Winter, S. (2004). *OPD-KJ-Leitfaden.* Charité-Universitätsmedizin Berlin, Campus Virchow, Klinik für Psychiatrie, Psychosomatik und Psychotherapie des Kindes- und Jugendalters.

Winter, S.; Jelen, A.; Lehmkuhl, U. (2007). Ist die Achse «Behandlungsvoraussetzungen» der OPD-KJ ein Prädiktor für den Therapieerfolg? Kongressbeitrag auf der DGPPN, Berlin. [Meeting Abstract]. *Nervenarzt, 78*, 492.

Winter, S.; Jelen, A.; Pressel, C.; Lenz, K.; Lehmkuhl, U. (2011). Klinische und empirische Befunde zur OPD-KJ. *Praxis der Kinderpsychologie und Kinderpsychiatrie, 60*, 41–59.

Zolkoski, S.M. & Bullock, L.M. (2012). Resilience in children and youth: A review. *Children and Youth Services Review, 34*, 2295–2303.

Anhang

Interviewleitfaden

Allgemeine Aspekte		
Interviewsituation – Zielsetzung	**Formulierungsvorschläge**	**Situationsgeschehen/ Dynamik**
Erste Kontaktaufnahme und Eröffnung des Interviews: • *Aktiver Versuch, Kontakt herzustellen* • *Erklärung der Untersuchungssituation* • *Thematisierung von Symptomatik und Vorstellungsgründen, dabei taktvoller Umgang mit Vorinformationen*	• Du und deine Eltern haben sich ja bereit erklärt, mit mir das Gespräch zu führen … • Weißt du, wer ich bin (Erklärung der Funktion und des Rahmens)? • Weißt du, wozu unser Treffen hier dient? • Weißt du, warum du hier bist? • Du weißt, dass ich deine Eltern schon kennen gelernt und mit ihnen gesprochen habe. Sie haben mir erzählt, dass es folgendes Problem gibt … • Ich kann verstehen, dass es schwer für dich ist, über das Thema zu reden …	• Grundsätzlich kommen Kinder und Jugendliche oft nicht aus eigener Motivation. • Schaffen einer Vertrauen erweckenden Atmosphäre • Erklärung der Situation und der eigene Funktion • Ansprechen der Schweigepflicht • Das Ansprechen der Symptomatik ist für ein Kind oder einen Jugendlichen eine erste schwere Anforderung. • Vorsichtiger Umgang mit Vorinformationen

Gemeinsame Reflexion der Kontaktaufnahme: • *Selbsterleben in der Beziehungsaufnahme auf sich wirken lassen.* • *Gespürtes und Beobachtetes in den Dialog einbeziehen. Auf die Reaktion des Gegenübers achten.* • *Vermeidung von Artefakten durch die Interviewführung (z. B. aufgrund von induzierten Ängsten).*	• Ich merke, dass es dir ein bisschen schwer fällt, hier zu sein. Dies ist für dich eine ungewohnte Situation. Wie geht es dir denn damit? • Ich kann mir vorstellen, dass du dich grade nicht so wohl fühlst. Meinst du, dass du mir jetzt trotzdem etwas sagen kannst? • Oder aber: Ich habe das Gefühl, dass es dir gar nicht schwer fällt, hier zu sein. Erzähl doch einfach mal, worum es bei dir geht.	• Reflexion der ersten Eindrücke über die Art der erfolgten Kontaktaufnahme und Beziehungsdynamik und deren Thematisierung • Thema wird das Beziehungsgeschehen selbst als Raum für inneres Erleben • In keinem Fall sollte ein Gespräch erzwungen werden.
Umgang mit Verweigerung: • *Versuch, die gespürten Schwierigkeiten zu thematisieren und durch aktivere Haltung in einen Dialog zu kommen.*	• Du weißt, du bist hier, damit ich dich kennenlernen und mir ein Bild von dir und deinem Leben machen kann. Ich frage dich jetzt einmal etwas, vielleicht macht es das leichter für dich .... • Was machst du denn gerne? Ich sehe, du interessierst dich für das Spielzeug. Vielleicht lässt sich damit was anfangen. Nimm dir doch das, was du für dein Spiel brauchen kannst. • Ich werde jetzt einmal selbst beginnen, weil es dir anscheinend schwer fällt ...	• Kinder und Jugendliche können z. B. aus Angst- oder Schamgefühl Verweigerungshaltungen entwickeln. • Bei Verweigerung kann eine aktivere Haltung hilfreich sein. Bei kleineren Kindern kann man z. B. selbst mit einem Spiel beginnen, ohne dabei zu intrusiv zu werden. • Neugier und zeigen von echtem Interesse für das Problem zur Gewinnung von Informationen und Klärung

Pausen des Nachdenkens: • *Reduzierung von Zwang, reagieren zu müssen*	• Lass mich mal nachdenken über das, was du gesagt hast … • Ich denke gerade darüber nach, was ich dir antworten möchte … • Ich versuche gerade zu verstehen, was du mir da gesagt/was du da gemacht hast … • Du möchtest jetzt gerne, dass ich … Ich will aber erst mal verstehen, was du damit ausdrücken/zeigen möchtest …	• Kinder und Jugendliche stellen manchmal sehr direkte Fragen oder fordern den Interviewer auf, mitzuspielen oder in einer anderen Art zu reagieren (z. B. Grenzen zu setzen). • Befreiung aus dem Zwang, sofort zu reagieren, da Denk- oder Schweigepausen wichtig sind, um die Szene und das angebotene Material auf sich wirken zu lassen.
Hypothesenbildung über bedeutsame Konfliktbereiche, Reflexion des Selbsterlebens	• Aha, ich habe schon gemerkt, dass du jemand bist, der gerne/nicht gerne dies oder jenes tut … der viel über dies oder jenes nachdenkt … sich über dies oder jenes schnell ärgern könnte … Stimmt das denn? • Kannst du mir vielleicht noch mal genauer erklären wie das bei dir so ist? • Ich habe gemerkt, dass du in bestimmten Situationen immer so reagierst. Kann das was damit zu tun haben, dass …	• Entwicklung von ersten Hypothesen • Fokussierung von Themen • Konfrontation mit diesen Themen • Probedeutungen
Abschluss des Gesprächs	• Vielen Dank dass du mitgemacht hast und mir (so offen) von dir erzählt hast …	• Formulierung eines Abschlusssatzes • Wertschätzung auch bei großem Widerstand

Achsenspezifische Aspekte		
Achse Konflikt		
Konflikte	**Explorative Fragen**	**Verhaltensbeobachtung/ Innere Resonanz**
Nähe vs. Distanz	• Stell dir vor, du triffst auf Kinder oder Jugendliche, die du noch nicht kennst und du würdest gerne mit ihnen spielen. Wie nimmst du Kontakt mit ihnen auf? • Wie geht es dir, wenn du alleine bist? • Bist du gerne mit anderen Kindern oder Jugendlichen zusammen? Warum?	• Schafft der Patient in der Gesprächssituation Nähe und Kontakt oder eher Distanz? • Entstehen bei mir Gefühle, den Patienten in Therapie zu nehmen oder lieber nichts mit ihm zu tun haben zu wollen?
Unterwerfung vs. Kontrolle	• Wenn du einmal darüber nachdenkst, was dir deine Eltern so erlauben und was sie dir verbieten, wie zufrieden bist du dann damit? • Bei dir und deinen Eltern/Freunden, wer bestimmt da eigentlich? • Ist es so, dass du dich ungern unterordnest? • Ist es so, dass du bei Meinungsverschiedenheiten Recht behalten willst?	• Wird in der Gesprächssituation deutlich, dass der Patient Spaß hat, zu widersprechen? • Habe ich das Gefühl, vom Patienten bestimmt zu werden? • Erlebe ich die Bereitschaft des Patienten, sich mir unterzuordnen?

Selbstversorgen vs. Versorgtwerden	• Was machst du, wenn du siehst, dass jemand Hilfe braucht? • Hast du das Gefühl, dass andere dir nicht so oft zuhören, wie sie es sollten? • Erledigst du schon Aufgaben, die gewöhnlich deine Eltern für dich erledigen? Nennst du mir ein Beispiel? • Wünschst du dir manchmal mehr Geborgenheit oder hast du manchmal das Gefühl, dass sich deine Eltern zu sehr um dich sorgen? Warum? • Was machst du, wenn du etwas nicht alleine schaffst?	• Ist der Patient fordernd oder anklammernd? • Erlebe ich den Wunsch, den Patienten besonders gut zu versorgen?
Selbstwertkonflikt	• Stell dir vor, du bekommst mit, wie ein anderes Kind etwas schlechtes über dich erzählt. Wie fühlst du dich dann? Unternimmst du etwas dagegen? • Was tust du, wenn dir einmal etwas nicht gelingt? Welche Gründe könnte es dafür geben, dass dir etwas nicht gelingt? • Vergleichst du dich manchmal mit anderen Kindern? Was vergleichst du? Was denkst du dann über dich?	• Ist der Patient besonders schamhaft? • Wirkt der Patient vordergründig sehr selbstsicher, hintergründig sehr unsicher? • Reagiert der Patient bei Kränkungen besonders gereizt? • Habe ich den Impuls, den Patienten besonders zu stützen, ihn zu bewundern oder sich über ihn lustig zu machen? • Fühle ich mich durch den Patienten abgewertet?

	• Kannst du dich daran erinnern, ob du einmal sehr gekränkt warst durch etwas, was ein anderer gesagt oder getan hat? Was ist da genau passiert? • Jeder ist irgendwann einmal unsicher, z. B. wenn man in eine neue Situation kommt. Wenn du dich mit anderen vergleichst – wie schätzt du deine eigene Unsicherheit ein? Oder passiert dir das ganz selten, dass du unsicher bist?	
Schuldkonflikt	• Wie zufrieden bist du mit deiner Familie? Denkst du, dass du es besser oder schlechter hast als andere Kinder/Jugendliche? • Gibt es auch Dinge, die du nicht so gut findest an deinen Eltern? • Fällt es dir schwer, auch mal etwas nur für dich zu machen und eben nicht für deine Familie oder Freunde da zu sein? • Glaubst du, dass du Schuld daran bist, was in deiner Familie passiert ist (z. B. Scheidung der Eltern)?	• Sucht der Patient die Schuld überwiegend bei sich oder überwiegend bei anderen? • Erlebe ich das Gefühl, den Patienten von Verantwortung zu entbinden oder zu verurteilen? • Kann der Patient auch über negative Emotionen in Bezug auf Familie/Freunde sprechen oder verleugnet er diese bzw. stellt die Familie/Freunde übertrieben negativ dar?
Ödipaler Konflikt	• Manchmal möchte man gerne, dass ein bestimmtes Mädchen/ein be-	• Ist der Patient eher schüchtern oder eher dramatisierend?

	stimmter Junge aus der Klasse einen mehr beachtet. Hast du dir das auch schon einmal gewünscht? Wie ist/war diese Situation für dich? Hast du etwas unternommen, damit das Mädchen/der Junge auf dich aufmerksam wird?	• Ist der Patient eher wie eine «graue Maus» angezogen oder trägt er sein Geschlecht stark betonende Kleidung? • Habe ich das Gefühl, mit dem Patienten zu rivalisieren?
	• Hast du schon einmal das Gefühl gehabt, dass ein Mädchen/ein Junge dich besonders gerne mag? Woran hast du das erkannt? • Was würdest du sagen: Wie wichtig ist dir dein Aussehen z. B. deine Frisur oder deine Klamotten? Wer bestimmt, welche Klamotten du anziehst?	• Habe ich das Gefühl, vom Patienten als Experte idealisiert zu werden, dann evtl. doch nicht zu genügen?
Identitätskonflikt	• Hast du schon eine Idee, was du später einmal werden willst, welchen Beruf du gerne hättest? • Stellst du dir manchmal vor, wie es wäre, jemand anderes zu sein? Wenn ja, wie oft träumst du davon? Wie sieht dieses andere Leben aus? • Bei Migration: Wie kommst du mit der Kultur deiner Eltern und in der Kultur, wo du lebst, zurecht?	• Erlebe ich bestimmte Aspekte des Patienten widersprüchlich? • Ist es dem Patient möglich, sich in zwei Kulturen zu bewegen?
Lebensbelastung	✓ Aktuelle schwere Lebensbelastung (in den letzten 6 Monaten) oder schwere Lebensbelastung davor	

Achse Struktur		
Steuerung	**Explorative Fragen**	**Verhaltensbeobachtung/ Innere Resonanz**
Affekttoleranz	• Du hast dich sicher schon einmal mit deinen Eltern/einem Freund gestritten. Wie hast du reagiert? Wenn du sehr wütend warst, konntest du dich wieder beruhigen?	• Wie reagiert der Patient, wenn er im Gespräch frustriert wird? • Habe ich Angst, dass der Patient nicht in der Lage ist, wieder in eine andere Affektlage zu kommen?
Selbstwertregulation	• Gibt es denn etwas, was andere nicht so gut an dir finden könnten? • Hast du schon einmal eine 5 oder 6 in einer Klassenarbeit geschrieben? Wie war das für dich?	• Ist der Patient leicht kränkbar? • Strahlt der Patient Selbstbewusstsein aus? • Habe ich das Gefühl, dass ich bei der Äußerung von Kritik besonders vorsichtig sein muss?
Impulssteuerung	✓ Zusätzlich unbedingt Fremdanamnese! • Wenn es dir einmal so richtig schlecht geht (z. B. stell dir vor, du hast eine schlechte Note bekommen oder du hast Streit mit einem Freund), was machst du dann? Hast du dich unter Kontrolle?	• Kann der Patient den formalen und zeitlichen Rahmen des Gesprächs halten? • Habe ich Angst, dass der Patient das Gespräch abbricht?
Steuerungsinstanzen	✓ Siehe Klinische Ankerbeispiele	

Identität	Explorative Fragen	Verhaltensbeobachtung/ Innere Resonanz
Selbsterleben	• Was würdest du sagen, was für ein Junge/ Mädchen du so bist? Was findest du gut/nicht so gut an dir? • Welche Hobbys hast du?	• Erscheint der Patient ratlos? • Sind die Schilderungen floskelhaft oder unecht? • Oder sind sie plastisch oder lebendig? • Erreichen mich die Schilderungen emotional?
Selbst-Objekt-Differenzierung	• Wie würdest du deinen Freund im Unterschied zu dir beschreiben? Seid ihr immer der gleichen Meinung?	• Entstehen bei mir Unsicherheiten, von wem der Patient spricht – von sich oder von jemand anderem?
Objekterleben	• Hast du Freunde/einen besten Freund? Wie würdest du ihn beschreiben? • Wie würdest du deine Familie/Geschwister beschreiben?	• Sind die Schilderungen plastisch oder lebendig? • Erreichen sie mich emotional? • Können unterschiedliche Objekte differenziert beschrieben werden?
Kohärenz	*Anm: Dies ist eher indirekt zu erheben durch Selbstbeschreibungen in unterschiedlichen Lebenssituationen*	• Kann der Patient unterschiedlichste Gefühle und Bedürfnisse als zu sich gehörig erleben?
Zugehörigkeit	• Fühlst du dich mit Gleichaltrigen wohl? • Bei Patienten mit Migrationshintergrund: Fühlst du dich in der Kultur deiner Eltern und in der Kultur, in der du aufwächst, wohl?	• Kann die Gleichaltrigengruppe dem Patienten Halt und Orientierung geben? • Kann der Patient zwischen der Kultur der Eltern und der Kultur der Aufnahmegesellschaft problemlos wechseln?

Interpersonalität	Explorative Fragen	Verhaltensbeobachtung/ Innere Resonanz
Emotionale Kontaktaufnahme	✓ Siehe Klinische Ankerbeispiele	
Phantasien	• Kannst du über deine Gedanken und Gefühle, die du zurzeit hast, berichten?	• Können Phantasien Regulativhandlungen ersetzen und zu kreativen Lösungen beitragen?
Affekterleben	• Kannst du deine Gefühle wahrnehmen und darüber sprechen? Gilt das für Glücksgefühle genauso wie für negative Gefühle wie Wut?	• Gibt es eine Übereinstimmung von Affektwahrnehmung des Patienten und Verbalisierung dessen? • Machen die Schilderungen den Patienten lebendig?
Reziprozität	✓ Siehe Klinische Ankerbeispiele	
Empathie	• Kannst du dich in andere hineinversetzen? Wenn du dich mit anderen gestritten hast, hast du eine Vorstellung, wie es ihnen geht?	• Gibt es eine Übereinstimmung von Affektwahrnehmung beim Anderen und Handeln? • Erreichen mich die Schilderungen emotional?
Fähigkeit, sich zu trennen	• Was löst es in dir aus, wenn jemand dich alleine lässt?	• Kann der Patient bei Trennungen auf Alternativangebote eingehen?

Bindung	Explorative Fragen	Verhaltensbeobachtung/ Innere Resonanz
Zugang zu Bindungsrepräsentanzen	• Wie gehst du damit um, wenn jemand dich alleine lässt?	• Hat der Patient in Trennungssituationen selbstregulierende Kompetenzen?
Sichere innere Basis	• Wie geht es dir, wenn du mit dir selbst alleine bist?	• Kann sich der Patient in Alleinsituationen ohne externe Regulationshilfen eigenständig beruhigen?
Fähigkeit, alleine zu sein	• Was machst du, wenn du alleine bist? • Gelingt es dir, dich dann mit etwas zu beschäftigen oder kreativ zu sein?	• Zeigen sich die inneren Bilder wichtiger anderer differenziert und vielfältig?
Nutzen der Bindungsbeziehungen	• Was machst du, wenn du Hilfe brauchst? Kannst du auf andere zugehen und aktiv Hilfe einfordern?	• Kann der Patient aktive Hilfestellung suchen und geben?

Achse Behandlungsvoraussetzungen		
Subjektive Dimensionen	**Explorative Fragen**	**Verhaltensbeobachtung/ Innere Resonanz**
Subjektiver Schweregrad der somatischen/ psychosozialen Beeinträchtigung	✓ Ab Altersstufe 2 mithilfe graphischer Symbole • Bist du krank? Hast du Probleme? Fühlst du dich krank? • Wie schlimm ist dein Problem/deine Krankheit für dich? • Wie schwer sind die Probleme aus deiner Sicht? • Was wäre in deinem Leben anders, wenn du dieses Problem nicht hättest? Was könntest du anderes tun, wenn deine Probleme nicht da wären?	• Sind die Beschwerden in Mimik und Gestik sichtbar? • Sind die geschilderten Beschwerden während des Interviews zu merken? • Empfinde ich vielleicht Mitleid oder eher Ablehnung/Misstrauen?
Subjektive Krankheitshypothesen	• Was denkst du, woher dein Problem/deine Krankheit kommt? • Was denkst du, was dir helfen könnte, damit es dir wieder besser geht?	• Hat der Patient ein individuelles psychosomatisches Krankheitskonzept? • Oder drängt er auf weitere somatische Diagnostik? • Kann ein klares Krankheitskonzept entwickelt werden oder entsteht bei mir Hilflosigkeit?

Leidensdruck	✓ Ab Altersstufe 2 mithilfe graphischer Symbole • Ist dein Problem/deine Krankheit schlimm für dich? • Belastet dich deine Krankheit/dein Problem? • Wie sehr leidest du unter deinem Problem/deiner Krankheit?	• Vermittelt der Patient den Eindruck, dass er auch bei schwerwiegender Symptomatik kaum leidet? • Gibt es eine Diskrepanz zwischen Symptomatik und Leidensdruck?
Veränderungs-motivation	Allgemein: • Bist du unzufrieden mit deiner jetzigen Situation? Spezifisch ab Altersstufe 2: • Möchtest du selbst etwas verändern, damit es dir wieder besser geht?	• Zeigt der Patient Interesse an Veränderung seiner Situation? • Habe ich das Gefühl, dass der Patient selbst etwas verändern will?

Ressourcen	Explorative Fragen	Verhaltensbeobachtung/ Innere Resonanz
Beziehungen zu Gleichaltrigen	• Hast du Freunde? • Was machst du am liebsten gemeinsam mit deinen Freunden? • Was ist dir an einer guten Freundschaft besonders wichtig? • Hast du einen besten Freund oder eine beste Freundin?	• Macht es dem Patienten Spaß, über seine Freunde zu berichten oder ist er eher beschämt, da er keine hat? • Entstehen bei mir lebendige Bilder in Bezug auf die Freunde?
Familiäre Ressourcen	• Wer gehört alles zu deiner Familie? • Welches Familienmitglied unterstützt dich am meisten?	• Macht es dem Patienten Spaß über seine Familie zu berichten? • Entstehen bei mir lebendige Bilder in Bezug auf die Familie?
Außerfamiliäre soziale Unterstützung	• Gibt es Personen außerhalb der Familie, die dich unterstützen?	• Entstehen bei mir lebendige Bilder in Bezug auf Freunde, Verwandte und Bekannte der Familie?
Intrapsychische Ressourcen	• Kannst du selbst etwas tun oder hast du selbst schon etwas getan, damit sich dein Problem/Krankheit verbessert? • Wie zuversichtlich bist du, dass du dein Problem/Krankheit bewältigen kannst? Warum?	• Vermittelt der Patient Zuversicht in Bezug auf Lösung der Probleme? • Habe ich das Gefühl, dass ich diesem Patient helfen kann?

Spezifische Therapievoraussetzungen	Explorative Fragen	Verhaltensbeobachtung/ Innere Resonanz
Einsicht in biopsychosoziale Zusammenhänge	✓ Erst ab 12. Lebensjahr einschätzbar. • Weißt du noch, wann das Problem/die Krankheit das erste Mal auftrat? Ist vor diesem Auftreten etwas Besonderes passiert oder war irgendetwas anders als sonst? Hat dich irgendetwas besonders beschäftigt oder bedrückt?	• Ist der Patient interessiert zu analysieren, wann die Symptomatik auftritt und welche Gefühle damit in Verbindung gestanden haben könnten? • Habe ich das Gefühl, die Zusammenhänge gemeinsam mit dem Patienten ergründen zu können? Oder stoße ich auf eine Mauer?
Spezifische Therapiemotivation	✓ Beurteilung auch über Reaktionen • Fallen dir Punkte ein, die du konkret bei dir verändern willst? • Kannst du für dich Wünsche für die Behandlung nennen?	• Interessiert sich der Patient für die Lösung des Problems? • Habe ich das Gefühl, mit dem Patienten gemeinsam an der Lösung des Problems arbeiten zu können?
Krankheitsgewinn	✓ Beurteilung durch beobachtbares Verhalten oder Schilderungen des Patienten • Hat die Krankheit in deinem Leben auch etwas Gutes gebracht?	• Gibt es Momente im Interview, wo deutlich wird, dass es für den Patienten günstiger ist, krank zu bleiben? • Entwickeln sich bei mir Gefühle in dem Sinne, dass der Patient es sich auch bequem macht?
Arbeitsbündnisfähigkeit	✓ Erst ab 6. Lebensjahr einschätzbar. ✓ Nicht aus Erstgesprächssituation einschätzbar, mind. zwei Gesprächstermine notwendig.	• Erste Einschätzungen: Kann der formale Rahmen des Gespräches vom Patienten gehalten werden?

Nutzung des psychosozialen Helfersystems	✓ Beurteilung hauptsächlich über Gespräch mit Eltern • Haben du oder deine Eltern wegen deines Problems/Krankheit schon einmal Hilfe oder Unterstützung gesucht? Wo? Wie oft?	• Entsteht der Eindruck, dass die Familie vom Helfersystem profitieren kann?

Abschlussfragen	
	• Gibt es Situationen oder Dinge, die du besonders gerne magst? • Gibt es Situationen oder Dinge, die du überhaupt nicht magst bzw. vor denen du Angst hast? • Kannst du dich noch daran erinnern, als du noch ganz klein warst? Was ist deine früheste Kindheitserinnerung? Kannst du mir über deine Träume berichten? • Stell dir vor du hättest drei Wünsche frei. Was würdest du dir wünschen? • Weißt du schon, was du, wenn du erwachsen bist, einmal werden möchtest?

Bögen zur Befunderhebung

Bogen zur Befunderhebung OPD-KJ-2

Achse *Beziehung*: A) Dyaden «Objektgerichteter Kreis»

Im Folgenden finden Sie kreisförmig angeordnet 8 Items, die die Kommunikation, die auf den Interaktionspartner hin ausgerichtet ist, erfasst. Hier wird beschrieben, wie auf den Interaktionspartner Einfluss genommen wird oder wie über ihn eine qualifizierende Aussage gemacht wird.

Die Einschätzung basiert auf folgender Untersuchungssituation:

- ☐ Beobachtung
- ☐ Anamnese
- ☐ symbolisiert

Einschätzskala:

0 nicht vorhanden
1 wenig/schwach vorhanden
2 mäßig vorhanden
3 oft/stark vorhanden
4 sehr oft/sehr stark vorhanden

1.1 gewähren lassend ☐☐☐☐☐ 0 1 2 3 4

1.2 interessiert zugewandt ☐☐☐☐☐ 0 1 2 3 4

1.3 liebevoll behandelnd ☐☐☐☐☐ 0 1 2 3 4

1.4 freundlich anleitend ☐☐☐☐☐ 0 1 2 3 4

1.5 bestimmend, kontrollierend ☐☐☐☐☐ 0 1 2 3 4

1.6 vorwurfsvoll entwertend ☐☐☐☐☐ 0 1 2 3 4

1.7 aggressiv/ feindselig behandelnd ☐☐☐☐☐ 0 1 2 3 4

1.8 desinteressiert abgewandt ☐☐☐☐☐ 0 1 2 3 4

feindliche Abweisung | freundliche Ermutigung

feindliche Bemächtigung | freundliche Direktive

Bogen zur Befunderhebung OPD-KJ-2

Achse *Beziehung*: A) Dyaden «Subjektgerichteter Kreis»

Im Folgenden finden Sie kreisförmig angeordnet 8 Items, die die Reaktion auf eine Botschaft des Interaktionspartners oder auf Äußerungen, die sich lediglich auf die eigene Befindlichkeit bezieht, erfasst.

Die Einschätzung basiert auf folgender Untersuchungssituation:

- ☐ Beobachtung
- ☐ Anamnese
- ☐ symbolisiert

Einschätzskala:

0 nicht vorhanden
1 wenig/schwach vorhanden
2 mäßig vorhanden
3 oft/stark vorhanden
4 sehr oft/sehr stark vorhanden

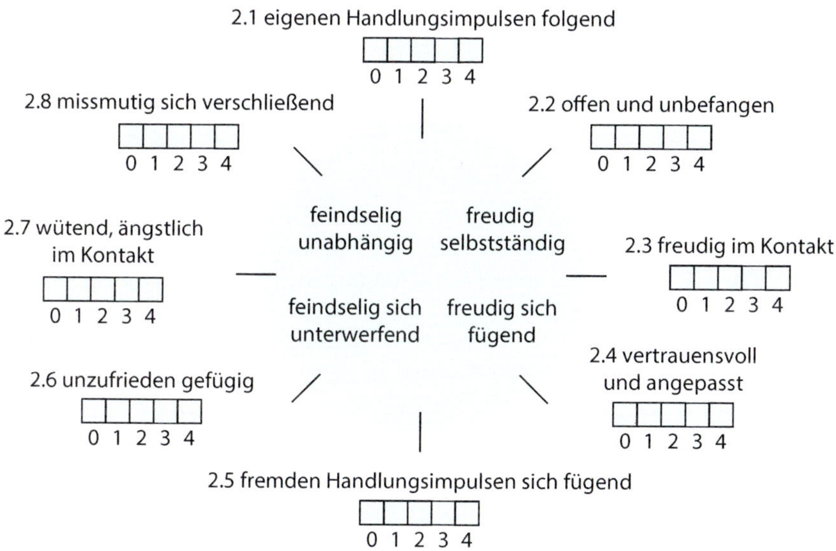

Bogen zur Befunderhebung OPD-KJ-2

Achse *Beziehung*: B) Resonanz des Untersuchers (Objektgerichteter Kreis)

Im Folgenden finden Sie kreisförmig angeordnet 8 Items, auf denen Sie Ihr subjektives Erleben als Untersucher, in der Beziehung zum Patienten, erfassen können.

Die Einschätzung basiert auf folgender Untersuchungssituation:

☐ Beobachtung
☐ Anamnese
☐ symbolisiert

Einschätzskala:

0 nicht vorhanden
1 wenig/schwach vorhanden
2 mäßig vorhanden
3 oft/stark vorhanden
4 sehr oft/sehr stark vorhanden

1.1 geschehen lassend ☐☐☐☐☐ 0 1 2 3 4

1.2 interessiert zugewandt ☐☐☐☐☐ 0 1 2 3 4

1.3 Zuneigung empfindend ☐☐☐☐☐ 0 1 2 3 4

1.4 freundlich anleitend ☐☐☐☐☐ 0 1 2 3 4

1.5 bestimmend, kontrollierend ☐☐☐☐☐ 0 1 2 3 4

1.6 vorwurfsvoll, entwertend ☐☐☐☐☐ 0 1 2 3 4

1.7 aggressiv ☐☐☐☐☐ 0 1 2 3 4

1.8 desinteressiert, abgewandt ☐☐☐☐☐ 0 1 2 3 4

feindliche Abweisung	freundliche Ermutigung
feindliche Bemächtigung	freundliche Direktive

Bogen zur Befunderhebung OPD-KJ-2

Achse *Beziehung*: B) Resonanz des Untersuchers (subjektgerichteter Kreis)

Im Folgenden finden Sie kreisförmig angeordnet 8 Items, auf denen Sie Ihr subjektives Erleben als Untersucher, in der Beziehung zum Patienten, erfassen können.

Die Einschätzung basiert auf folgender Untersuchungssituation:

- ☐ Beobachtung
- ☐ Anamnese
- ☐ symbolisiert

Einschätzskala:

0 nicht vorhanden
1 wenig/schwach vorhanden
2 mäßig vorhanden
3 oft/stark vorhanden
4 sehr oft/sehr stark vorhanden

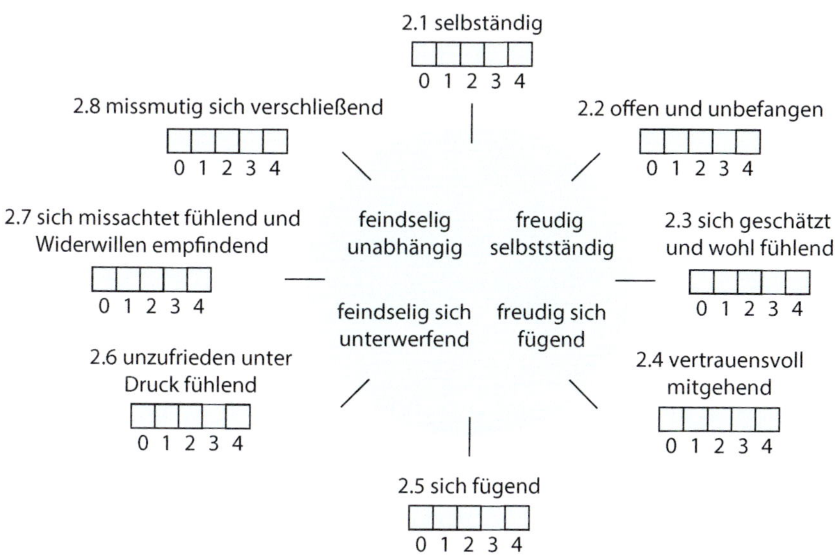

Bogen zur Befunderhebung OPD-KJ

Achse *Beziehung*: C) selbstbezüglicher Kreis

Im Folgenden finden Sie kreisförmig angeordnet 8 Items, die der **Erfassung der Beziehung des Patienten zu sich selbst** dienen.

Die Einschätzung basiert auf folgender Untersuchungssituation:

- ☐ Beobachtung
- ☐ Anamnese
- ☐ symbolisiert

Einschätzskala:

0 nicht vorhanden
1 wenig/schwach vorhanden
2 mäßig vorhanden
3 oft/stark vorhanden
4 sehr oft/sehr stark vorhanden

1. frei und sorglos ☐☐☐☐☐ 0 1 2 3 4
2. zufrieden mit sich ☐☐☐☐☐ 0 1 2 3 4
3. sich Genuss verschaffend ☐☐☐☐☐ 0 1 2 3 4
4. für sich sorgend ☐☐☐☐☐ 0 1 2 3 4
5. sich kontrollierend ☐☐☐☐☐ 0 1 2 3 4
6. sich Vorwürfe machend ☐☐☐☐☐ 0 1 2 3 4
7. sich quälend ☐☐☐☐☐ 0 1 2 3 4
8. sich vernachlässigend ☐☐☐☐☐ 0 1 2 3 4

Bogen zur Befunderhebung OPD-KJ-2

Achse *Beziehung*: D) Triaden

Im Folgenden finden Sie kreisförmig angeordnet 8 Items, die der **Erfassung von Triaden** dienen.

Die Einschätzung basiert auf folgender Triade:

☐ Kind-Vater-Mutter
☐ _______________

☐ Beobachtung
☐ Anamnese
☐ symbolisiert

Einschätzskala:
0 nicht vorhanden
1 wenig/schwach vorhanden
2 mäßig vorhanden
3 oft/stark vorhanden
4 sehr oft/sehr stark vorhanden

1. Es finden beliebige Besetzungswechsel im Beziehungsdreieck statt.
☐☐☐☐☐
0 1 2 3 4

2. Die Bedürfnisse aller werden respektiert. Ein Dritter/eine Dritte ist interessiert auf die anderen beiden bezogen.
☐☐☐☐☐
0 1 2 3 4

3. Rhythmisch wechselnd finden in der Triade liebevolle und lebendige Dialoge statt.
☐☐☐☐☐
0 1 2 3 4

4. Der Dritte/die Dritte interessiert sich für die anderen beiden. Er/sie möchte und darf am Austausch teilhaben.
☐☐☐☐☐
0 1 2 3 4

5. Die Besetzungen im Beziehungsdreieck sind starr und werden mit Anstrengung aufrecht erhalten.
☐☐☐☐☐
0 1 2 3 4

6. Der Dritte/ die Dritte wird ausgeschlossen oder schließt sich selber aus.
☐☐☐☐☐
0 1 2 3 4

7. Mit aggressivem Affekt wird ein Dritter/eine Dritte ausgeschlossen oder schließt sich selber aus.
☐☐☐☐☐
0 1 2 3 4

8. Willkürlich und unberechenbar wird der/die eine oder andere ausgeschlossen oder schließt sich selber aus.
☐☐☐☐☐
0 1 2 3 4

instabil feindlich	flexibel Ermutigung
feindlich rigide	freundlich überdauernd

Bogen zur Befunderhebung OPD-KJ-2

Achse *Konflikt*

	nicht vorhanden	vorhanden und wenig bedeutsam	vorhanden und bedeutsam	vorhanden und sehr bedeutsam	Modus der Verarbeitung
1. Nähe vs. Distanz	0	1	2	3	☐ eher aktiv ☐ eher passiv
2. Unterwerfung vs. Kontrolle	0	1	2	3	☐ eher aktiv ☐ eher passiv
3. Selbstversorgen vs. Versorgtwerden	0	1	2	3	☐ eher aktiv ☐ eher passiv
4. Selbstwertkonflikt	0	1	2	3	☐ eher aktiv ☐ eher passiv
5. Schuldkonflikt	0	1	2	3	☐ eher aktiv ☐ eher passiv
6. ödipaler Konflikt	0	1	2	3	☐ eher aktiv ☐ eher passiv
7. Identitätskonflikt	0	1	2	3	☐ eher aktiv ☐ eher passiv
8. aktuelle schwere Lebensbelastung (in den letzten 6 Monaten)	0	1	2	3	
9. schwere Lebensbelastung davor	0	1	2	3	
10. Kein klar konturierter Konflikt, aber ein Konfliktthema namens ______________ ist spürbar.					
11. Für die Fokusformulierung: Wichtigster Konflikt ist ______________ ggf. weiterer wichtiger Konflikt ist ______________					

Bogen zur Befunderhebung OPD-KJ-2

Achse *Struktur*

Name	Alter	ICD-10

Altersstufe*	1	2	3

Einschätzung basiert auf:

☐ 1 Fremdinformation

☐ 2 Szene

☐ 3 Gespräch

Bitte wählen Sie die Integration in den vier verschiedenen Bereichen aus und tragen Sie die Zahlen in die dafür vorgesehenen Kästchen ein. Neben den vier Werten der Integration 1 = *gute Integration*, 2 = *eingeschränkte Integration*, 3 = *geringe Integration* und 4 = *Desintegration* sind drei Zwischenwerte möglich (1,5; 2,5; 3,5).
Bitte beachten Sie die Altersstufen aus dem Manual.

Dimension **Einzelscores**

	Impuls-steuerung	Affekt-toleranz	Steuerungs-instanzen	Selbstwert-regulation	Gesamtwert*
Steuerung →					

	Kohärenz	Selbst-erleben	Selbst-Ojekt-differen-zierung	Objekt-erleben	Zugehörig-keit	Gesamtwert*
Identität →						

	Phantasien	emotionale Kontakt-aufnahme	Reziprozität	Affekt-erleben	Empathie	Fähigkeit sich zu trennen	Gesamtwert*
Inter-personalität →							

	Zugang zu Bindungsre-präsentationen	sichere innere Basis	Fähigkeit, allein zu sein	Nutzen von Bindungs-beziehungen	Gesamtwert*
Bindung →					

* Entscheiden Sie nach klinischen Ermessen, welchen Gesamtscore Sie an dieser Stelle vergeben möchten (darf vom rechnerischen Durchschnitt abweichen)

Gesamtwert* ☐

Bogen zur Befunderhebung OPD-KJ-2

Achse *Behandlungsvoraussetzungen*

Kategorie	Ausprägung			
	nicht vorhanden	**niedrig**	**mittel**	**hoch**
Subjektive Dimensionen				
Subjektive Beeinträchtigung durch somatische Beschwerden/Probleme	0	1	2	3
Subjektive Beeinträchtigung durch psychische Beschwerden/Probleme	0	1	2	3
subjektive Krankheits-hypothesen (wörtliches Zitat)	______________________________ ______________________________ ______________________________			
	nicht vorhanden	**niedrig**	**mittel**	**hoch**
Leidensdruck	0	1	2	3
Veränderungsmotivation	0	1	2	3
Ressourcen				
Beziehungen zu Gleichaltrigen	0	1	2	3
familiäre Ressourcen	0	1	2	3
intrapsychische Ressourcen	0	1	2	3
außerfamiliäre soziale Unterstützung	0	1	2	3
Therapievoraussetzungen				
Einsicht in biopsychosoziale Zusammenhänge	0	1	2	3
spezifische Psychotherapiemotivation	0	1	2	3
Krankheitsgewinn	0	1	2	3
Arbeitsbündnisfähigkeit	0	1	2	3
Nutzung des professionellen Helfersystems	0	1	2	3

OPD-KJ-2-Befund-Dokumentation (Gesamtübersicht)

Name, Vorname					
Geburtsdatum:				**Geschlecht: m/w**	
Untersuchungszeitraum				**Diagnostiker/in:**	
MAS-Achse 1:	**Achse 2:**	**Achse 3:**	**Achse 4:**	**Achse 5:**	**Achse 6:**

Beziehung	1–2 Items mit stärkster Ausprägung	Freitext
objektgerichteter K.		
subjektgerichteter K.		
Resonanz		
selbstbezüglicher K.		
Triade		

	Bedeutsamkeit				Modus der Verarbeitung	
Konflikt	0	1	2	3	eher aktiv	eher passiv
Nähe vs. Distanz						
Unterwerfung vs. Kontrolle						
Selbstversorgen vs. Versorgt-werden						
Selbstwertkonflikt						
Schuldkonflikt						
ödipaler Konflikt						
Identitätskonflikt						
schwere Lebensbelastung						

Integrationsniveau				
Struktur	1	2	3	4
Steuerung				
Identität				
Interpersonalität				
Bindung				
Gesamtbeurteilung				

Behandlungsvoraussetzungen	Befunde
subjektive Dimensionen*	
Ressourcen*	
spezifische Therapievoraussetzungen*	

* Relevante Befunde in Freitext einfügen

Gesamtbeurteilung und Fokusformulierung:

Adressen OPD-KJ-Redaktionskomitee

Dr. Oliver Bilke-Hentsch
Modellstation SOMOSA
Zum Park 20
CH-8404 Winterthur
oliver.bilke-hentsch@somosa.ch

Dr. Eginhard Koch
Klinik für Kinder- und Jugendpsychiatrie
Zentrum für Psychosoziale Medizin
Universitätsklinikum Heidelberg
Blumenstraße 8
69115 Heidelberg
Eginhard.Koch@med.uni-heidelberg.de

Prof. Dr. Franz Resch
Klinik für Kinder- und Jugendpsychiatrie
Zentrum für Psychosoziale Medizin
Universitätsklinikum Heidelberg
Blumenstraße 8
69115 Heidelberg
Franz.Resch@med.uni-heidelberg.de

Prof. Dr. Georg Romer
Universitätsklinikum Münster
Klinik für Kinder- und Jugendpsychiatrie,
-psychosomatik und -psychotherapie
Schmeddingstraße 50
48149 Münster
g.romer@ukmuenster.de

Prof. Dr. Susanne Schlüter-Müller
Leipziger Str. 4
60487 Frankfurt
schluetermueller@yahoo.de

Prof. Dr. med. Dipl.-Psych. Klaus Schmeck
Universitäre Psychiatrische Kliniken (UPK) Basel
Kinder- und Jugendpsychiatrische Klinik
Schaffhauserrheinweg 55
CH-4058 Basel
klaus.schmeck@upkbs.ch

Prof. Dr. Inge Seiffge-Krenke
Abteilung für Entwicklungs- und Pädagogische Psychologie
Psychologisches Institut
Johannes Gutenberg-Universität Mainz
Wallstraße 3
55099 Mainz
Seiffge-krenke@uni-mainz.de

Prof. Dr. Annette Streeck-Fischer
International Psychoanalytic University Berlin
Stromstr. 2a
10555 Berlin
annette.streeck-fischer@ipu-berlin.de

Dr. Matthias Weber
Therwilerstrasse 3
CH-4054 Basel
m.weber.bs@sunrise.ch

Dr. Katharina Weitkamp
Universitätskrankenhaus Eppendorf
Klinik für Kinder- und Jugendpsychiatrie, -psychotherapie und -psychosomatik
Martinistr. 52
20246 Hamburg
k.weitkamp@uke.de

Dr. Sibylle-Maria Winter
Charité – Universitätsmedizin Berlin
Klinik für Psychiatrie, Psychosomatik und Psychotherapie des Kindes- und Jugendalters
Augustenburger Platz 1
13353 Berlin
Sibylle.Winter@charite.de